Conserver la Couverture

17617

LES
ARRIÉRÉS SCOLAIRES

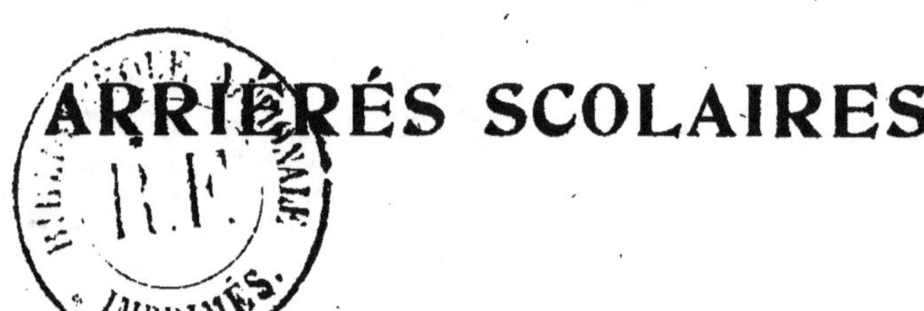

LES ARRIÉRÉS SCOLAIRES

CONFÉRENCES MÉDICO-PÉDAGOGIQUES

PAR

Le Dr MARCEL NATHAN ET **HENRI DUROT**

Ancien interne des hôpitaux de Paris,
Ancien chef de laboratoire
de la Faculté de Paris,
Membre de la Société de Pédiatrie.

Directeur d'École
de Plein Air
et de Perfectionnement.

AVEC LA COLLABORATION DE

M. GOBRON ET DE **M. FRIEDEL**

Chef de Bureau
au Ministère de l'Instruction publique,

Sous-directeur
du Musée pédagogique.

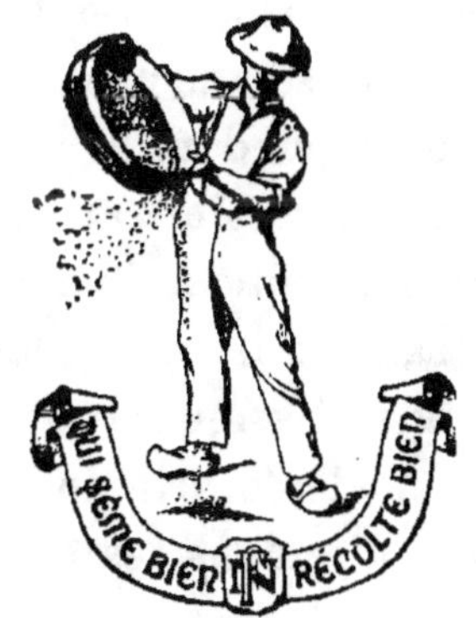

PARIS

LIBRAIRIE CLASSIQUE FERNAND NATHAN

16, RUE DES FOSSÉS-SAINT-JACQUES, 16

(Place du Panthéon, V[e])

1913

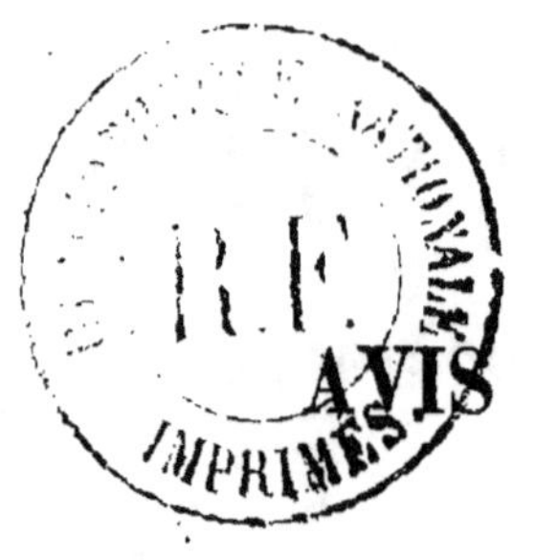

AVIS DE L'ÉDITEUR

La pédagogie de l'arriéré est une de ces questions à l'ordre du jour dont aucun pédagogue ne saurait se désintéresser : son influence sur la pédagogie de l'enfant normal n'est plus à démontrer et je n'en veux pour preuve que l'extension rapide des méthodes objectives et intuitives, et la place d'honneur réservée de nos jours à la leçon de choses dans l'enseignement primaire officiel.

Ces considérations nous ont engagés à prier M. le Dr Nathan et M. Durot de publier les leçons qu'ils ont professées cette année même à la Ligue de l'Enseignement.

Le Dr Nathan a traité son sujet, dans le sens le plus large ; pour rendre son exposé plus accessible au non médecin, il a résumé, en quelques pages, les notions d'anatomie et de physiologie nerveuses, nécessaires à la compréhension de l'étiologie, de la symptomatologie physique et psychique de l'arriération intellectuelle, considérée principalement dans ses types pédagogiques, c'est-à-dire dans ses types accessibles à la thérapeutique médicopsychologique.

Dans son exposé psychiatrique l'auteur a pris pour point de départ ces notions courantes de psychologie, qui constituent le patrimoine de tout esprit cultivé ; il a fait soigneusement la part du connu et de l'inconnu, car la psychiatrie infantile et juvénile est encore à ses débuts ; aussi, dans sa documentation, l'auteur a-t-il fait de larges emprunts à la pathologie mentale de l'adulte, et même à la littérature, qui a si souvent devancé l'observation de l'aliéniste. Le Menteur de Corneille n'est-t-il pas entièrement conforme à la description du mythomane ambitieux? Le Don Quichotte de Cervantès ne représente-t-il pas un de ces délires actifs et contagieux, à la fois interprétatif et imaginatif, tel que l'ont décrit les psychiatres contemporains?

La pédagogie de l'arriéré participe encore des mêmes incertitudes; elle est également à sa période d'essai; aussi M. Durot s'est-il attaché à traiter son sujet à un point de vue essentiellement pratique; tout ce qu'il décrit, il l'a observé; tout ce qu'il a conseillé, il l'a lui-même expérimenté; il n'a pas craint d'entrer dans le détail, car, en matière de pédagogie, tout est question de détails, et les formules générales ne font qu'un enseignement superficiel, inconsistant et caduc.

Je tiens, en terminant, à remercier MM. Gobron et Friedel de leurs belles leçons relatives à la législation des arriérés en France et à l'étranger. Ces conférences, jointes à celles de MM. Nathan et Durot, permettront au lecteur d'étudier avec fruit la question des arriérés, au triple point de vue psychique, pédagogique et juridique. Elles s'adressent donc, non seulement au maître spécialisé, mais à l'ensemble du corps enseignant, au juriste, au législateur, au philanthrope, à tous ceux qui, à quelque titre que ce soit, s'intéressent au sort, à l'avenir, à l'amélioration possible de ces arriérés scolaires qui sont aujourd'hui à la charge de l'assistance publique ou privée, lorsqu'ils ne sont pas à celle de l'administration pénitentiaire.

LES
ARRIÉRÉS SCOLAIRES

PREMIERE LEÇON

*Généralités. — Historique. — Essai de définition de l'arriéré sco-
laire. — Faux arriérés scolaires. — Arriération et hérédité. —
Plan général de l'ouvrage.*

La pédagogie est une des sciences les plus en honneur à notre époque, elle est aussi de celles qui se sont
le plus profondément modifiées, car l'étude scientifique
de l'enfance a imprimé à l'ancienne pédagogie un coup
de barre décisif ; l'éducateur n'a plus en vue un idéal,
mais une réalité, il voit l'enfant tel qu'il est, et à aucun moment ne perd contact avec lui. L'ancienne
pédagogie ne visait que l'âge scolaire, la pédagogie
moderne suit l'enfant dans la vie; son critérium n'est
plus dans le présent, il est dans l'avenir. Les connaissances acquises à l'école importent relativement peu et
l'enseignement scolaire est considéré comme sans valeur
s'il n'a appris à l'enfant à penser, à juger, à se conduire
dans la vie; l'éducation scolaire n'est qu'une préface;
elle n'est féconde qu'autant qu'elle laisse au jeune

homme et à l'adulte, le désir de parfaire chaque jour l'éducation de leurs premières années.

Or, cette curiosité, cette appétence constante de l'intelligence, ce besoin de critique sont seuls capables de soustraire un homme aux suggestions étrangères de tout ordre qui s'abattent sur les esprits paresseux, peu habitués à l'action, esprits qui n'ont recueilli à l'école que des notions toutes faites, docilement enregistrées par une mémoire plus ou moins fidèle. Je n'en veux pour preuve que la crise actuelle de l'enseignement post-scolaire; si l'adolescent déserte l'école du soir, c'est moins peut-être parce qu'il est fatigué de sa journée que parce que le maître n'a pas su lui faire aimer l'école lorsqu'il la fréquentait, parce que le maître n'a pas su faire de lui un élément actif de la classe; et si le maître a ainsi manqué à ses devoirs, c'est parce que personne ne lui avait appris ce qu'était l'enfant; il possédait fort bien son programme scolaire, mais ignorait tout de son auditoire qu'il jugeait d'après un catéchisme pédagogique, austère, suranné, dogmatique, trop souvent hostile à toute initiative individuelle.

Mais la pédagogie a évolué et, depuis ces dernières années, un nouveau champ d'étude s'offre à vos initiatives. J'ai parlé de la pédagogie de l'arriéré dont je voudrais vous démontrer aujourd'hui, pour le futur maître, toute la portée, tout le prix, toute la valeur éducative. Vous comprendrez mieux l'enfant normal lorsque vous aurez appris à connaître l'enfant arriéré; les progrès de ces deux pédagogies seront parallèles, comme ont été parallèles les progrès de la psychologie normale et de la psychologie pathologique.

L'éducation obligatoire de l'arriéré est, vous le savez, un fait acquis depuis la loi d'Avril 1909; des écoles ou classes de perfectionnement ont été projetées ou fondées dans plusieurs groupements départementaux; il en existe à Bordeaux, à Lyon, à Paris, ces dernières placées sous la haute direction de M. l'Inspecteur Belot.

Je n'insisterai pas sur le texte même de cette loi, car la législation des arriérés en France et à l'étranger vous sera exposée dans deux conférences qui seront faites au Musée Pédagogique, l'une par M. Gobron, l'autre par M. Friedel. Vous verrez que notre pays n'a pas été le premier à inscrire la pédagogie de l'arriéré au programme de son enseignement officiel, mais vous comprendrez aussi qu'un tel enseignement n'existe pas du jour où une loi est promulguée; avant d'être viable, au sens légal et officiel du mot, une institution de cet ordre doit avoir fait ses preuves dans le cadre plus souple et plus restreint de l'enseignement privé. Cette éventualité s'est réalisée de nos jours, grâce à la collaboration active des éducateurs, des médecins et des psychiatres français et étrangers.

Citons parmi les étrangers : Stuart Mill, Preyer, M. et Mme Stern, Demoor, Decroly, Emminghaus; parmi les Français : Pinel, Séguin, Itard, Bourneville Moreau de Tours, Beauvisage, Régis, Binet, Dupré, Chaslin, Cruchet, Paul-Boncour, Philippe, Apert, Roubinovitch, Compayré, Perez, Mme de Saussure, Thamin, Laurent, Boirac, Magendie, G. Le Bon, etc.

En France, la première tentative officielle a été celle de Bourneville; le premier, il a institué des écoles spéciales, ouvert des ateliers, appliqué aux enfants de l'hospice de Bicêtre les méthodes médico-pédagogiques. Si les résultats immédiats furent à peu près nuls, c'est que Bourneville appliqua des méthodes excellentes à des sujets qui ne pouvaient en bénéficier. Il était médecin d'hôpital et, comme tel, s'adressait aux grands déficients, idiots et imbéciles, qui représentent la clientèle habituelle des consultations psychiatriques hospitalières; les parents ne mènent leur enfant au psychiatre que lorsqu'ils ne peuvent faire autrement; de la sorte les petits, les moyens déficients, les déséquilibrés, tous les anormaux éducables en un mot, échappaient complètement à l'observation du médecin spécialisé et restaient confondus avec les enfants normaux dont ils partageaient les études, les jeux et les ébats en spectateurs indifférents, turbulents ou inertes.

Si, par la force des choses, l'œuvre de Bourneville est restée incomplète, elle a été néanmoins une œuvre féconde. Grâce à Bourneville, la pédagogie de l'anormal a fait ses premiers pas dans la vie, et bien des psychiatres de l'heure actuelle revendiquent avec fierté le titre de collaborateur du psychiatre de Bicêtre. Ils ont, dans un esprit critique, revisé, élargi, complété l'œuvre de leur maître; c'était, à mon sens, le plus digne hommage qu'ils pouvaient rendre à sa mémoire;

les livres de Bourneville ont fait penser, ont suscité
de nombreux travaux confirmatifs ou contradictoires;
ce sont des modèles d'observation clinique et de probité scientifique qui ont intéressé notre temps, notre
conscience sociale, à la cause, à la vie, à l'amendement
possible des enfants anormaux.

Le moment semblerait venu de vous définir l'arriéré
scolaire. Vous m'excuserez de ne point vous fournir
une définition, au sens mathématique du mot; parcourez
l'œuvre des psychiatres et vous verrez combien la compréhension et l'interprétention du terme ont varié avec
chaque auteur.

Cette définition cherchée, la demanderez-vous au
texte de la loi? Le législateur s'est abstenu, et je puis
dire qu'il a agi en toute sagesse. Il s'est borné à vous
formuler des desiderata, à offrir à vos efforts individuels
une direction, une coordination, une orientation générales; en l'état actuel de notre expérience, toute codi-
fication *a priori* risquait d'être erronée et de paralyser
gravement votre initiative personnelle. C'est de vous-
mêmes que la loi attend la solution de tous ces graves
problèmes qu'elle vous pose sans les résoudre.

Si je ne vous ai pas encore défini l'arriéré scolaire,
permettez-moi cependant, malgré la contradiction
apparente des termes, d'insister sur la valeur du mot
arriéré qui figure à chaque page de la loi; ce terme
ne doit pas être considéré par vous comme un simple
euphémisme ; arriération et anomalie ne sont pas

synonymes aux yeux du législateur; car, dans l'esprit de la loi, la dénomination d'*arriéré* s'applique ou semble s'appliquer aux seuls anormaux susceptibles d'être amendés par l'éducation, susceptibles de participer un jour à la vie commune, de vivre dans la société sans être à sa charge. Eux seuls relèvent de l'école de perfectionnement; l'idiot, l'imbécile caractérisé appartiennent à l'hospice. Mais, si l'école spéciale s'adresse aux seuls perfectibles, elle revendique pour elle la totalité des arriérés éducables, à quelque titre que ce soit.

Comment arriverez-vous à discerner cet arriéré éducable? Quel sera votre criterium, votre définition au sens pratique du mot?

A titre provisoire, acceptez cette formule volontairement imprécise que j'emprunte à l'œuvre de Binet : Tout enfant qui, sans absence prolongée de l'école, est en retard de plusieurs années sur ses contemporains, est suspect d'arriération mentale. Ce n'est pas un criterium, mais cette formule vous indique dans quelle catégorie d'élèves vous devez chercher les enfants arriérés.

Une telle discrimination exige, de votre part, des qualités d'observation peu communes. Une des premières, vous la possédez tous, c'est l'attachement à l'enfant; pour bien l'observer, pour bien le comprendre, il faut l'aimer, et par un sens particulièrement subtile, l'enfant, même déficient, ne livre ses secrets qu'au maître dont il sent la sympathie.

Votre enthousiasme, cependant, ne doit pas vous

faire oublier le côté vraiment scientifique de votre mission. « Un homme averti en vaut deux, » dit un proverbe populaire. Faire de vous des observateurs avertis, voilà le but de ces quelques entretiens, voilà la raison d'être du programme qui vous est imposé. Les connaissances que vous avez à acquérir sont éparses dans les livres, je m'efforcerai de les synthétiser, de les sérier, de les objectiver de mon mieux.

Je voudrais, dans cette série de leçons, vous apprendre à décomposer un enfant en ses facteurs premiers, pour emprunter au langage des mathématiques une expression qui traduit bien ma pensée.

Je vous apprendrai tout d'abord à discerner les troubles physiques qu'un examen, non point médical, mais simplement attentif, vous permettra de saisir au passage. L'étude psychiatrique, qui suivra, vous sera singulièrement facilitée par le cours de psychologie que vous avez suivi à l'École Normale ; je partirai de la psychologie pour vous mener de plain-pied dans la psychiatrie, c'est-à-dire dans la psychologie morbide, pathologique ; ainsi, vous vous apercevrez facilement que les groupes d'anormaux, d'arriérés, étudiés dans vos traités spéciaux, ne représentent que des groupements d'attente, des synthèses psycho-somatiques relativement fréquentes, mais qu'à côté des types schématiques, il y a place pour des séries de formules individuelles, d'équations personnelles qui ne sauraient s'accommoder des cadres rigides et étroits d'une psychiatrie trop formaliste, en un mot trop livresque.

Voilà donc l'arriéré pédagogique défini tant bien que mal; cette imprécision vous explique l'inutilité des statistiques publiées jusqu'à ce jour; l'ouvrage de Roubinovitch donne pour la France un chiffre variant de 40 à 50.000; l'auteur ne se fait aucune illusion sur la valeur de ces chiffres et dit explicitement qu'à l'heure actuelle, une pareille statistique est prématurée et probablement très au-dessous de la vérité. Mais, en acceptant même ces chiffres, cette proportion, ce minimum, justifient la création d'un enseignement spécial, confié à des maîtres spécialisés.

Votre classe d'arriérés doit être débarrassée de deux éléments :

1° Les grands anormaux que vous devez connaître. Je les réserve pour un de nos prochains entretiens.

2° Les faux arriérés trop souvent confondus avec les vrais. J'insisterai aujourd'hui sur ces derniers.

Le faux arriéré est monnaie courante en pédagogie; il se définit de lui-même, à vous de le discerner.

Voici comment il se présente dans la pratique : un enfant, qui a fréquenté à peu près régulièrement l'école, est en retard de plusieurs années sur ses contemporains; vous lui causez, il répond assez intelligemment à vos questions, surtout lorsqu'elles ne s'appliquent pas à des notions enseignées à l'école. Observez-le à son insu, jouant avec ses camarades, il tient honorablement sa place parmi eux. Pensez alors à la possibilité d'une fausse arriération. Comment se fait-il que, fréquentant la classe à peu près régulièrement, cet enfant, qui vous paraît à peu près égal à ses condisciples, n'ait pas profité comme eux de l'enseignement scolaire collectif ?

Cherchez d'abord du côté de la vue, de l'ouïe, rapprochez cet enfant de la chaire, du tableau noir, signalez-le au médecin scolaire. Peut-être s'agit-il d'un grand adénoïdien dont le nez est enchifrené, la bouche entr'ouverte, l'ouïe parfois obtuse, dont les digestions sont souvent laborieuses et subintrantes ? Certains adénoïdiens sont également de grands anémiques ; je pourrais vous citer des chiffres : 2.000.000 de globules rouges au lieu de 5.000.000 par millimètre cube, chez un malade que j'ai observé récemment.

Ces différentes perturbations, qui échappent à la famille et à l'entourage direct, expliquent, chez ces écoliers, un état de fatigue qui les rend incapables d'une attention, d'un travail soutenus et compromet ainsi leurs progrès, malgré leur intelligence souvent égale à celle de leurs camarades les mieux doués.

A côté des adénoïdiens, il y a place pour tous ces enfants atteints de troubles digestifs, cardiaques, d'affections respiratoires, des différents types de l'anémie infantile, des insuffisances thyroïdiennes ou glandulaires plus ou moins frustes. Sollicitez un examen du médecin scolaire dès que l'aspect extérieur, la mine du petit écolier vous laisse quelque doute.

Il reste enfin un groupe de faux arriérés qui vous intéressent tout particulièrement, ce sont ces arriérés en quelque sorte artificiels, créés non point de toutes pièces, mais en grande partie par leur milieu, leur éducation, leur vie antérieure. Nous les retrouverons au cours de cette conférence, en étudiant les causes de l'arriération mentale.

L'arriération intellectuelle a des causes complexes, les unes bien connues, les autres encore mal établies.

Parmi les causes les mieux connues, nous envisagerons successivement :

L'hérédité, le passé morbide, le milieu familial et pédagogique de l'enfant arriéré.

Hérédité. — « L'hérédité, dit Ribot, est la loi biologique en vertu de laquelle tous les êtres doués de vie tendent à se répéter dans leurs descendants. » « L'hérédité de l'aliénation mentale, dit Lucas, est d'une observation presque aussi ancienne que celle de la maladie elle-même. » C'est là une assertion qui se vérifie chaque jour et particulièrement dans la psychiatrie infantile qui permet parfois d'observer simultanément les parents et les enfants.

Prenons des exemples dans la pratique courante des maladies mentales. Suivez une consultation psychiatrique : un sujet a fait une tentative de suicide, recommencera-t-il à l'avenir ? Le meilleur moyen de pronostic est l'étude de son hérédité ; si les parents ou les collatéraux ont également attenté à leur vie, il est à peu près certain que la tentative de suicide se renouvellera.

Les cliniciens répètent à l'envi qu'il y a des malades et non des maladies ; cet adage s'applique fort bien à la psychiatrie. En face d'une même sollicitation infectieuse, toxique ou émotionnelle, chaque individu réagit suivant ses tendances et ses aptitudes personnelles. Chacun a sa constitution psychique comme il a sa constitution physique, l'une et l'autre étroitement liées à son hérédité.

Je ne veux pas insister ici sur le mécanisme intime de l'hérédité, qui nous échappe encore totalement. Je voudrais, au contraire, attirer votre attention sur les faits palpables relatifs à l'hérédité psychiatrique.

Parmi les agents les moins contestables de l'hérédité morbide, il faut, dans le groupe des maladies infectieuses, faire une place spéciale à la syphilis et à la tuberculose.

Outre ces stigmates extérieurs, bien connus en pathologie, l'hérédo-syphilis est encore susceptible de laisser son empreinte sur les différents organes de l'économie, et de créer des lésions viscérales, qui rétrocédent partiellement ou totalement sous l'influence du traitement mercuriel. Les études de ces dernières années ont permis de déceler dans les viscères des nouveau-nés hérédo-syphilitiques le micro-organisme découvert par Schaudinn. Les centres nerveux, moelle, cerveau, méninges, n'échappent pas à l'infection, de sorte qu'il existe un certain nombre de cas d'idiotie, d'imbécillité, de débilité mentale, etc. incontestablement liés à l'hérédo-syphilis, souvent associés à ces stigmates organiques sur lesquels nous aurons l'occasion de revenir. Mais il semble que, dans ces derniers temps, on ait peut-être fait la part trop belle à la syphilis, qu'on lui ait attribué la majeure partie des maladies mentales de l'enfance et de l'âge adulte. Il faut se garder d'une pareille exagération et ne pas imputer à la syphilis tout ce que nous ne savons pas encore expliquer à l'heure actuelle. Néanmoins le rôle de la syphilis héréditaire reste considérable en psychiatrie infantile et, pour ma part, je pourrais vous citer des exemples probants, démontrés par l'examen physique et les résultats du traitement mercuriel, comme vous le savez, spécifique de l'infection syphilitique.

Le rôle de la tuberculose est peut-être plus discutable. Elle crée, chez l'enfant, un état de fragilité physique, une constitution délicate, parfois donne à l'individu adulte, un aspect efféminé qui, dans le domaine psychique, s'associe à une émotivité, une sensibilité exagérées, une tendance à la rêverie, et dont la physionomie et l'œuvre musicale de Chopin représentent une des synthèses les plus éloquentes et les plus suggestives. Lorsque nous aborderons les troubles de l'émotivité, je pourrai vous lire quelques pages d'une délicieuse autobiographie adressée par un jeune tuberculeux à son professeur, M. Lemaitre, de Genève, pages qui rappellent d'assez près les lettres si touchantes de Maurice de Guérin.

L'influence de la tuberculose dans la genèse du déficit intellectuel est plus difficile à établir d'une façon péremptoire.

Parmi les intoxications, le rôle prépondérant revient

à l'alcoolisme qui, avec la syphilis, représente les deux principaux agents de l'hérédité psychiatrique.

Le fils d'alcoolique s'alcoolise presque fatalement, il a pour l'alcool un penchant inévitable. Mais en l'admettant sobre, l'alcoolisme de ses générateurs rend son cerveau vulnérable et favorise, chez l'hérédo-alcoolique, l'apparition des maladies mentales.

Roubinovitch insiste encore sur le rôle possible du saturnisme (intoxication par le plomb).

A côté des infections, des intoxications des générateurs, les auteurs font une large part aux psychoses, c'est-à-dire aux maladies mentales des ascendants.

Les maladies mentales des parents ont tendance à reparaître chez les enfants, tantôt sous leur même aspect clinique (hérédité homéomorphe), tantôt sous un aspect clinique différent (hérédité hétéromorphe). Il ne faudrait pas trop à cet égard séparer les psychoses des autres maladies organiques ; les psychiatres divisaient autrefois les maladies mentales en psychoses organiques et en psychoses dynamiques ; les premières reconnaissant une cause organique, une lésion palpable des centres nerveux, les secondes sans lésions de l'axe cérébro-spinal appréciables par nos procédés de recherche actuels. De nos jours, grâce aux progrès de la clinique et de l'anatomie pathologique, le second groupe tend à se réduire au bénéfice du premier et peut-être ne représente-t-il qu'un groupement d'attente susceptible de se démembrer ou plutôt de se réduire à mesure que nos méthodes d'investigations cliniques, physiologiques et histologiques se perfectionnent et se précisent.

Ajoutons que l'hérédité n'est pas toujours directe; les générateurs sont indemnes et il faut remonter plusieurs générations pour retrouver, dans la famille, des psychopathes plus ou moins caractérisés : il s'agit alors d'atavisme. Parfois, ce n'est pas l'hérédité directe, mais l'hérédité collatérale qu'il faut invoquer en pareille matière.

Passé morbide ; Milieu familial et scolaire. — Voici donc, en présence, les différents facteurs qui conditionnent l'hérédité, mais en l'absence même de toute hérédité, durant toute la vie, intra et extra utérine, durant le travail de l'accouchement, l'organisme infantile et, en particulier, le système nerveux peuvent être arrêtés ou retardés dans leur évolution, par des traumatismes, des hémorragies, des infections, des lésions inflammatoires ou destructives atteignant le cerveau, la moelle, les méninges, les nerfs périphériques. Suivant la précocité, la profondeur, la localisation, l'étendue des lésions, se montreront des paralysies, des crises convulsives à répétition, des tics, associés ou non à un déficit intellectuel plus ou moins caractérisé. Nous insisterons prochainement sur ces désordres organiques qui se rencontrent chez beaucoup d'arriérés.

L'action des parents sur l'enfant ne s'arrête pas à la naissance. Si la réalité a pu vérifier la thèse du drame d'Ibsen, que les tares mentales des générateurs se transmettent à des enfants, malgré un éloignement précoce et prolongé, de telles conditions sont exceptionnelles et normalement, les premières années se passent dans le milieu familial.

Étudions à cet égard l'influence des différents milieux sur l'évolution psychique ultérieure de l'enfant.

La misère est un milieu particulièrement funeste. Le développement physique du jeune sujet est inférieur à celui de ses contemporains, l'état précaire de son organisme retentit sur son développement intellectuel et l'œuvre des cantines scolaires a permis, à cet égard, de réaliser de réels progrès dans la pédagogie de ces jeunes miséreux.

Que dire des enfants moralement abandonnés ? Roubinovitch les a bien étudiés à l'Œuvre du Sauvetage de l'enfance, il a noté leur transformation rapide dès qu'on les soustrayait à leur milieu.

Certains foyers offrent à l'enfant l'affection, le bien-être voulu, mais le visage des parents est constamment assombri par des soucis, des préoccupations. Si l'enfant ne comprend pas leur cause immédiate, il éprouve néanmoins dans cette ambiance, comme une impression de malaise, car l'insouciance, la joie, le bonheur sont des conditions nécessaires au développement harmonieux de son caractère et de son esprit ; cet état de malaise, je ne dis pas de dépression, persiste dans la suite et il reste à ce sujet comme une amertume, un pessimisme plus ou moins inconscient, qui font désormais partie intégrante de sa personnalité psychique.

Enfin, les erreurs de l'éducation familiale peuvent

avoir, sur certains caractères, les influences les plus fâcheuses.

Une éducation trop sévère, trop autoritaire, entraîne, suivant les sujets, l'inhibition de la volonté, de l'esprit qui ne sait plus qu'obéir, ou l'hypocrisie qui représente en l'espèce une réaction défensive. Ainsi agit parfois une éducation religieuse mal comprise, qui peut également prédisposer au mysticisme, ou au scrupule, certains adolescents particulièrement émotifs.

A ce type d'inhibé, s'oppose celui de l'enfant gâté, volontaire, tout aussi incapable d'autocritique, et dont l'éducation scolaire n'est possible qu'en dehors du milieu familial. L'éducation scolaire est susceptible de contrebalancer l'influence familiale, mais si elle participe à ses erreurs, son influence néfaste s'ajoute à la précédente.

Messieurs, il faut nous garder de généralités, et surtout de principes généraux en matière d'éducation. Votre premier devoir est de connaître les enfants que vous serez chargés d'instruire. Votre tâche sera plus facile à l'école d'arriérés, car vos classes sont peu nombreuses. Faites donc avant tout, comme le disait le Professeur Dieulafoy, de la bonne observation. Observez sans idées préconçues, avec votre bon sens, avec les connaissances que vous aurez pu acquérir. Observez l'enfant en classe, observez-le à son insu, au milieu de ses condisciples, ne vous hâtez pas de porter sur lui un jugement définitif, de le classer d'emblée dans telle ou telle catégorie. Je vous aiderai de mon mieux et, comme je vous le disais au début de cette conférence, je vous habituerai à décomposer l'enfant en ses facteurs premiers.

Observez tout d'abord les symptômes physiques qui vous seront plus familiers, lorsque vous connaîtrez mieux la structure et le fonctionnement normal du système nerveux.

L'étude psychiatrique, comme je vous l'annonçais, s'appuiera sur la psychologie normale qui vous est connue et, fidèle à notre programme, je vous apprendrai à dépister chez vos élèves les troubles de l'émotivité, de l'intelligence, de la volonté et de la moralité. Il ne restera alors plus qu'à opérer la synthèse, et la leçon qui suivra fera défiler devant vos yeux les synthèses psychiques que vous rencontrerez le plus fréquemment au cours de votre carrière pédagogique. Un dernier entretien sera consacré à l'étude de la puberté normale et pathologique.

Je considérerai alors ma tâche comme terminée et je céderai la parole à M. Durot qui vous exposera dans tous leurs détails les méthodes pédagogiques applicables à ces différentes catégories d'arriérés scolaires qui, à l'heure actuelle, ne représentent que des groupements d'attente, prêts à être démembrés par les travaux ultérieurs.

DEUXIÈME LEÇON

L'embryologie ou étude du développement, est la préface naturelle de l'anatomie, car en montrant les stades de simplicité primitive de l'organisme, cette science permet d'en mieux saisir le plan de structure général. Je vous rappellerai donc brièvement l'embryologie du système nerveux que vous connaissez déjà par vos cours de l'École Normale.

Après la fécondation, l'œuf humain, résultat de la fusion des éléments mâle et femelle (ovule et spermatozoïde), se présente sous l'aspect d'une cellule arrondie volumineuse, d'un diamètre de quarante millièmes de millimètre, ce qui représente, pour une cellule, une dimension considérable.

Comme toute cellule, elle est limitée par une membrane d'enveloppe; elle est essentiellement constituée par une substance albuminoïde, appelée protoplasma, c'est-à-dire substance vivante fondamentale, qui résume en elle toutes les propriétés de la matière vivante. Faites agir sur elle un colorant acide, l'éosine par exemple, l'ensemble de la cellule prend une teinte rosée uni-forme. Mais, sur un point de cette masse, apparaît comme en négatif, une petite vésicule arrondie, qui ne présente que peu d'affinité pour les colorants acides; c'est le noyau qui, en revanche, prend avec élection les colorants basiques, l'hématoxyline par exemple.

Vous avez donc, par cet artifice, mis en évidence les deux éléments fondamentaux de la cellule, le corps protoplasmique, *acide*, et le noyau, *basique*.

Cette cellule ne reste pas longtemps inactive. Le corps protoplasmique s'étire, s'étrangle en biscuit, en haltère; de même le noyau (voir fig. 1); bientôt, le petit pont de substance intermédiaire aux deux renflements de l'hal-tère se rompt, la cellule primitive s'est divisée en deux cellules secondaires.

Plus vite que je ne puis vous le dire, cette division se poursuit, et les cellules ainsi créées se disposent en un petit amas en forme de mûre, de framboise, qui, pour cette raison, porte le nom de *morula*.

A mesure que les divisions successives se poursuivent, les cellules formées gagnent la périphérie ; le centre de la morula s'excave et les cellules se disposent sur un seul rang autour d'une cavité centrale; à ce stade l'embryon humain se présente donc sous l'aspect d'une sphère creuse, limitée par une seule rangée, une seule épaisseur de cellules (V. fig. 1, sch. 6).

Au stade suivant, les deux hémisphères, les deux calottes de la sphère ainsi formée s'enfoncent l'une dans l'autre. Ainsi se constitue une sorte de croissant limité par deux feuillets, séparés l'un de l'autre par une fente médiane; le feuillet extérieur est l'ectoderme, le feuillet intérieur, l'endoderme. Entre ces deux feuillets se forme dans la suite, un feuillet moyen ou mésoderme.

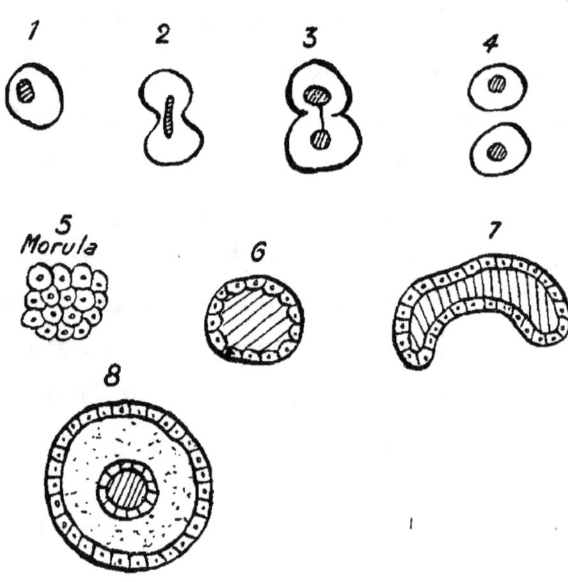

Fig. 1. — Embryologie. — Formation des trois feuillets.

1, 2, 3, 4. Division de l'œuf humain en 2 cellules. — 5. Morula. — 6. Embryon représenté par une sphère creuse. — 7. Formation de l'endoderme. — 8. Formation du mésoderme.

L'endoderme donne naissance au tube digestif et à l'appareil respiratoire.

Le mésoderme, aux os, aux muscles, à l'appareil circulatoire, aux tissus de soutien.

L'ectoderme, le plus intéressant à notre point de vue, donne la peau, le système nerveux, les organes des sens, la muqueuse du pharynx et de l'anus. Laissons de côté l'origine de ces deux derniers éléments et voyons comment le système nerveux dérive de l'ectoderme (V. fig. 2).

En un point, l'ectoderme se déprime légèrement en

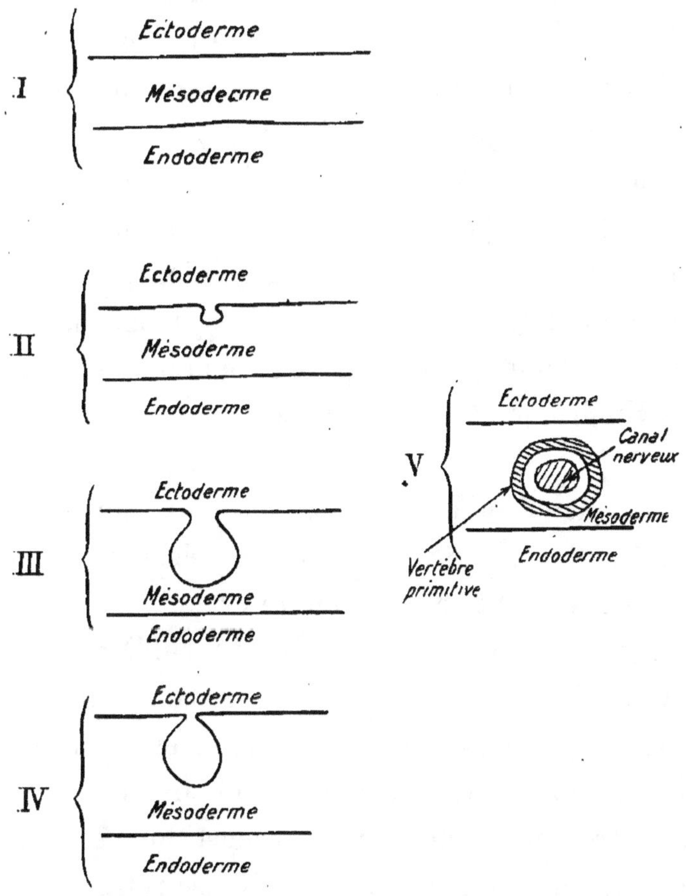

Fig. 2. — Développement du tube nerveux primitif.

une cupule, une gouttière qui s'enfonce dans le mésoderme. Cette cupule devient de plus en plus profonde, se dilate à sa partie inférieure, se rétrécit en collet à sa partie supérieure. Peu à peu les lèvres du collet se rapprochent, se soudent et engendrent ainsi un canal complet, désormais indépendant de l'ectoderme cutané. Ce canal occupe toute la longueur de l'embryon et représente l'ébauche du système nerveux tel qu'il existe, à l'état adulte, chez quelques animaux inférieurs.

Tout autour du canal nerveux primitif, le mésoderme se condense en un anneau d'abord mince, puis de plus en plus épais. La portion périphérique de cet anneau mésodermique est l'ébauche de la colonne vertébrale; la portion centrale, adjacente au système nerveux, l'ébauche des membranes d'enveloppe ou méninges.

Vous connaissez donc l'origine du système nerveux qui, dans ses débuts, vous apparaît comme un long tube creux, cylindrique, de même section en toutes ses portions.

Rapidement ce tube se modifie; son extrémité supérieure se renfle en une vésicule qui est l'ébauche du cerveau proprement dit. Sa portion inférieure reste cylindrique et forme la moelle et les nerfs rachidiens.

La vésicule cérébrale se subdivise dans la suite en vésicules secondaires. Nous les retrouverons lorsque nous étudierons le cerveau, mais n'oubliez pas que la vésicule cérébrale primitivement creuse ne se comble que partiellement; sa cavité primitive se rétrécit peu à peu, mais sur toute sa hauteur cette vésicule reste creusée de quatre cavités irrégulières et communicantes; ce sont les ventricules du cerveau.

Dans la moelle, le canal primitif devient filiforme et subsiste sous l'aspect du canal de l'épendyme qui fait suite aux cavités ventriculaires.

Telle est l'évolution du système nerveux central composé, comme vous le savez, du cerveau et de la moelle.

Les centres nerveux sont essentiellement constitués par deux substances : la substance grise et la substance blanche.

Ces deux substances tranchent nettement l'une sur l'autre lorsque vous pratiquez des sections de la moelle et du cerveau ; mais pour le moment, ne nous occupons pas de leur situation, de leurs rapports respectifs, étudions-les simplement dans leur structure intime.

Substance grise. — La substance grise est, par excellence, la substance active du système nerveux, la substance d'où part de l'influx nerveux ; la substance blanche, qui est en connexion étroite avec elle, ne représente que l'agrégat de ses fils conducteurs ; pour prendre une comparaison imparfaite avec l'électricité, les cellules grises figurent les piles, la substance blanche, les fils électriques (V. fig. 3).

La substance grise est formée de deux sortes de cellules : les cellules de soutien ou cellules névrogliques et les cellules nerveuses ou cellules fonctionnelles.

Les cellules de soutien, ou cellules névrogliques, sont de grandes cellules qui ont été très justement comparées à des araignées (1). Leur corps protoplasmique est très réduit, tandis que leurs prolongements forment, autour de la cellule, une série de tentacules allongés

____

(1) Voir fig. 3, sch. 2.

qui représentent assez bien les pattes de l'araignée. Ces prolongements, en s'anastomosant, c'est-à-dire en se fusionnant avec ceux des cellules voisines, délimitent une série de logettes, constituent un fin réseau dans les

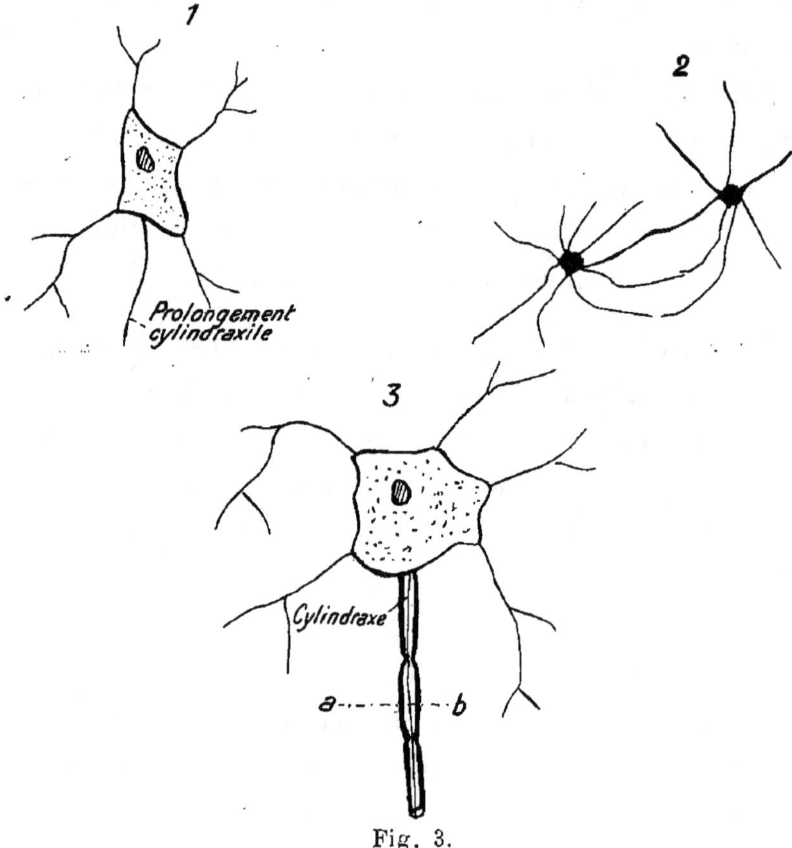

Fig. 3.

mailles duquel sont incluses les cellules nerveuses, cellules nobles ou cellules fonctionnelles. Lorsque la production de la névroglie est exubérante, elle étouffe l'élément noble ; on dit qu'il y a sclérose. La sclérose représente l'un des grands processus réactionnels de la substance nerveuse ; elle n'est rien par elle-même, mais devient grave par la destruction ou l'irritation concomitantes des cellules et des fibres nerveuses fonctionnelles (V. fig. 3, sch. 2).

La cellule noble, ou cellule nerveuse proprement dite, vous sera très facile à étudier si vous possédez un microscope ; il vous suffit de racler avec une aiguille la section d'une moelle de veau, d'étaler sur une lame, de colorer avec un peu de bleu, bleu de Unna de préférence, et de porter sous le microscope après avoir recouvert votre préparation d'une lamelle.

Les cellules nerveuses, ainsi colorées en bleu, vous apparaissent sous les formes et les aspects les plus variables, triangulaires, polygonales, etc. Leur protoplasma, comme vous le montre la figure ci-jointe, est granuleux, et ces grains volumineux que vous remarquez sur la figure ont un rôle spécial, encore mal connu ; ce sont les grains dits de Nissl, qui disparaissent et fondent lorsque la cellule dégénère. La cellule possède un noyau sur lequel je n'ai rien de particulier à vous apprendre. Je voudrais au contraire insister sur ses prolongements (V. fig. 3, sch. 1).

Chacun des angles de la cellule nerveuse émet un prolongement effilé, plus ou moins allongé, qui prend le nom de prolongement protoplasmique. Les cellules nerveuses entrent en contact par ces prolongements, mais les rapports de ces prolongements d'une cellule à l'autre sont des rapports de contiguïté et non de continuité, c'est-à-dire qu'ils se juxtaposent, sans s'anastomoser ; je vous rappellerai à ce propos la théorie du sommeil, proposée autrefois par Mathias Duval.

Le sommeil serait dû, d'après cet auteur, à la rétraction des prolongements protoplasmiques qui interromprait la communication intercellulaire.

Le prolongement cylindraxile, que vous trouvez parfois décrit sous le nom de prolongement de Deiters, ne s'implante pas sur un angle de la cellule, mais sur un de ses bords ; il est unique pour une même cellule ; il forme la substance centrale et active de la fibre nerveuse, d'où son nom de prolongement cylindraxile. Ces fibres sont parfois très longues ; il en est, comme nous le verrons, qui partent de l'écorce, c'est-à-dire de la partie supérieure du cerveau, et s'étendent sur toute la hauteur de la moelle (V. fig. 3, sch. 3).

Substance blanche. — La substance blanche est comme la substance grise formée de deux sortes d'éléments :

1° Éléments de soutien ;

2° Éléments fonctionnels.

1° Les éléments de soutien sont représentés par les cellules névrogliques que vous connaissez; rien de particulier à vous en dire (V. fig. 3 sch. 2).

2° Les éléments nobles sont constitués par les fibres nerveuses. Vous connaissez leur origine. Ce sont les prolongements cylindraxiles des cellules grises.

Le prolongement cylindraxile forme la partie principale et vraiment fonctionnelle de la fibre nerveuse ; certaines d'entre elles, rares chez l'homme, abondantes chez les animaux inférieurs, sont réduites à leur seul prolongement cylindraxile, ce sont les *fibres nues.*

Les fibres dites de *Remak,* déjà plus compliquées dans leur structure, sont constituées par des fibrilles entourées d'une mince gaine celluleuse. Elles existent en nombre relativement restreint dans le système nerveux de l'homme.

Les fibres les plus nombreuses ont une structure plus complexe. Leur centre, leur cy-lindraxe, c'est-à-dire leur partie fonctionnelle importante, est re-présenté par des prolongements cylindraxiles, venus des cellules de la substance grise. Nous avons comparé ces cellules à la pile, le cylindraxe peut être considéré comme le cuivre du fil électrique, mais dans le fil électrique, le fil et la soie qui l'enveloppe, sont séparés par une couche de gutta-percha; de même il existe autour du cylindraxe une substance protectrice qui s'appelle la myéline; chimiquement parlant c'est une lécithine, c'est-à-dire une substance analogue au jaune d'œuf (V. fig. 4 et fig. 3, sch. 3).

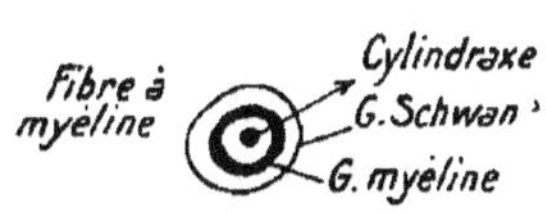

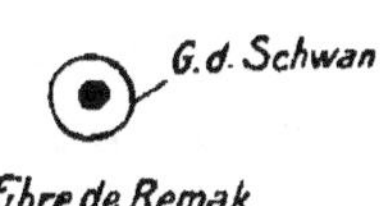

Fig. 4. — Cellule et fibre nerveuses.

Cette myéline, qui entoure le cylindraxe d'une couche épaisse, a des propriétés tinctoriales fort intéressantes; elle se colore en noir par une méthode spéciale, dite méthode de Weigert; lorsqu'elle est altérée, cette propriété tinctoriale disparaît, et la myéline reste incolore. Cette réaction, dans un gros faisceau de substance blanche, se voit à l'œil nu et ainsi, sans microscope, vous pouvez dire qu'il existe en un point des lésions dégénératives, par le contraste entre la couleur noire de la partie saine et l'aspect incolore de la partie malade. (V. planche I trois moelles, l'une normale, les deux autres atteintes de lésions partielles).

Nous aurons terminé à peu près l'étude de la substance blanche, si nous ajoutons qu'il existe, autour de la gaine de myéline, une mince pellicule que l'on nomme, comme dans la fibre de Remak, la gaine de Schwann.

Un point seulement à vous rappeler : si vous laissez un nerf dans de l'alcool au tiers pendant quelques heures, si vous en dissociez les fibres au moyen de deux aiguilles, et si vous portez cette dissociation sous le microscope, vous apercevez, de loin en loin, sur la fibre, des étranglements; en ces points, la gaine de myéline s'interrompt et les enveloppes de la fibre se réunissent à la gaine de Schwann.

Vous voyez, par cette description sommaire, que l'unité du système nerveux est représentée par la cellule nerveuse et son prolongement cylindraxile, qui constitue l'élément primordial de la fibre nerveuse. L'ensemble de ces deux éléments, cellule et prolongement cylindraxile, porte le nom de neurone. Séparez un point du cylindraxe de sa cellule d'origine, le cylindraxe ainsi séparé de son centre dégénère, la cellule est donc le centre trophique, le centre nourricier du neurone; les filets nerveux, séparés ainsi de leur centre trophique, dégénèrent, c'est-à-dire que, chromatiquement parlant, leur myéline ne se colore plus; grâce à ces artifices on est arrivé à voir clair et à dissocier les cordons de la moelle, dont les dégénérations expérimentales permettaient de préciser les groupes cellulaires d'origine.

La théorie du neurone que nous venons d'énoncer a été, jusque dans ces dernières années, admise sans conteste. A cette théorie, l'on a opposé celle des neurofibrilles suivant laquelle les fibrilles nerveuses seraient indépendantes de la cellule. La cellule nerveuse ne serait plus qu'un couloir, un lieu de passage, une gare intermédiaire que les fibrilles traversent sans s'y arrêter. La présence des neurofibrilles traversant les cellules peut être mise en évidence, surtout chez les animaux inférieurs, la sangsue par exemple. Il est difficile, à l'heure actuelle, de se prononcer en faveur de l'une ou de l'autre de ces théories.

MÉNINGES.

Nous avons terminé avec l'étude générale du système nerveux. Je voudrais, à présent, vous reprendre avec quelques détails l'étude systématique de chacune de ses parties. Nous commencerons par ses membranes d'enveloppe ou méninges. Elles sont au nombre de trois :

La dure-mère ;

L'arachnoïde ;

La pie-mère ;

La dure-mère est une membrane résistante, épaisse,

fibreuse, qui épouse complètement la forme des cavités osseuses, craniennes et vertébrales. Vous la voyez ainsi.

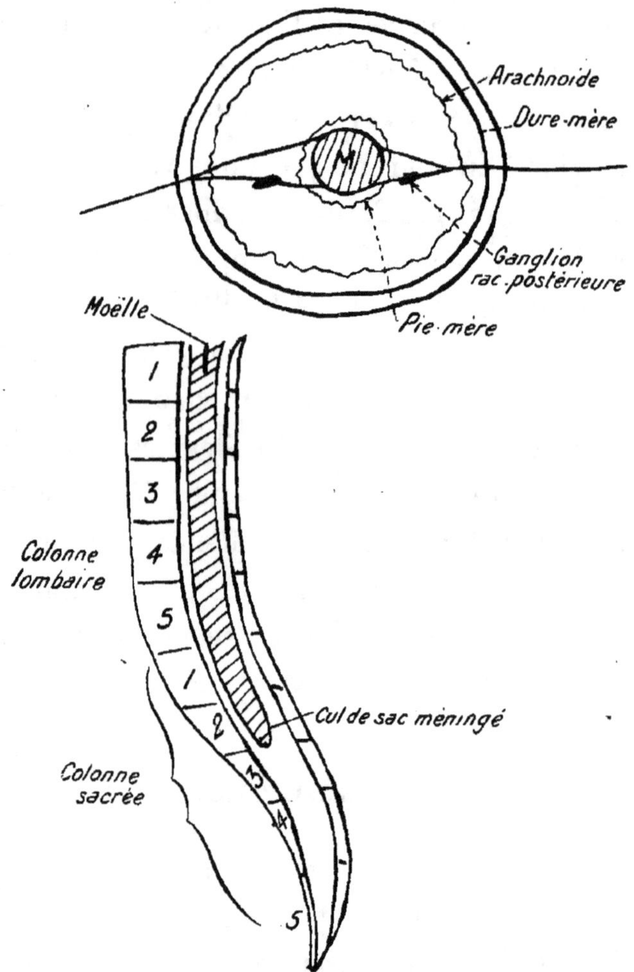

Fig. 5. — Méninges rachidiennes.

1. Coupe transversale de la colonne vertébrale montrant les rapports de la moelle et des méninges.
2. Coupe sagittale montrant la terminaison de la moelle et le cul-de-sac méningé.

sur la pièce ci-jointe. A la partie inférieure de la moelle, elle forme un cul-de-sac qui descend plus bas que la moelle elle-même, et dans lequel s'accumule le liquide céphalo-rachidien, sur lequel nous reviendrons dans un instant. (V. fig. 5).

De la moelle s'échappent les nerfs rachidiens que vous voyez sur cette pièce ; ces nerfs rachidiens sortent du canal rachidien par l'espace qui sépare les deux vertèbres sus et sous-jacent. La dure-mère les accompagne dans ce trajet et leur forme une gaine protectrice.

Dans le crâne, la dure-mère forme en outre un prolongement qui s'enfonce de champ entre les deux hémisphères cérébraux. C'est la faux du cerveau.

Rappelez-vous encore que l'encéphale comprend le cerveau proprement dit et le cervelet ; le premier, dix fois plus pesant que le second, est superposé à ce dernier. Il faut donc, entre les deux organes, un plan résistant, une sorte de console, de toit, qui soutienne le cerveau et l'empêche de peser sur le cervelet. Cette console est fournie par un prolongement de la dure-mère qui s'insinue entre le cerveau et le cervelet et forme à ce dernier comme une tente protectrice, d'où son nom de tente du cervelet.

La face interne de la dure-mère est doublée d'un feuillet mince, adhérent, visible seulement sur les coupes microscopiques, c'est le feuillet dure-mérien de l'arachnoïde (c'est-à-dire membrane en toile d'araignée). Le feuillet pie-mérien de l'arachnoïde s'applique à la face externe de la pie-mère.

La pie-mère est une membrane mince qui se voit facilement lorsque, comme je viens de le faire, la dure-mère a été incisée. Voyez-la sur le cerveau, elle pénètre dans tous ses sillons, lui amenant ses artères nourricières, et je puis ici vous la décoller avec la plus grande facilité; sur la moelle, de même, elle pénètre dans tous les sillons, elle se laisse décoller encore assez facilement.

Mais suivez-la entre le cerveau et la moelle, à leurs confins. Vous voyez la pie-mère profiter d'une solution de continuité qui existe entre la face postérieure de la moelle allongée et la face inférieure du cervelet, pour pousser par cette voie un prolongement qui s'insinue dans les cavités ventriculaires.

Lorsque j'ai incisé, la membrane dure-mérienne, ceux d'entre vous, qui étaient les plus rapprochés de moi, ont pu voir sourdre de la brèche un liquide incolore, clair comme de l'eau de roche; c'est le liquide céphalo-rachidien. Ce liquide, dans le crâne, est situé entre les deux feuillets de l'arachnoïde; au niveau de la moelle entre la pie-mère et le feuillet viscéral de l'arachnoïde. La pie-mère, comme je vous le disais, entoure le cerveau de toute part, elle pénètre dans ses cavités ventriculaires par la brèche que je vous ai signalée plus haut, entre la membrane allongée et le cervelet. Par cette brèche, le liquide céphalo-rachidien pénètre dans les cavités ventriculaires. Il est le milieu liquide, parfaitement élastique qui baigne le cerveau et amortit les chocs qu'il pourrait subir.

Vous avez entendu parler de la ponction lombaire; la ponction lombaire consiste à aller chercher le liquide

céphalo-rachidien qui s'accumule dans le cul-de-sac inférieur ; il suffit pour cela d'insinuer une aiguille entre
deux vertèbres et de perforer le cul-de-sac méningé ;
le liquide, liquide clair, sort par la canule qui sur-
monte l'aiguille ; lorsqu'il se fait une hémorragie, par
exemple à la suite d'une fracture du crâne, de la colonne
vertébrale, le liquide retiré est plus ou moins vivement
teinté de sang ; dans certaines méningites suppurées,
c'est du pus que l'aiguille ramène.

Mais souvent, même à l'état pathologique, le liquide
est clair ; il faut alors étudier son dépôt, étudier les cellules qu'il laisse sédimenter et qui témoignent de lésions
inflammatoires aiguës ou chroniques. Parfois, comme
dans les méningites tuberculeuses, la méningite cérébro-
spinale épidémique, l'examen microscopique de ce dépôt
sur lame permet de déceler le microbe pathogène et
de faire ainsi un diagnostic rapide qui, pour la méningite cérébro-spinale épidémique, en particulier, indique
un traitement précoce par le sérum spécifique introduit
par voie rachidienne, par voie intra-méningée. Vous
connaissez ses remarquables effets, puisque, grâce à
cette méthode, la mortalité de cette terrible maladie est
descendue de 60 p. 100 à 6,5 p. 100, chiffre de la
dernière statistique du docteur Netter.

Vous pouvez, à votre gré, oublier ces derniers détails.
Mais je me féliciterai de cette digression si elle a pu
fixer dans votre esprit la disposition des méninges et
la notion d'un liquide céphalo-rachidien dont l'étude
physique, chimique, cytologique et bactériologique, a

pris, dans ces derniers temps, une importance primordiale en médecine nerveuse et mentale.

Dans les prochaines leçons, munis des notions d'anatomie générale que je vous ai exposées, nous aborderons l'étude de la structure et de la physiologie du cerveau, du bulbe et de la moelle.

TROISIÈME LEÇON

MOELLE ET BULBE

Le tube nerveux primitif dont vous connaissez le développement s'est divisé en deux parties :

1° Une partie supérieure, dilatée, vésiculaire qui constitue le cerveau ;

2° Une partie inférieure, cylindrique, qui constitue la moelle et s'évase à sa partie supérieure pour former le bulbe rachidien.

I. — La moelle.

La moelle est située dans le canal vertébral, formé lui-même par la superposition des arcs des vertèbres cervicales, dorsales, lombaires et sacrées. Il y a sept vertèbres cervicales, ou vertèbres du cou, douze vertèbres dorsales, cinq vertèbres lombaires et enfin cinq vertèbres soudées entre elles pour constituer un os unique, le sacrum. En bas, la moelle descend jusqu'à la deuxième vertèbre lombaire. La moelle est, dans ce canal, entourée par le fourreau épais de la dure-mère qui descend, jusqu'à la deuxième vertèbre sacrée. Vous voyez ainsi que le cul-de-sac méningé s'étend assez bas au-dessous de la moelle, ce qui permet de faire la ponction lombaire sans la piquer. Je n'insiste pas sur le trajet de la pie-mère spinale que vous connaissez déjà ; sur la figure ci-jointe, vous voyez qu'entre la pie-mère et la dure-mère, il existe un espace assez considérable, dans lequel s'accumule le liquide céphalo-rachidien. L'arachnoïde, dans la région médullaire, au lieu d'être dissociée en deux feuillets accolés, l'un à la pie-mère, l'autre à la dure-mère, a ses deux feuillets accolés entre eux et s'accole elle-même à la face profonde de la dure-mère (V. fig. 5).

Ainsi protégée, la moelle se présente sous la forme d'un cylindre plein, plus ou moins irrégulier, d'une longueur moyenne de 43 centimètres, d'un diamètre d'un centimètre environ ; ce dernier n'est, du reste, pas uniforme sur toute la hauteur de l'organe

La moelle se divise, assez artificiellement du reste, en trois portions (moelle cervicale, moelle dorsale, moelle lombaire), qui répondent respectivement aux segments correspondants de la colonne vertébrale. Lorsque l'on étudie la moelle, comme on le fait en anatomie pathologique, on sépare, pour s'y reconnaître, chacun des segments (cervicaux, dorsaux et lombaires)

en autant de segments secondaires qu'il y a de vertèbres :
premier segment, deuxième segment, troisième segment cervicaux, etc. C'est que chacun de ces segments
est, de chaque coté, individualisé par l'émergence d'un
nerf, dit nerf rachidien (rachis voulant dire colonne
vertébrale) (V. fig 6).

Ces nerfs, comme le montre la figure, se détachent
des parties latérales de la moelle par deux racines, l'une
antérieure, l'autre postérieure. La racine postérieure
porte une petite masse, une petite boule nerveuse, que
l'on nomme ganglion. Après un trajet de un à deux
centimètres, les deux racines, antérieure et postérieure,
s'unissent pour constituer de chaque côté un tronc
unique qui s'échappe de l'interstice, qui sépare deux vertèbres, par un canal spécial, appelé trou de conjugaison.

Ainsi, de chaque côté de la moelle, se détachent huit
nerfs cervicaux, douze dorsaux, cinq lombaires, cinq
sacrés, qui donnent respectivement l'innervation au
cou, au tronc et aux membres supérieur et inférieur.

Je vous disais, au début de cette leçon, que la moelle
ne descendait que jusqu'à la deuxième lombaire ; comment se disposent donc trois paires lombaires et cinq
paires sacrées ? Au niveau de la moelle lombaire, toute
cette série de racines forme un véritable panache, qui
prend le nom de queue de cheval ; la queue de cheval
traverse, de haut en bas, le cul-de-sac de la dure-mère
qui descend jusqu'à la deuxième vertèbre sacrée. A
la hauteur de chaque interstice vertébral, la queue de

cheval abandonne, de chaque côté, un nerf rachidien.
En disséquant avec soin, vous apercevez encore en
dehors de chacun des ganglions, que porte la racine
postérieure, de petites masses ganglionnaires réunies
entre elles par de petits filets nerveux. Ce sont les
ganglions du grand sympathique qui entrent également
ment en connexion avec les ganglions de la racine postérieure. Ces ganglions sympathiques donnent naissance
à des rameaux nerveux qui innervent les vaisseaux dont
ils déterminent la dilatation ou la contraction ; d'autres
filets contribuent à l'innervation des différentes viscères
comme le poumon, le tube digestif, etc. ; leur rôle dans l'innervation viscérale est encore incomplètement élucidé.

Revenons à la moelle et aux nerfs rachidiens. Si
vous faites une coupe de la moelle perpendiculaire à
son grand axe, vous voyez que cette section se divise
en deux moitiés symétriques (V. fig. 6).

Sur leur tiers antérieur, les deux moitiés de la moelle
sont séparées par un sillon dans lequel pénètrent les
méninges, dans lequel vous pouvez insinuer facilement
le manche d'un scapel ; c'est le sillon médian antérieur.
Sur le tiers postérieur de la moelle, vous apercevez très
bien une ligne de démarcation médiane, dirigée directement d'arrière en avant, mais cette ligne ne correspond
pas à une fente réelle dans laquelle on puisse insinuer
un instrument.

Dans le tiers moyen, les deux moitiés droite et gauche
de la moelle sont en continuité directe par leur substance grise, qui constitue, à ce niveau, la commissure

grise, c'est-à-dire un pont de substance grise unissant les deux moitiés de la section médullaire; cette commissure est creusée à son centre d'un petit canal, c'est le canal de l'épendyme qui représente la lumière du tube médul

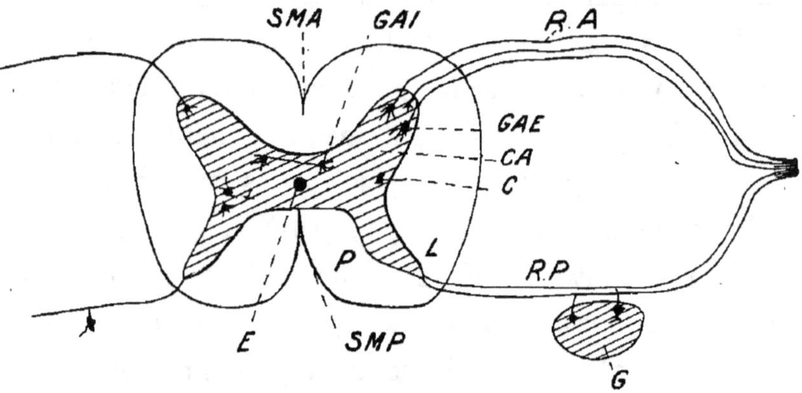

Fig. 6. — Coupe de la moelle.

CA. Corne antérieure. — CP. Corne postérieure. — A. Cordon antérieur. — L. Cordon latéral. — P. Cordon postérieur. — RA. Racine antérieure. — RP. Racine posté. rieure. — SMA. Sillon médian antérieur. — SMP. Sillon médian postérieur. — (représenté à toit ouvert). G. Ganglion rachidien. (Remarquer 2 cellules d'origine, dont le cylindraxe, après un court trajet, se bifurque en 2 branches, l'une, allant vers la moelle, l'autre vers la périphérie, — GAE. Groupe des cellules antéro-externes de la corne antérieure. — GAI. Groupe des cellules antéro-internes de la corne antérieure — C. Cellule de Cordon. — E. Canal de l'épendyme.

laire primitif dont il a été question à propos du développement.

La moelle est formée de substance grise et de substance blanche, faciles à distinguer si vous regardez avec attention une coupe de moelle fraîche.

Substance grise. — La substance grise forme, dans chaque moitié de la moelle, une sorte de croissant à concavité dirigée en dehors.

Ces deux croissants s'unissent sur la ligne médiane, par la commissure que nous venons d'étudier, commissure grise creusée, à son centre, du canal de l'épendyme.

Chacun de ces croissants se termine par deux cornes : l'une, antérieure, est large et arrondie ; l'autre, postérieure, est pointue à son extrémité. La corne antérieure se continue par la racine antérieure ; la corne postérieure est en continuité avec la racine postérieure et son ganglion nerveux.

Les cordons blancs sont disposés autour du croissant de substance grise, et l'émergence des racines les divise respectivement en trois cordons : 1° le cordon antérieur qui s'étend entre le sillon médian antérieur et l'émergence de la racine antérieure.

2° Le cordon latéral, limité en avant par la corne antérieure et la racine antérieure, en arrière par la corne postérieure et la racine postérieure.

3° Le cordon postérieur qui s'étend en arrière de la corne et de la racine postérieure entre celle-ci et le sillon médian postérieur.

Voilà tout ce que nous montre l'examen à l'œil nu de la moelle, ou tout au moins de sa substance grise. Au microscope, la substance grise est formée de névroglie qui en compose la charpente (il n'y a pas lieu d'insister) et de cellules nerveuses.

Ces cellules forment trois groupes :

2 groupes dans la corne antérieure ;

1 groupe à l'union de la corne antérieure et de la corne postérieure.

Le groupe externe de la corne antérieure a une importance primordiale ; il est formé par un amas de cellules

nerveuses, dont les prolongements cylindraxiles constituent les cylindraxes des fibres de la racine antérieure.
La vérification expérimentale en est facile : coupez ces
racines, au sortir de la moelle; tout cylindraxe séparé
de sa cellule d'origine dégénère; la partie du cylindraxe
restée en contact avec la cellule antérieure subsiste. Or, la
section de la racine antérieure, au ras de son émergence,
détermine l'atrophie de toute la portion périphérique de
cette racine, située en dehors du plan de section. Ainsi
sont démontrés les rapports étroits qui unissent ces cellules à la racine antérieure. Voilà pour la corne antérieure.

Et la corne postérieure? Cette corne est en continuité
avec la racine postérieure. Mais elle ne comporte pas
de cellules d'origine de fibres blanches. Intéressez dans
votre coupe microscopique le ganglion rachidien, appendu
à la racine postérieure : les coupes le montrent formé
de névroglie et de cellules nerveuses, cellules nobles
dont le prolongement cylindraxile se divise rapidement
en deux branches : l'une qui se dirige vers la périphérie,
vers le trou de conjugaison, va s'unir à la racine motrice;
l'autre qui se dirige en dedans et va se perdre dans la
corne postérieure pour entrer en relation avec les cellules grises de la moelle, qui occupent l'union de la corne
antérieure et de la corne postérieure. (V. fig 6).

Le centre trophique de la racine postérieure est donc
le ganglion rachidien. Coupez, en effet, la racine en
dehors du ganglion : toute la partie périphérique du nerf
dégénère, la portion comprise entre le ganglion et la
moelle subsiste; coupez entre la moelle et le ganglion,

les résultats sont inverses, la portion située en dehors du plan de section, subsiste, tandis que la portion centrale, située entre la moelle et le plan de section, dégénère. Voilà ce que vous montre l'anatomie microscopique normale et expérimentale.

L'expérimentation physiologique vous apporte encore de nouvelles précisions.

Sectionnez sur un animal la racine antérieure, et, au niveau de la section, sur le bout périphérique, appliquez un courant électrique ; vous obtenez un mouvement de la patte de devant, du ventre, de la patte de derrière, suivant que la racine appartient à la moelle cervicale, dorsale ou lombaire. La racine antérieure est donc une racine motrice.

Opérez de même sur la racine postérieure, ce n'est plus un mouvement que vous obtenez, ce sont des cris que vous arrachez à l'animal en expérience ; la racine postérieure est donc la racine sensitive.

Chaque moitié de la moelle, la substance grise, est donc représentée par deux groupements fonctionnels :

1° Neurone moteur dont le centre trophique est constitué par les cellules de la corne antérieure et dont le cylindraxe se continue dans la racine antérieure.

2° Neurone sensitif dont le centre trophique est constitué par les cellules du ganglion rachidien.

Y a-t-il synergie entre les deux pôles sensitif et moteur? Une expérience très simple va vous la démontrer. Pincez la patte d'un animal, aussitôt, il la retire. Que s'est-il passé, physiologiquement, dans cette expérience, d'apparence si banale? L'impression sensitive douloureuse s'est transmise par le nerf sensitif, le ganglion, la corne postérieure, aux cellules intermédiaires à la corne antérieure et à la corne postérieure; ces dernières sont entrées én contiguïté avec les cellules motrices de la corne antérieure, et ces cellules motrices, entrées en action, ont produit la réaction motrice de l'animal qui a retiré sa patte. Il y a eu ce que l'on appelle en physiologie un arc réflexe, qui a suivi la voie suivante : nerf sensitif, ganglion, racine postérieure, corne postérieure, corne antérieure, racine antérieure ou motrice.

Poursuivons l'expérience. Pinçons plus fortement la patte de l'animal, la patte de derrière par exemple; la réaction motrice irradie à la patte de derrière du côté opposé, l'animal les retire toutes deux.

Les deux moitiés symétriques de la moelle ont donc agi synergiquement. Comment expliquer le fait par l'anatomie ? Rappelez-vous le groupe des cellules antéro-internes de la corne antérieure, dont nous avons réservé l'étude. Ce sont les prolongements de cés cellules qui, passant par le pont gris formé par la commissure, vont mettre en rapport, et partant en synergie, les deux moitiés de la moelle. Le réflexe est bilatéral, c'est la loi de la bilatéralité énoncée par Ch. Richet.

Poursuivez encore l'expérience, pincez la patte de votre animal avec plus de force et de continuité; les mouvements de défense se généralisent aux pattes de devant, au cou, etc. Le réflexe aura irradié, non plus seulement symétriquement, mais encore en hauteur, sur toute l'étendue de la moelle lombaire, dorsale, cervicale; les différents étages médullaires auront été mis en action.

Quelle est l'explication anatomique de cette généralisation du réflexe, bien connue depuis les travaux de Ch. Richet? (V. fig. 7).

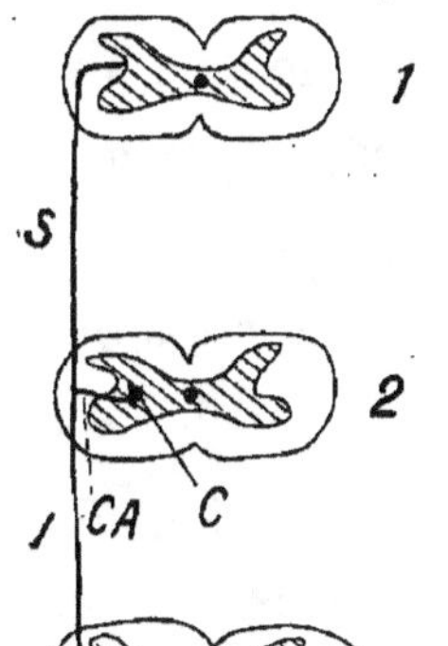

Fig. 7.—Schéma des cellules de cordons.

1, 2, 3. — 3 section de la moelle. -- C. Cellule de cordon. — C A. Son cylindraxe. S. Branche de bifurcation supérieure de ce cylindraxe allant à l'étage supérieur. — I. Branche de bifurcation inférieure allant à l'étage inférieur.

L'histologie, c'est-à-dire l'anatomie microscopique, étudiée sur des coupes sériées, montre qu'il existe, à la partie postéro-latérale de la corne antérieure, des groupes de cellulc dites cellules de cordon. Le cylindraxe de ces cellules, à sa sortie de la substance grise, se divise en deux branches; la branche ascendante qui monte dans le cordon latéral et va se mettre en contact, par ses arborisations terminales, avec les cellules de la corne grise d'un segment supérieur; la branche descendante qui fait de même pour le segment inférieur, cette disposition assure la synergie des différents segments de la moelle avec les segments sus ou sous-jacents.

Jusqu'à présent, il ne s'agit que de l'activité réflexe de la moelle, c'est-à-dire de l'activité indépendante de la volonté; lorsque le chien, en expérience, retire sa patte, il le fait instinctivement, sans aucun raisonnement. L'influx, le frein volontaire, vient du cerveau par le faisceau moteur, qui représente la portion médullaire du cylindraxe des cellules, occupant les régions motrices des hémisphères cérébraux, dont il sera question dans la prochaine leçon.

Ces notions sur la substance grise de la moelle, je vais vous les préciser et vous les fixer encore par la pathologie. Certaines maladies de la moelle lèsent plus ou moins électivement ses cellules motrices, et partant, les fibres de sa racine motrice : dans ces cas, il y a atrophie marquée et paralysie du membre correspondant; c'est ce qui arrive dans la paralysie infantile dont vous avez sans doute entendu parler, et dont le terme ultime, dans sa localisation crurale, est représenté par le type bien connu du cul-de-jatte.

Enfin, les lésions environnant le canal de l'épendyme (je vous le dis simplement pour vous rappeler l'existence de ce canal) s'accompagnent dans la région correspondante du corps, de la perte de la sensibilité, à la douleur, et à la température, avec conservation de la sensibilité tactile.

Substance blanche. — En étudiant la substance grise, nous avons déjà ébauché l'étude de la substance blanche.

La substance blanche qui, dans la moelle, occupe la portion périphérique, peut être divisée en trois cordons, le cordon antérieur, le cordon latéral et le cordon postérieur.

Je vous rappelle que le cordon antérieur va du sillon médian antérieur au sillon d'émergence des racines antérieures, le cordon latéral est compris entre les sillons d'émergence de racines antérieures et postérieures, le cordon postérieur est situé en arrière de ce dernier sillon.

Examinez une moelle normale à l'œil nu, au microscope, vous ne voyez rien d'autre et, sur des coupes colorées par la méthode de Weigert, cette substance blanche présente une teinte noire uniforme, due à la myéline dont vous connaissez les affinités colorantes. La myéline pathologique perd cette affinité, et les faisceaux, dans lesquels la myéline est dégénérée, tranchent sur l'ensemble des faisceaux sains par leur aspect incolore (V. Pl. I).

Regardez, par contre, dans un Traité d'anatomie, une figure qui représente une coupe de moelle ; vous y trouvez figurés, sur des planches multicolores, une série de faisceaux secondaires (faisceau pyramidal direct, faisceau pyramidal croisé, faisceau de Goll, de Burdach, de Gowers, faisceau cérébelleux direct, etc.).

Comment a-t-on pu établir une telle systématisation? Diverses méthodes ont été employées, parmi lesquelles nous retiendrons :

---

2. — Coupe de moelle normale, traitée par la méthode de Weigert. (Grossissement 1,20).

Remarquer le sillon médian antérieur, dans lequel pénètre la pie-mère, le sillon médian postérieur, les cornes antérieures et postérieures, la commissure grise (voir figures dans le texte). Les cordons antérieur, latéral et postérieur, se présentent avec une coloration noire uniforme.

3. — Moelle d'hémiplégique (même coloration.)

Le faisceau pyramidal dégénéré, du côté gauche, apparaît sous la forme d'une plage blanche. Le cordon postérieur droit n'est d'ailleurs pas absolument indemne.

4. — Moelle (même coloration) avec dégénérescence massive du cordon postérieur.

5. — Moelle (même coloration) avec dégénérescence partielle du cordon postérieur.

1° La méthode embryologique;

2° La méthode expérimentale;

3° La méthode anatomopathologique.

La première, due à Flechsig, s'appuie sur le principe suivant : dans le cours du développement, tous les faisceaux ne se myélinisent pas en même temps, c'est-à-dire que, pendant un temps variable, leurs fibres restent nues et n'ont pas encore acquis leur gaine de myéline. Cette première méthode a déjà permis une certaine systématisation par des études comparées de moelles fœtales et infantiles prélevées aux différents âges de la vie intra et extra-utérine.

La méthode expérimentale a été plus féconde encore. Voici quel est son principe. Vous vous rappelez sans doute que les fibres de la substance blanche représentent les prolongements cylindraxiles des cellules nerveuses; que le prolongement cylindraxile, séparé de sa cellule d'origine, dégénère. Or, si vous faites sur l'animal vivant des sections de la moelle à différents niveaux, les faisceaux, qui dégénèrent, sont ceux qui ont été séparés de leur cellule d'origine. En faisant, par la méthode de Weigert, l'examen série et comparé des coupes de la moelle à diverses hauteurs, vous retrouvez le trajet et parfois l'origine du faisceau dégénéré, qui se trouve ainsi individualisé. Si, par exemple, vous détruisez une partie donnée de l'écorce cérébrale, des hémisphères cérébraux qui représentent, vous le savez, une masse de substance grise, et si cette destruction s'accompagne de la dégénération d'un faisceau donné de fibres médullaires, cela signifie que le faisceau, ainsi dissocié, avait pour cellules d'origine la portion de l'hémisphère expérimentalement détruite. De même, enlevez à un animal le cervelet, ou séparez le cervelet de la moelle; si, à la suite, vous observez dans la moelle, la dégénérescence d'un groupe de fibres déterminées, cela revient à dire que ces fibres ont leurs cellules d'origine dans le cervelet.

Mais la maladie fait souvent des dissociations plus fines et plus subtiles; des lésions du cervelet s'accompagnent de lésions plus ou moins limitées au faisceau cérébelleux; la planche ci-jointe représente la moelle d'un ataxique dont les lésions occupent le cordon postérieur; la moelle d'un hémiplégique atteint dans son faisceau moteur, qui se dessine en blanc au milieu du cordon latéral. Les coupes en série pratiquées ainsi sur toute la hauteur de la moelle, du cerveau, ont donc permis de fixer la topographie et la systématisation des différents faisceaux, de même le rapprochement des lésions anatomiques et de l'observation clinique a permis d'entrevoir la physiologie, c'est-à-dire les fonctions des faisceaux ainsi délimités. Grâce à ces méthodes, nos acquisitions sur la physiologie et la topographie du système nerveux ont été considérables dans ces dernières années, mais elles laissent aux chercheurs un champ inexploré, peut-être plus vaste encore, car c'est par mois de travail, que se compte l'étude systématique et méthodique d'une seule moelle ou d'un seul cerveau.

Observez la moelle de l'hémiplégique, le faisceau

atteint est le faisceau moteur ou faisceau pyramidal. Il occupe la partie postérieure du cordon latéral de la moelle. Sur cette même moelle, il existe, dans le cordon antérieur en dehors du sillon médian, une petite plage blanche également lésée, c'est là encore une portion du faisceau moteur ou pyramidal. Ses cellules d'origine sont dans les hémisphères cérébraux, en un point que nous préciserons dans notre prochaine leçon. Ce sont des fibres dites à trajet descendant, des fibres d'origine cérébrale. Inversement, sectionnez chez un animal la moelle à la moitié de sa hauteur. Dans la moitié supérieure, le faisceau postérieur dégénère complètement, dans sa moitié inférieure, le faisceau n'a pas dégénéré. Cela veut dire que le faisceau postérieur qui est, je vous le rappelle, le faisceau sensitif, a son centre trophique, ses cellules d'origine peut-être dans la moelle, peut-être en dehors de la moelle, mais non pas dans le cerveau; sa dégénérescence se fait de bas en haut, elle est ascendante, tandis que celle du faisceau pyramidal ou faisceau moteur, est descendante et se fait de haut en bas.

C'est le ganglion rachidien qui représente le centre d'origine du cordon postérieur. Coupez la partie des racines postérieures comprise entre leur ganglion et leur émergence médullaire vous produisez des dégénérescences plus ou moins globales du cordon postérieur.

Une maladie, le tabes ou ataxie locomotrice, réalise cette lésion des cordons postérieurs, plus ou moins totale; or, les recherches de Nageotte et de ses élèves ont montré que les lésions d'origine atteignaient la partie de la racine postérieure intermédiaire au ganglion et à la moelle.

Le cordon postérieur ou cordon sensitif est donc en grande partie une émanation des ganglions rachidiens.

Je ne veux pas insister sur les autres systèmes de fibres blanches dont le trajet est plus complexe et les connexions centrales moins bien élucidées. Rappelez-vous seulement la situation dans la moelle du

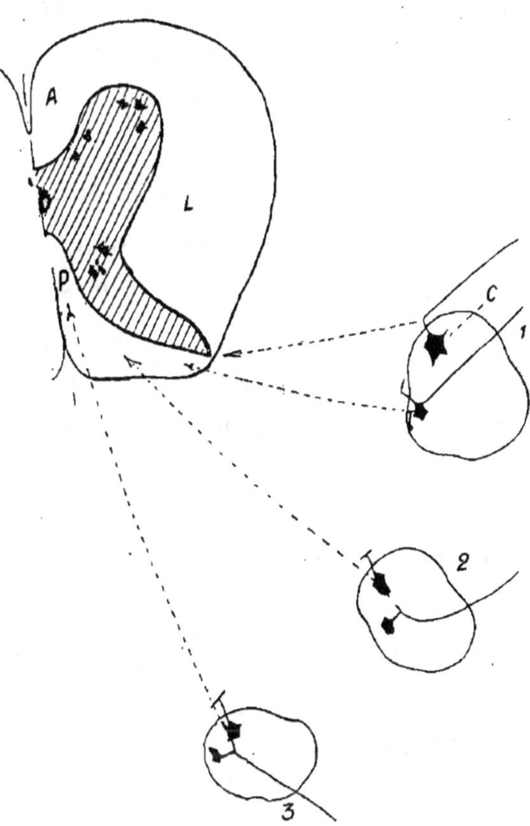

Fig. 8. — Schéma de la formation du cordon postérieur.

1. Ganglion situé au même niveau que la section de la moelle. C. Cellule d'origine de racine sensitive. 2. Ganglion de l'étage immédiatement inférieur. 3. Ganglion d'un étage plus inférieur encore.

Remarquer, sur ce schéma que les fibres issues du ganglion correspondant occupent la partie la plus externe du cordon postérieur.

Les fibres issues des ganglions sous-jacents sont d'autant plus internes, qu'elles proviennent d'un ganglion plus bas situé (2 et 3).

faisceau sensitif, qui est représenté par les cordons postérieurs; du faisceau moteur, dont la majeure partie occupe la partie postérieure et interne du cordon latéral, et dont une portion plus restreinte borde de chaque côté le sillon médian antérieur. J'ajouterai encore à cette nomenclature le faisceau cérébelleux direct qui correspond à la périphérie du cordon latéral.

Si je me suis ainsi étendu sur l'étude générale des faisceaux blancs, c'est que j'estime qu'il est beaucoup plus suggestif de vous montrer comment les connaissances ont été acquises, pourquoi elles sont encore incomplètes, que de surcharger votre mémoire de notions toutes faites, dépourvues de tout intérêt et de toute vitalité.

II. — Bulbe rachidien.

Le bulbe rachidien ou moelle allongée qu'il nous reste à étudier est ce segment de l'axe nerveux intermédiaire au cerveau et à la moelle, qui, sur un espace de quelques centimètres carrés, renferme les centres vitaux les plus importants, respiratoires, circulatoires, etc.

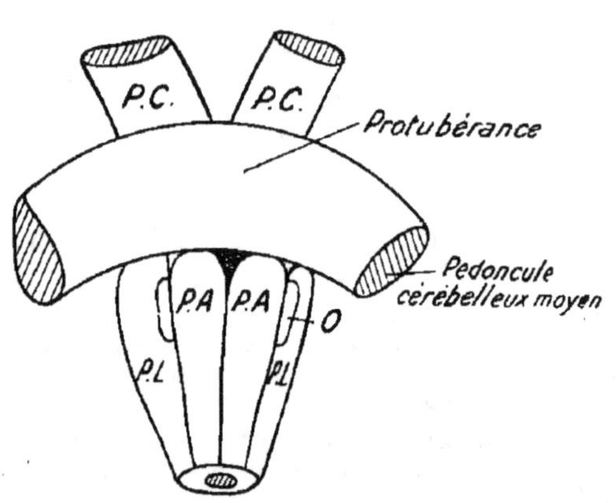

Fig. 9. — Face antérieure ou bulbe.
PA. Pyramides antérieures. — PL. Pyramides latérales. — O. Olives. — OPC. Pédoncules cérébraux.

Il se présente sous la forme d'une pyramide tronquée

à base supérieure, à sommet inférieur, ce dernier faisant directement suite à la moelle.

Vu par sa face antérieure (v. fig. 9) il offre à considérer, de dedans en dehors, les deux pyramides *antérieures* en forme de massues, à grosse extrémité supérieure, séparées l'une de l'autre par un sillon médian ; le sillon latéral les sépare des pyramides latérales ; le sillon latéral est interrompu à sa partie moyenne par deux petites masses allongées de haut en bas, qui représentent les olives. Au-dessus, au-dessous, en arrière de l'olive, vous voyez sortir du bulbe les nerfs craniens les plus importants : ce sont, au-dessus de l'olive, le moteur oculaire externe au nerf qui dirige le regard en dehors, le nerf facial qui donne à la face sa mobilité, et joue un grand rôle dans la sécrétion salivaire, le nerf auditif ; en arrière de l'olive le glosso-pharyngien, le spinal, le pneumo-gastrique, ces trois nerfs ayant respectivement une importance primordiale dans la déglutition, la respiration, l'innervation du cœur et du tube digestif, et enfin, en avant de l'olive, le grand hypoglosse.

Vu par sa face postérieure, le bulbe est aplati. Tout s'est passé comme si l'on avait fait une entaille à la face postérieure de la moelle en suivant le sillon de séparation des deux cordons postérieurs, et que l'on ait rabattu symétriquement les deux lèvres de la plaie.

Ce que l'on obtient ainsi, c'est un triangle à base supérieure limité par deux faisceaux divergents, dont la plus grande partie va aboutir au cervelet, pour constituer les pédoncules cérébelleux inférieurs.

Le fond, l'aire de ce triangle, est représenté par l'étalement du canal de l'épendyme, qui recouvre la saillie des centres gris importants, sur lesquels nous aurons l'occasion d'insister dans un instant; ces centres gris se voient par transparence de chaque côté d'un raphé médian vertical, qui dessine comme la médiane de ce triangle isocèle, à base supérieure.

Je vous rappellerai, à ce propos, l'expérience de Flourens qui, piquant un point déterminé de ce triangle, chez l'animal, obtenait la mort instantanée par

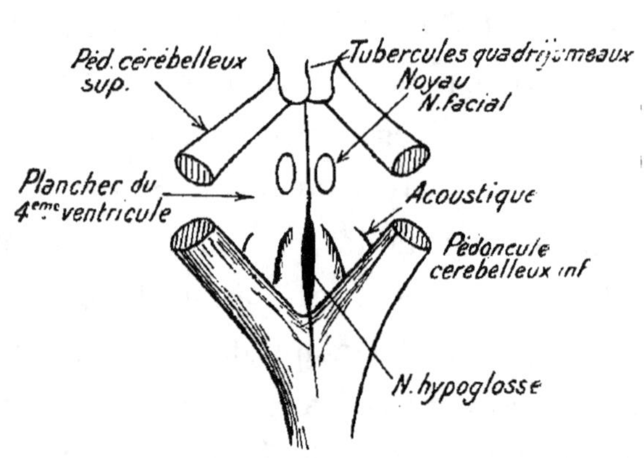

Fig. 10. — Face postérieure du bulbe et de la protubérance. (Plancher du 4e ventricule.)

arrêt immédiat de la respiration. C'est le nœud vital de Flourens; je vous rappellerai encore l'expérience de Claude Bernard qui, en piquant chez la grenouille un autre point de ce triangle, provoquait une émission abondante d'urine sucrée. C'est le centre dit diabétique. Ce triangle est souvent appelé aussi plancher du quatrième ventricule, parce qu'il forme la paroi antérieure de cette cavité, dont la paroi postérieure et supérieure est constituée par la face antérieure du cervelet.

Ceci dit de la configuration extérieure du bulbe, essayons de pénétrer sa structure, ou plutôt sa configuration intérieure; pour cela, il est utile d'observer, sur des coupes en séries, le passage du bulbe à la moelle.

Souvenez-vous de la disposition, dans la moelle, des cordons antérieurs, latéraux et postérieurs.

Au niveau du collet du bulbe, les cordons latéraux se dirigent en avant, s'entre-croisent sur la ligne médiane, celui de gauche passant à droite, celui de droite, à gauche. La saillie de ces cordons latéraux, devenus antérieurs, est figurée par les pyramides antérieures du bulbe, qui vous sont déjà connues (Voir Pl. II et fig. 11 et 12).

Un peu plus haut, les cordons postérieurs ou faisceaux sensitifs, se portent également en avant, s'entre-croi-

---

1. — En bas, le bulbe, avec d'avant en arrière, la pyramide antérieure, l'olive et la pyramide latérale (Vue de profil). Au-dessus, la protubérance, se continuant par le pédoncule cérébelleux moyen, qui va s'épanouir dans le cervelet.

2. — 4e Ventricule (Vue de profil). En avant, coupe du bulbe en bas, de la protubérance en haut, qui, tous deux, par leur face postérieure, représentent la paroi antérieure du 4e ventricule. En arrière, le cervelet, qui forme le toit de ce ventricule. En haut, remarquer le pédoncule cérébelleux supérieur, se rapprochant du plancher, dont il est séparé par un mince pertuis (Aqueduc de Sylvius), pertuis qui fait communiquer le 3e et le 4e ventricule. En bas, le pédoncule cérébelleux inférieur, et le petit espace par lequel pénètre la toile choroïdienne (Voir fin de 2e et de 3e Leçon). 3, 4, 5, 6, 7, représentent des coupes du bulbe, s'étageant de bas en haut (Coloration, méthode de Weigert).

En 3. — La déhiscence du canal de l'épendyme s'amorce. Les cordons latéraux se sont entre-croisés décapitant la corne antérieure.

En 4. — Déhiscence plus complète de l'épendyme. L'entre-croisement des cordons postérieurs a eu lieu.

Remarquer en blanc le faisceau pyramidal gauche détruit.

En 5. — Coupe portant un peu plus haut. En avant coupe de l'olive.

En 6. — En avant, même disposition. Déhiscence complète de l'épendyme. Formation du plancher du 4e ventricule.

En 7. — Coupe affleurant le bord inférieur de la protubérance. Remarquer la protubérance passant en sautoir au-devant du bulbe.

sent sur la ligne médiane et vont ensuite se reformer de chaque côté de cette ligne, en arrière de la saillie des cordons latéraux (V. fig. 11 et 12).

Dans tout ce remaniement de la moelle, qu'est devenue la substance grise ?

La substance grise a été fragmentée en petits blocs provenant les uns de la corne antérieure, les autres de la corne postérieure. Ces petits blocs, monnaie de corne antérieure ou de corne postérieure, forment les noyaux d'origine des nerfs craniens ; noyaux moteurs, lorsqu'ils

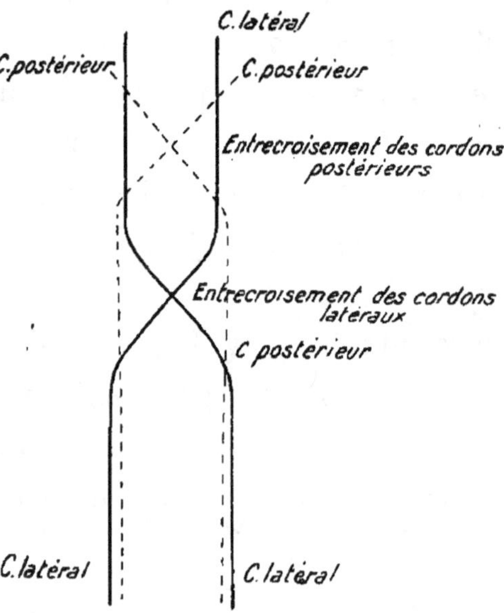

Fig. 11. — Schéma montrant l'entre-croisement successif des cordons latéraux et des cordons postérieurs.

Les cordons antérieurs sont figurés en trait plein, les cordons postérieurs en pointillé.

dérivent de la corne antérieure, noyaux sensitifs, lorsqu'ils dérivent de la corne postérieure ; les uns occupent la région du bulbe, les autres, la région pédonculo-protubérantielle qui fait suite au bulbe ; pour ne pas empiéter sur la leçon suivante, je vous dirai seulement que les noyaux d'origine qui se trouvent dans le bulbe sont ceux de l'acoustique, du glosso-pharyngien,

du spinal, du pneumo-gastrique et du grand hypoglosse
(V. fig. 10). Le rôle vital de ces nerfs vous montre l'importance physiologique considérable de la région bulbaire.

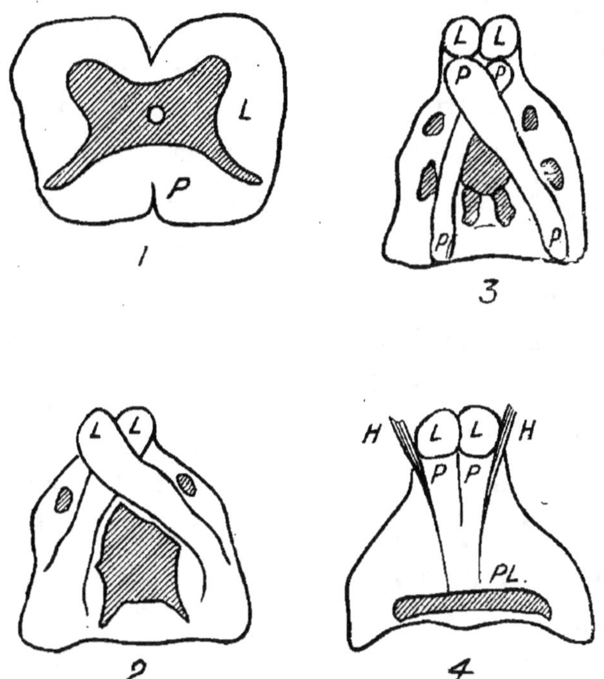

Fig. 12. — Coupe du bulbe à la hauteur des entre-croisements des cordons latéraux et postérieurs.

1. Moelle. — L. Cordon latéral. — P. Cordon postérieur.

2. Entre-croisement des cordons latéraux. — L. Cordon latéral. — P. Cordon postérieur.

3. Entre-croisement des cordons postérieurs, se plaçant directement en arrière des cordons latéraux devenus antérieurs (pyramides antérieures).

4. L. Cordon latéral. — P. Cordon postérieur. — H. Emergence du nerf grand hypoglosse.
— P L. Substance grise du plancher du 4° ventricule. (Dans les 4 figures, la substance
grise est ombrée).

Je vous disais que ces noyaux d'origine représentaient la
monnaie de la substance grise de la moelle. Comment
le prouver? D'abord par les coupes en séries, en second
lieu par la pathologie. Il existe des maladies caractérisées par des paralysies des membres avec atrophie

et résultant de l'atrophie de la corne antérieure de la moelle. Or, il arrive fréquemment, et c'est là leur grand danger, que ces lésions remontent vers le bulbe, en atteignant de bas en haut les centres de la déglutition et de la mastication, les centres respiratoires et cardiaques, les centres moteurs-oculaires et faciaux qui occupent le bulbe de la protubérance ; vous comprenez les graves conséquences de telles lésions qui se terminent par la mort rapide, parfois brusque, par suppression fonctionnelle des centres vitaux les plus importants. Tel est aussi le mécanisme de la mort dans l'intoxication chloroformique qui agit par imprégnation toxique des centres bulbaires.

Vous connaissez à présent dans leurs grandes lignes l'anatomie et la physiologie de la moelle et du bulbe. Permettez-moi de vous les résumer en ces quelques propositions.

La substance grise représente à chaque étage de la moelle l'association de deux neurones :

Le neurone moteur, dont le centre trophique est constitué par la corne antérieure; le neurone sensitif, dont le centre trophique est constitué par le ganglion rachidien qui prend de même une part prépondérante à la formation du cordon postérieur ou cordon sensitif. Chaque étage de la moelle est relié aux étages voisins et aux étages éloignés par un système de fibres dites fibres de cordons.

Le faisceau moteur qui, dans la moelle, occupe une

portion du cordon latéral et une portion du cordon antérieur, est une émanation de la région motrice de l'hémisphère cérébral, et assure les connexions des centres moteurs cérébraux avec la série des centres moteurs qui s'étagent sur toute la hauteur des cornes antérieures. Son entrecroisement dans la région bulbo-médullaire explique qu'une lésion de l'hémisphère cérébral droit s'accompagne d'une paralysie des membres du côté gauche, et réciproquement.

Je vous rappellerai encore les connexions de la moelle et du cervelet qui s'établissent en grande partie par le faisceau cérébelleux direct.

Enfin dans le bulbe, cette région intermédiaire entre le cerveau et la moelle, les faisceaux moteurs et sensitifs, par leur entre-croisement successif, conditionnent la forme extérieure de l'organe, et expliquent la fragmentation de la substance grise médullaire en une série de petits noyaux qui constituent les origines sensitives et motrices des différents nerfs craniens ; ces noyaux occupent, les uns, la région bulbaire, les autres la région protubérantielle ou pédonculaire.

Peu m'importe que vous ayez oublié la majeure partie des noms propres, si vous avez compris et retenu les quelques propositions qui se dégagent d'une étude forcément complexe et quelque peu kaléidoscopique.

QUATRIÈME LEÇON

ANATOMIE ET PHYSIOLOGIE DU CERVEAU

I. Développement.

*II. Centres gris : Hémisphères. — Corps striés. — Couches opti-
ques. — Tubercules quadrijumeaux. — Cervelet.*

*III. Faisceaux blancs : Capsule interne. — Pédoncules cérébraux. —
Faisceau moteur. — Faisceau sensitif. — Voies optiques. — Voies
acoustiques.*

IV. Ventricules.

V. Conclusions.

Les conférences précédentes vous ont exposé le développement du système nerveux ; dans les premiers jours
de la vie embryonnaire, vous le savez, le système nerveux central consiste en un long tube cylindrique, dirigé
suivant le grand axe de l'embryon. Bientôt, c'est-à-dire
au bout de quelques heures, ce tube se renfle en ampoule
à sa partie supérieure, tandis que sa partie inférieure reste
cylindrique ; la portion ampullaire est l'ébauche du cerveau, la portion cylindrique est l'ébauche de la moelle.
La vésicule cérébrale primitive ne tarde pas à se divi-
ser en deux, puis en quatre. La vésicule la plus postérieure ou arrière-cerveau, donne naissance, par sa face
antérieure, au bulbe rachidien qui vous est déjà connu.

Les autres vésicules forment les centres gris et blancs sur lesquels j'insisterai dans un instant. Je ne voudrais cependant pas quitter l'embryologie sans vous exposer le développement de l'organe de la vision. Dès les premiers jours de la vie embryonnaire, la vésicule cérébrale antérieure émet, vers l'extérieur, un prolongement pédiculé, origine du nerf optique et de la rétine. Ce prolongement oculaire se creuse en cupule à son extrémité antérieure et emprisonne un fragment d'ectoderme extérieur, c'est-à-dire de peau ; ce dernier devient le cristallin. La rétine, c'est-à-dire la membrane sensible de l'œil, et le nerf optique sont donc une émanation directe du cerveau et représentent l'équivalent d'un centre nerveux.

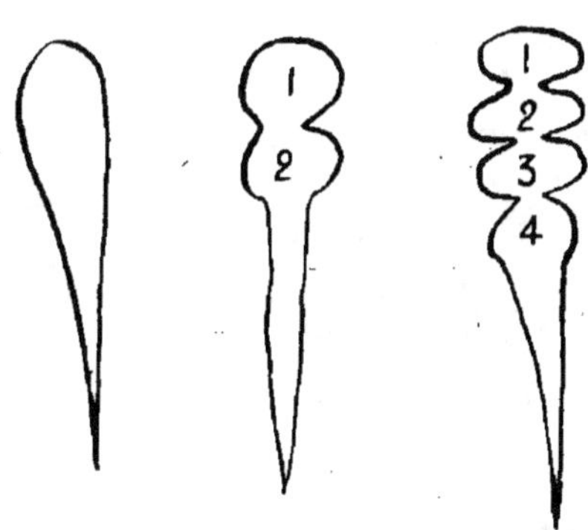

Fig. 13. — Développement du cerveau.

1. Renflement cérébral et canal médullaire.
2. Division de la vésicule cérébrale primitive en 2 vésicules.
3. Formation des 4 vésicules cérébrales.

De très bonne heure, c'est-à-dire dès les premiers jours, les différents centres cérébraux existent à l'état rudimentaire, et, pour vous rendre compte de l'aspect schématique qu'ils présentent à cette époque, il vous suffit d'étudier le cerveau d'un reptile, d'un batracien adulte, la grenouille par exemple. Vous rencontrez sur ce cerveau, de chaque côté et d'avant en arrière, les centres gris dans l'ordre suivant (V. fig. 14) :

Lobes olfactifs ;

Hémisphères ;

Corps striés ;

Couches optiques ;

Tubercules quadrijumeaux antérieurs et postérieurs ;

Enfin, impair et symétrique : le cervelet et le bulbe.

Ces centres, qui se succèdent comme à la file indienne,

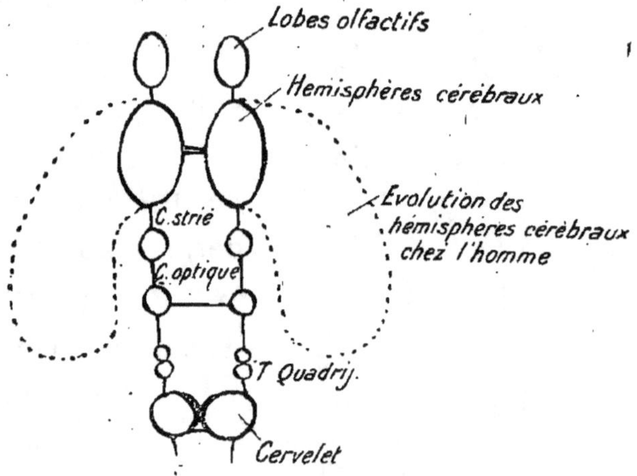

Fig. 14. — Schéma du cerveau de la grenouille.

sont unis l'un à l'autre par des cordons blancs : les uns
courts, unissent un centre gris à celui qui le précède
ou le suit immédiatement, par exemple hémisphères et
corps striés, corps striés et couches optiques, etc. ; les
autres, longs, partent des hémisphères et se frayent
un passage au milieu des masses grises (des ganglions
centraux, pour employer l'expression consacrée) sans
s'y arrêter. Ils passent ensuite au-dessous des tubercules quadrijumeaux, puis descendent successivement
dans le pédoncule cérébral et dans le bulbe rachidien.

Parmi ces fibres, se différencient les faisceaux moteur, sensitif, dont vous connaissez les trajets médullaire et bulbaire et que, dans un instant, je vous reprendrai dans une vue d'ensemble.

Voilà le plan de structure, l'idée générale du cerveau, sous sa forme la plus schématique : une série de centres gris unis entre eux, unis également au bulbe et à la moelle, par des faisceaux blancs, les uns, à trajet ascendant, originaires de la moelle ou des racines postérieures, les autres, à trajet descendant, originaires des hémisphères cérébraux.

Chez l'homme, les hémisphères ont pris une importance primordiale, ils se sont accrus et développés de telle sorte qu'ils enveloppent et recouvrent de toute part les ganglions centraux (corps striés, couches optiques, tubercules quadrijumeaux). C'est ce qui vous explique l'aspect du cerveau humain. Si vous voulez étudier les ganglions centraux, il faut pratiquer des coupes en série qui forcément entament une partie de la substance des hémisphères. Nous étudierons successivement les centres gris et les faisceaux blancs.

1° **Lobes olfactifs.** — Les lobes olfactifs, très développés chez l'animal, se réduisent, chez l'homme, à ces deux traînées grises qui se continuent par les nerfs olfactifs et occupent la partie antérieure de la face inférieure des hémiphères.

2° **Hémisphères cérébraux.** — Les hémisphères cérébraux, au nombre de deux, forment la majeure partie du

cerveau. Ils sont creusés de sillons limitant des circonvolutions plus ou moins sinueuses, plus ou moins
repliées sur elles-mêmes, qui, grâce à cette disposition,
multiplient la surface de la substance cérébrale.

Faites une coupe de ces circonvolutions, regardez-la
au microscope après la série de préparations d'usage,
vous voyez qu'elle est formée en majeure partie de substance grise; cette dernière comprend des cellules nerveuses pyramidales de toutes grandeurs dont les plus
grosses fournissent un prolongement cylindraxile qui
formera des fibres blanches, sur lesquelles nous aurons
à revenir.

Les circonvolutions représentent un système compli-
qué au milieu duquel il est néanmoins facile de s'orienter d'après la topographie des sillons et des scissures.

Prenons la face externe trois scissures (V. fig. 15) :

1° *La scissure de Sylvius* part du bord inférieur, à
l'union de son tiers antérieur et de son tiers moyen et
remonte en pente douce très obliquement en arrière.

2° *La scissure de Rolando,* presque rectiligne part
du bord supérieur, à l'union de son tiers antérieur avec
ses deux tiers postérieurs et descend presque vertica-
lement pour s'arrêter à deux ou trois centimètres de la
scissure de Sylvius.

3° Bien en arrière de la précédente, sur le bord supérieur de l'hémisphère, se voit une petite entaille d'un
centimètre environ, c'est la *scissure perpendiculaire
externe.*

La portion antérieure de l'hémisphère située en avant

de la scissure de Rolando et de la partie de la scissure de Sylvius que croiserait le prolongement de la scissure de Rolando, représente le lobe frontal (V. fig. 15, F).

La scissure perpendiculaire externe limite en avant et en haut le lobe occipital, dont la limite antérieure se poursuit sur la face externe du cerveau par une ligne fictive qui prolongerait cette scissure jusqu'au bord inférieur de l'hémisphère.

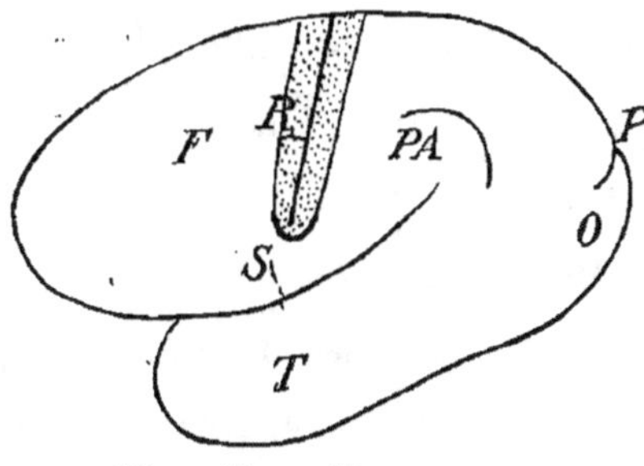

Fig. 15. — Face externe du cerveau.

S. Scissure de Sylvius. — R. Scissure de Rolando.—P. Scissure perpendiculaire. — F. Lobe frontal. — PA. Lobe pariétal. — O. Lobe occipital. — T. Lobe temporal.

Le reste de la surface externe de l'hémisphère est divisé en deux lobes par la scissure de Sylvius : au-dessus de la scissure le lobe pariétal, au-dessous le lobe temporal (V. fig. 15, T-P).

J'insiste sur cette topographie, car ces circonvolutions représentent des centres de première importance.

Le lobe occipital est le lobe de la vision.

Le lobe temporal, celui de la sensibilité et de l'audition.

Reprenons la scissure de Rolando. Deux centimètres en avant et en arrière d'elle, existent deux sillons qui lui sont parallèles et délimitent respectivement avec elle deux circonvolutions importantes, les circonvolutions rolandiques : en avant, la frontale ascendante, en arrière, la pariétale ascendante. En bas, ces deux circonvolutions se confondent. En haut, leur union se fait à la face interne de l'hémisphère.

Ces deux circonvolutions sont très importantes, car ce sont les circonvolutions de la zone motrice, et de bas en haut, s'étagent, à leur niveau, les centres des mouvements de la face, du membre supérieur et du membre inférieur. L'électrisation de ces centres, sur des singes trépanés, a produit, suivant les points électrisés, des mouvements de la face, du cou, d'un membre. Les cellules nerveuses de cette région, par leurs prolongements cylindraxiles, représentent l'origine du faisceau moteur, du faisceau pyramidal ; leur destruction amène la dégénérescence du faisceau pyramidal, mais rappelez-vous qu'à la moelle, au bulbe, les faisceaux pyramidaux s'entre-croisent d'un côté à l'autre, de telle sorte que les mouvements produits par l'électrisation, les paralysies, les dégénérescences engendrées par la destruction de ces centres siégeront du côté opposé au point irrité ou détruit. Une excitation du côté gauche produit des mouvement du côté droit, et réciproquement.

En avant de la frontale ascendante, naissent deux sillons perpendiculaires au sillon qui borde, en avant, cette circonvolution. Ces deux sillons limitent respectivement trois circonvolutions, la première, la deuxième, la troisième. Le lobe frontal serait par excellence le lobe psychique. Cette assertion semble exacte, *grosso modo*, cependant des suppléances sont possibles et, dans certains cas, des lésions étendues du lobe frontal se sont montrées compatibles avec une conservation parfaite des fonctions psychiques.

J'ai beaucoup insisté sur la topographie des circonvolutions de la face externe. La face inférieure nous retiendra moins longtemps. Elle est divisée, par l'origine de la scissure de Sylvius, en deux portions, l'une antérieure qui répond à la partie inférieure des trois circonvolutions frontales, l'autre postérieure, qui correspond au lobe temporo-occipital.

La face interne ne présente aucun détail important à vous signaler.

Écartez les deux hémisphères cérébraux et regardez par en haut, en plongeant, vous apercevez une large nappe blanche, transversale, épaisse, que vous pouvez suivre aisément, en abrasant le pôle supérieur des hémisphères. C'est le corps calleux. Le corps calleux représente un système de fibres étendues d'un hémisphère à l'autre, et destinées à assurer leur synergie fonctionnelle. C'est ce que l'on appelle, en terme anatomique, une voie commissurale. Mais dans un même hémisphère, les lobes, les circonvolutions voisines ou éloignées sont unis entre eux par une série de faisceaux communiquants, dont certains échappent encore à l'heure actuelle.

Corps striés. — Les corps striés sont deux masses grises, divisées chacune en deux noyaux, le noyau caudé, le noyau lenticulaire. On sait peu de chose de précis au sujet de leur physiologie. Ils recouvrent les couches optiques qui les débordent légèrement en dedans (V. fig. 16).

Couches optiques. — Les couches optiques représentent deux gros ganglions, séparés l'un de l'autre par un espace vide, le troisième ventricule. Elles sont unies vers leur milieu par un pont de substance grise. Leur physiologie reste encore bien obscure : on en a fait tour à tour des organes moteurs, sensitifs, leur ablation

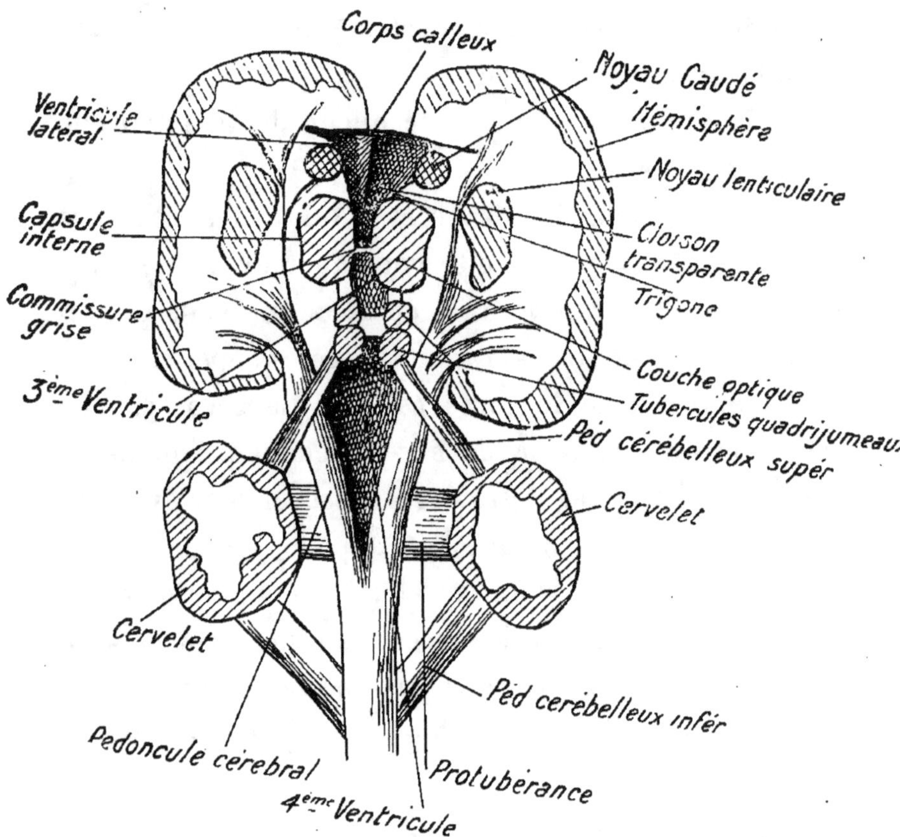

Fig. 16. — Schéma d'ensemble de l'encéphale (Coupe frontale.)

chez le chien aurait provoqué des mouvements de manège. Mais l'expérimentation est difficile, car leur situation profonde, leurs connexions étroites avec les organes voisins, font qu'il est très difficile d'enlever toute la couche optique et rien que la couche optique.

Ce que l'on sait de plus précis c'est que leur portion postérieure porte un petit tubercule en rapport avec les organes de la vision.

Tubercules quadrijumeaux. — Les tubercules quadrijumeaux sont au nombre de deux groupes. Deux antérieurs, deux postérieurs. Les deux antérieurs sont en rapport avec la fonction visuelle, les deux postérieurs avec la fonction auditive (V. fig. 16).

Cervelet. — Le cervelet est le centre le plus volumineux après les hémisphères cérébraux. Il est le centre de l'équilibre, de la coordination des mouvements; or, pour coordonner, il faut qu'il soit en rapport étroit avec tous les étages du système nerveux (V. fig. 17).

Il doit donc être en rapport avec la moelle et, comme je vous le disais en débutant, il se met en rapport avec les différentes portions de la moelle (surtout ses portions sensitives) de façon à recevoir les impressions de l'extérieur, (sensation de contact, de position des membres), etc., à être informé de tout ce qui se passe, à dicter aux différents centres les petits mouvements instinctifs nécessaires à la conservation de l'équilibre. Ces rapports sont assurés par les pédoncules cérébelleux inférieurs et les faisceaux cérébelleux de la moelle; le faisceau cérébelleux direct est, à cet égard, la voie médullo-cérébelleuse la mieux connue.

La moelle renseigne donc le cervelet sur ce qui se passe au niveau du tronc, des membres, du cou, mais cela ne suffit pas. Il faut que le cervelet soit encore renseigné sur la position de la tête et sur son équilibre. Pour ce faire, il entre en rapport au niveau du bulbe, de la partie supérieure du quatrième et du troisième ventricule, avec les noyaux d'origine des nerfs craniens et en particulier avec les noyaux des nerfs auditifs qui, par les canaux semi-circulaires, le renseignent spécialement sur l'équilibre de la tête et du corps.

Ces communications s'établissent par les pédoncules cérébelleux moyens qui, partant du cervelet, se dirigent transversalement et vont

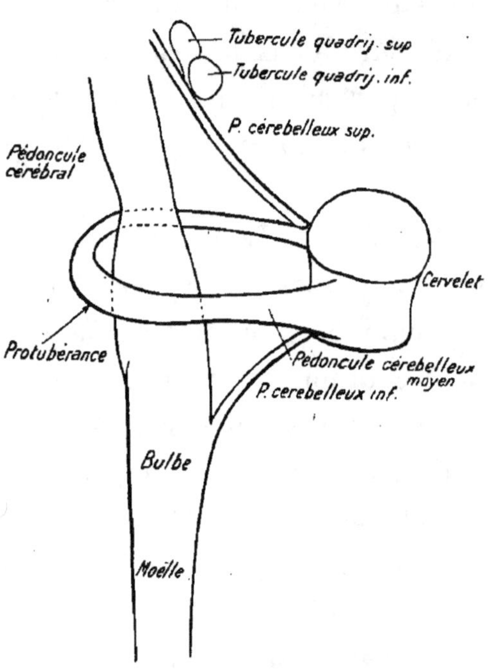

Fig. 17. — Schéma du cervelet et des pédoncules cérébelleux.

passer au-dessus du bulbe, en avant des pédoncules cérébraux, pour former, par leur jonction, la protubérance annulaire ou pont de Varole (V. fig. 17). Enfin, le cervelet se met en communication avec les centres supérieurs par les pédoncules cérébelleux supérieurs à trajet directement ascendant.

Le cervelet et ses différentes expansions forment ce

que l'on appelle l'appareil cérébelleux. La lésion d'un point quelconque de ce système détermine de l'incoordination dans les mouvements, une démarche spéciale rappelant celle de l'homme ivre et quelques autres symptômes sur lesquels nous aurons l'occasion de revenir.

Faisceaux blancs. — Nous avons terminé l'étude des centres gris. L'étude des faisceaux vous sera simplifiée par ce que vous savez déjà du bulbe et de la moelle.

Des deux circonvolutions rolandiques descendent les faisceaux moteurs ou pyramidaux. Des autres circonvolutions frontales part un faisceau, dit faisceau psychique, encore mal systématisé.

Au lobe temporal arrivent des fibres sensorielles qui remontent de la moelle et du bulbe, nous les connaissons déjà; des fibres acoustiques dont nous préciserons le trajet. Au lobe occipital, arrivent des fibres optiques, puisque je vous ai dit que le lobe occipital est en grande partie lié à la vision.

L'écorce cérébrale représente donc comme l'épanouissement d'un vaste bouquet de fibres qui en partent ou qui y arrivent; mais à l'œil nu, dans les deux cas, l'aspect est le même.

De chaque côté ces fibres, en descendant, se condensent, se réunissent en un gros faisceau rubané unique qui passe entre les deux noyaux du corps strié, puis entre le corps strié et la couche optique. Cet ensemble constitue la capsule interne qui figure assez bien sur une coupe un V à ouverture externe (V. fig. 16 et 18).

Plus bas, ce faisceau se dégage des ganglions gris, passe au-devant des tubercules quadrijumeaux dont il est séparé par un petit canal, qui s'appelle l'aqueduc de Sylvius. Ce faisceau prend le nom de pédoncule cérébral. Les deux pédoncules cérébraux convergent, se réunissent sur la ligne médiane et, ainsi réunis, traversent les fibres transversales de la protubérance annulaire et viennent se continuer avec le bulbe que nous connaissons déjà.

Voilà ce que l'on peut voir sans préparation.

Essayons de pénétrer plus avant dans la systématisation de ces fibres et de distinguer les motrices des sensitives. Vous savez comment l'on est parvenu à cette systématisation. Par la simple dissection, vous n'arrivez à rien. Cette systématisation s'est faite par l'embryologie, par l'expérimentation (sections expérimentales de la moelle, du bulbe et surtout d'une portion des hémisphères) ; par la pathologie, c'est-à-dire par les dégénérescences accidentelles réalisées par la maladie. Vous comprenez ainsi que les notions que nous possédons aujourd'hui soient encore incomplètes et lacunaires.

Suivons donc nos faisceaux blancs au moyen de coupes faites à différents niveaux. A la capsule interne, la branche antérieure du V est, dans ses deux tiers antérieurs, occupée par des fibres, parmi lesquelles on a cru pouvoir sytématiser le faisceau psychique dont vous connaissez l'origine (V. fig. 18).

Le tiers postérieur de la branche antérieure, la moitié

antérieure de la branche postérieure, sont occupés par le faisceau moteur ou faisceau pyramidal. Vous en connaissez l'origine au niveau de la région rolandique. On a individualisé, sous le nom de faisceau géniculé, la partie antérieure de ce faisceau qui préside aux mouvements de la face et des yeux et vient se terminer dans les noyaux du nerf facial ou nerf de la face, et des nerfs directeurs du regard, sur lesquels j'insisterai dans un instant.

La partie postérieure de la capsule interne est occupée par le faisceau sensitif. En un point de la capsule interne, située en arrière du faisceau sensitif, des lésions accidentelles ont déterminé des tremblements, des mouvements de danse Saint-Guy localisés à un côté du corps.

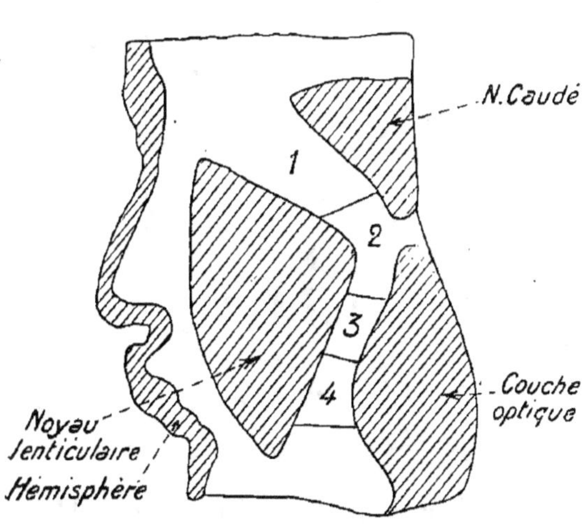

Fig. 18. — Coupe de la capsule interne.

1. Faisceau dit psychique. — 2. Faisceau géniculé destiné aux noyaux moteurs des nerfs crâniens. — 3. Faisceau pyramidal (F. Moteur). — 4. Faisceau sensitif.

Au niveau des pédoncules, le faisceau pyramidal et le faisceau sensitif occupent côte à côte leur face ventrale (V. fig. 19).

Au niveau de la protubérance, les faisceaux pyramidaux et sensoriels sont comme dans le bulbe, situés l'un derrière l'autre, le moteur en avant, le sensitif en arrière, séparés par des fibres à direction transversale qui entrent dans la constitution de la protubérance et des pédoncules cérébelleux moyens (V. fig. 20).

Nous voici donc ramenés au bulbe. Lorsque je vous parlais de l'évolution de la moelle, de la formation du bulbe, je vous expliquais que les entre-croisements successifs des faisceaux blancs avaient morcelé la substance grise médullaire en une série de fragments qui

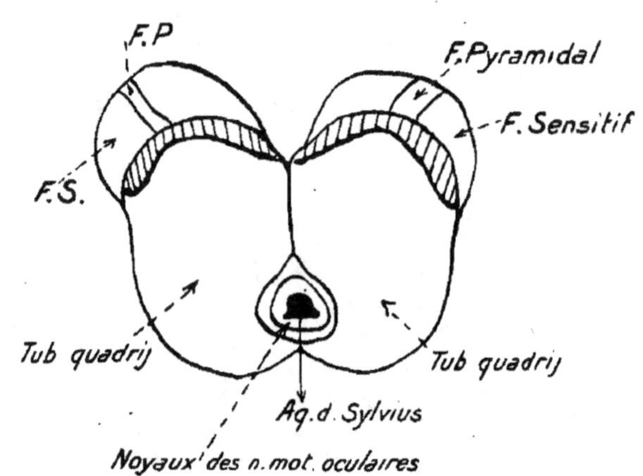

Fig. 19. — Coupe passant par le pédoncule cérébral.

formaient les noyaux d'origine des nerfs craniens. Les fragments, issus de la corne antérieure, représentent les noyaux de nerfs moteurs, les fragments issus de la corne postérieure, les noyaux des nerfs sensitifs. Suivons ces formations à la hauteur de la protubérance. et des pédoncules.

La protubérance, par sa face postérieure, forme le triangle supérieur du plancher du quatrième ventricule, limité de chaque côté par les pédoncules cérébelleux supérieurs (V. fig. 20).

Sur la surface de ce triangle se dessinent les origines du nerf facial ou nerf moteur de la face, du moteur oculaire externe qui dirige le regard en dehors, enfin les origines du trijumeau, c'est-à-dire du nerf sensitif de la face et moteur des muscles de la mastication.

Dans le pédoncule, les noyaux d'origine occupent la face dorsale, ce sont les noyaux des nerfs moteurs de l'œil, et les noyaux qui président à l'accommodation.

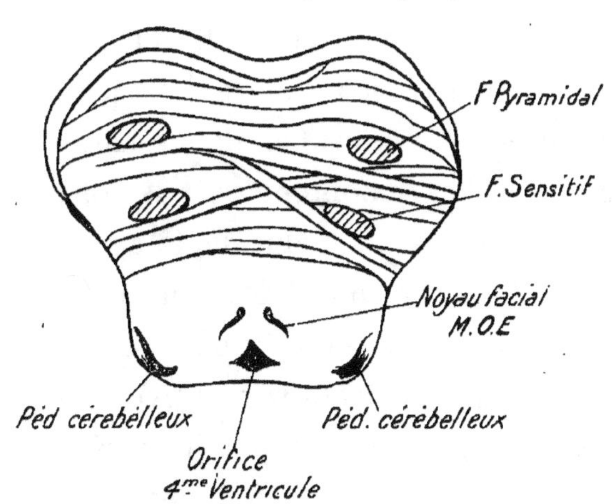

Fig. 20. — Coupe passant par la protubérance annulaire.

Vous connaissez déjà le trajet du faisceau sensitif et du faisceau pyramidal. J'ajouterai un mot au sujet des voies optiques et auditives.

L'œil, je vous le disais en débutant, représente comme une avant-garde du cerveau. Les impressions optiques suivent le trajet du nerf optique; mais à la base du cerveau les deux nerfs optiques s'entre-croisent (chiasma ou nerf optique). Après cet entre-croisement, les fibres optiques, sous le nom de bandelettes optiques, se dirigent vers la partie postérieure de la couche optique, et vers le tubercule quadrijumeau antérieur. Ces centres gris (couche optique, tubercule quadrijumeau antérieur) dans leur portion visuelle, sont unis :

1° Au lobe occipital du cerveau, sans que leur trajet

ne soit bien connu, c'est là que se fait la perception optique consciente.

2° Aux noyaux moteurs du globe de l'œil situés à la
partie postérieure du pédoncule cérébral. Ce qui explique qu'automatiquement, nous portons le regard vers le
point que nous désirons observer.

Les fibres acoustiques viennent des centres du nerf
acoustique qui occupent la partie postérieure de la protubérance. Ces fibres atteignent les tubercules quadrijumeaux postérieurs et, de là, remontent vers le lobe
temporal. Leur trajet est encore mal élucidé, mais ce
que l'on sait, c'est qu'en tous ces points, les voies optiques et auditives communiquent largement entre elles,
ce qui vous explique qu'une sensation auditive, un
bruit, vous fasse automatiquement tourner le regard
vers le point où vous supposez que ce bruit s'est produit.

Au début de cette leçon je vous avais fait observer
que, comme l'ébauche médullaire, l'ébauche cérébrale
était creuse à l'origine. Au niveau de la moelle, il ne
reste de la cavité primitive que le canal de l'épendyme.

Dans le cerveau, la cavité unique à l'origine se trouve
rétrécie et fragmentée par le développement des ganglions centraux et des faisceaux de fibres blanches.
Elle forme ainsi les quatre cavités ventriculaires. Le
quatrième ventricule, vous le connaissez. Il est limité
en avant par la face postérieure du bulbe et de la pro-

tubérance, en arrière par la face antérieure du cervelet.

Il se rétrécit en haut, en un petit tunnel, limité **en** avant par la face postérieure des pédoncules cérébraux, en arrière par la face antérieure et des tubercules quadrijumeaux et ce petit pertuis ou aqueduc de Sylvius **vous** permet d'entrer dans le troisième ventricule, limité **par** la face interne des deux couches optiques (V. fig. 16).

Le troisième et le quatrième ventricule sont impairs. Le premier et le deuxième sont symétriques par **rapport** à l'axe. Ils sont limités en bas par la face supérieure **des** corps striés. En haut, par la face inférieure du corps **cal**leux, en dedans, ils sont séparés l'un de l'autre par **une** mince cloison, la cloison transparente (V. fig. 16 et pl. III).

Ces deux ventricules, appelés ventricules latéraux, communiquent chacun par un étroit pertuis avec **le** troisième ventricule.

Voilà donc un système de cavités communiquantes qui prolongent dans le cerveau le canal épendymaire de la moelle.

Ces cavités ne sont pas vides : la pie-mère, accompagnée de vaisseaux, s'insinue entre la face inférieure du cervelet et la face postérieure du bulbe, et pénètre successivement dans les quatre ventricules formant à ce niveau la toile choroïdienne et les plexus choroïdes.

Enfin, dans le troisième ventricule, existe une petite glande rattachée aux couches optiques par de minces filaments. C'est la glande pinéale dont nous connaissons mal la physiologie, mais qui a un intérêt historique, puisque Descartes y plaçait le siège de l'âme. **Les** petits filaments, qui l'unissent à la couche optique, étaient dans sa nomenclature, dénommés, *retinacula animi*, c'est-à-dire, rênes de l'âme.

Nous en avons fini avec l'étude anatomique du système nerveux que vous connaissez à présent dans ses grandes lignes. Ces trois leçons étaient nécessaires pour vous faire comprendre ce que représente une paralysie, une convulsion, une crise épileptiforme, etc., pour entreprendre l'étude de l'aphasie qui figure également au programme de votre examen et sur laquelle je vous donnerai quelques notions au cours de notre prochaine conférence.

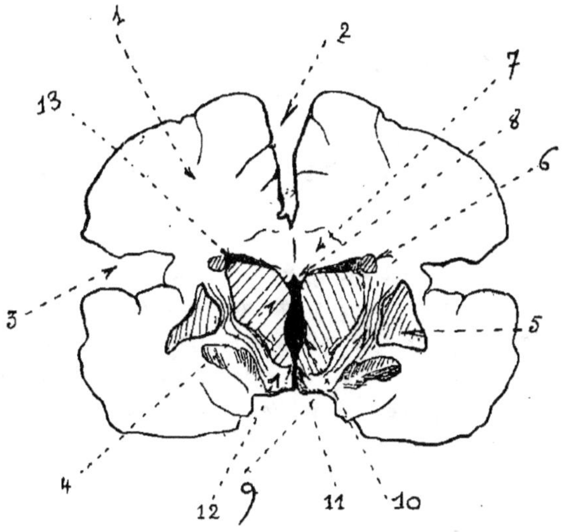

Légende

1. Hémisphère cérébral.
2. Scissure interhémisphérique.
3. Scissure de Sylvius.
4. Couche optique.
5. Noyau lenticulaire (C. strié).
6. Noyau Caudé (C. strié).
7. Corps calleux.
8. Trigone.
9. Capsule interne.
10. 3ᵉ ventricule.
11. Extrémité inférieure de la couche optique.
12. Partie supérieure du pédoncule cérébral.
13. Ventricule latéral gauche.

CINQUIÈME LEÇON

ÉTUDE PHYSIQUE DE L'ARRIÉRÉ

Lésions anatomiques conditionnant certains cas d'arriération mentale. — Lésions étendues avec lésions du faisceau moteur. — Syndrome de Little, syndrome de débilité motrice. — Paralysies. — Crises épileptiformes. — Mouvements choréiformes et athétosiques. — Lésion de l'appareil cérébelleux. — Le langage. — Notions sommaires sur les aphasies.

Les notions d'anatomie et de physiologie nerveuses, que je vous ai exposées dans ces dernières conférences, n'étaient que la préface naturelle à l'étude des troubles physiques et psychiques de l'arriération intellectuelle. La plupart des syndromes neurologiques sont fonctions de la localisation, de l'intensité, de la précocité et de la profondeur des lésions du système nerveux. Ce n'est pas un cours de neurologie médicale que je veux vous faire ici, mais il est certains de ces symptômes qui attirent votre attention sur tel ou tel élève et qui vous permettent de le signaler au médecin scolaire ; d'autre part, votre contact constant avec l'enfant vous permet de saisir sur le fait des troubles épisodiques, tels que des crises d'épilepsie plus ou moins typiques dont la constatation contribue à fixer le diagnostic du médecin attaché à votre école; or, rien n'est difficile comme de bien observer, et je suis convaincu que vous observerez d'autant mieux que vous comprendrez mieux l'importance, la valeur séméiologique des différents épisodes morbides dont vous serez les témoins.

Je vous disais, dans notre premier entretien, qu'à toutes les périodes de l'existence, pendant la vie intra-utérine, l'accouchement, pendant la première et la seconde enfance, l'organisme, et en particulier le système nerveux du jeune sujet, étaient exposés aux traumatismes, aux infections, aux hémorragies.

Les lésions anatomiques produites sont variables au point de vue de leur profondeur, de leur structure, de leur étiologie.

Ce sont :

1° Des méningites, c'est-à-dire des lésions inflammatoires localisées principalement à la pie-mère, dont vous connaissez les rapports étroits avec le cerveau.

2° Des lésions primitives ou secondaires des centres nerveux sous-jacents (cerveau, moelle), qui sont envahis par la sclérose, ce qui veut dire que la névroglie, ou substance de soutien, se multiplie et tend à étouffer les cellules nerveuses ou cellules fonctionnelles, et les fibres nerveuses, qui dégénèrent et se mortifient.

3° Plus rarement des arrêts de développement dont le mécanisme est encore mal élucidé; les centres nerveux, et en particulier les hémisphères cérébraux, gardent leur aspect fœtal; les circonvolutions, arrêtées dans leur évolution (le plus souvent celles des régions rolandique et sylvienne), sont remplacées par une cavité qui communique avec les ventricules latéraux. On dit alors qu'il y a porencéphalie (de *pore*, trou, et *encéphale*, cerveau).

4° Parfois, comme dans le myxœdème congénital, les circonvolutions restent rudimentaires et gélatineuses.

5° Enfin, dans l'hydrocéphalie, les lésions inflammatoires atteignent les ventricules et provoquent dans ces cavités un épanchement qui les distend et comprime excentriquement les circonvolutions cérébrales, dont elles entravent le développement et déterminent l'atrophie.

Telles sont les méningites, scléroses, arrêts de développement, hydrocéphalie, toutes causes qui agissent durant la vie intra-utérine; mais plus tard, dans la première enfance, les infections, les traumatismes sont susceptibles de produire des lésions inflammatoires et destructives de même ordre. Les conséquences cliniques de pareilles lésions varieront suivant leurs causes, leur précocité, leur siège et leur étendue.

Prenons tout d'abord le type extrême qui témoigne les lésions étendues, profondes et bilatérales du cerveau et de la moelle.

La première conséquence en est l'imbécillité ou l'idiotie plus ou moins caractérisées; mais, pour aujourd'hui, envisageons seulement les désordres physiques.

L'enfant naît dans un état de rigidité générale plus ou moins marquée, ses mouvements sont très limités; dans les cas extrêmes, l'impotence reste définitive et complète, le sujet ne peut ni marcher, ni se tenir debout, ni même s'asseoir. Tel n'est pas le cas habituel; le plus souvent la marche est possible, quoique difficile, elle se fait à petits pas, en ciseaux, en adduction, les jambes et les cuisses frottant l'une contre l'autre. Le facies est figé, béat, par contracture spastique des muscles du visage; souvent l'enfant paraît plus niais qu'il ne l'est réellement.

Si ces formes extrêmes sont presque toujours incurables, les formes moyennes et plus courantes, qui s'accompagnent d'affaiblissement intellectuel peu marqué, sont susceptibles d'une certaine amélioration, qu'il est difficile de prévoir et d'estimer a priori; la raideur, la spasticité s'amendent plus ou moins avec les années, permettant à l'enfant une vie plus normale. Comment expliquer cette régression? Par la réparation plus ou moins complète du faisceau pyramidal? Par des suppléances fonctionnelles? Nous ne sommes pas encore fixés sur ce point; toujours est-il qu'à un moment donné, l'état s'améliore. Alors, apparaît chez ces enfants, une gaucherie particulière due à ce qu'ils n'ont pas encore fait cet apprentissage du mouvement qui débute normalement dans le tout jeune âge. C'est précisément à cette période de régression de la paralysie que s'observent les mouvements choréiformes et athétosiques, proches parents des mouvements du jeune bébé et témoins de cet apprentissage tardif de la motilité. Les mouvements athétosiques, qui occupent le plus souvent les membres supérieurs, sont des « mouvements involontaires qui s'exécutent autour des articulations

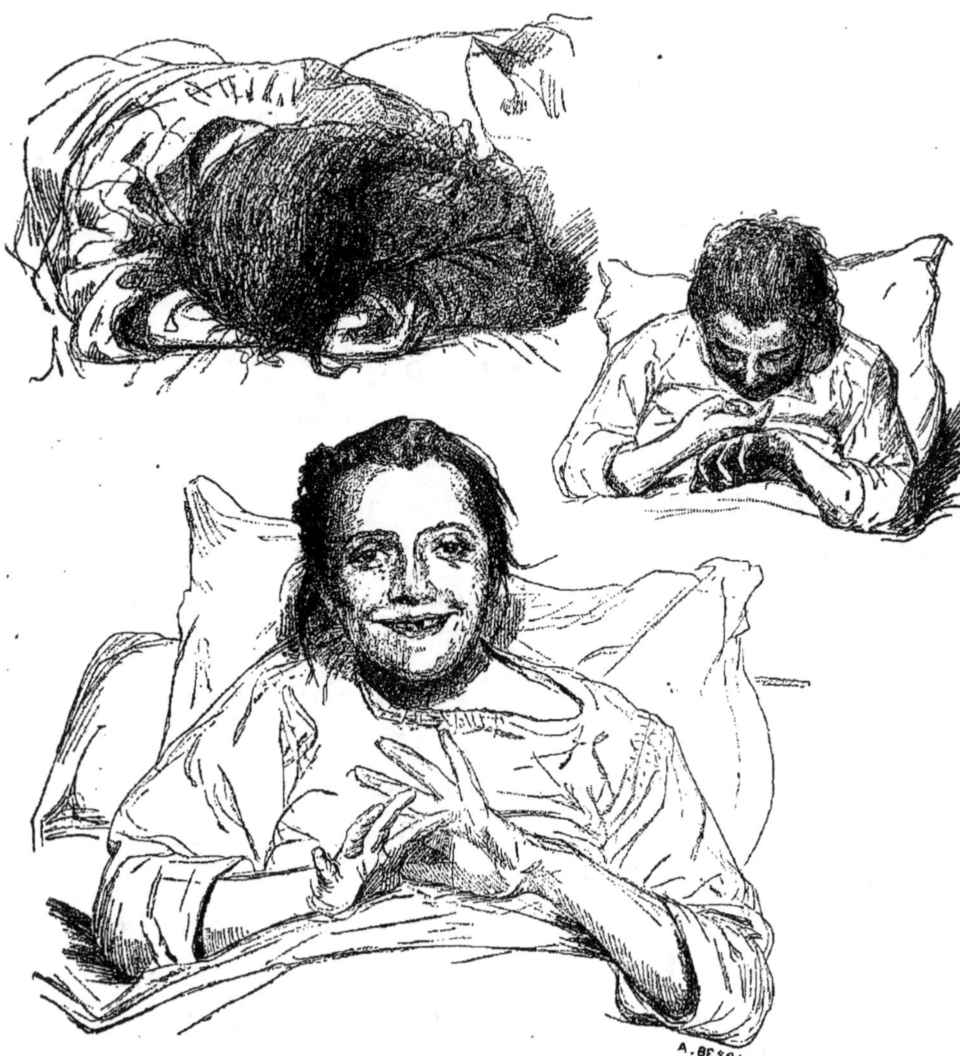

Fig. 21. — Maladie de Friedrich (Lésions du faisceau pyramidal, du cordon postérieur et de l'appareil cérébelleux) avec facies hébété.
(Collection Dupré).
(Extrait du *Traité de pathol. mentale* de G. BALLET).

métacarpo-phalangiennes de façon à faire passer les doigts de la flexion à l'extension, de l'abduction à l'ad-

duction, avec une lenteur et une étendue remarqua-
blement exagérées; suivant la comparaison classique,
ces mouvements rappellent assez exactement ceux des
« tentacules du poulpe marin » (Triboulet). Ces mouvements ont été encore comparés à ceux des danseuses
javanaises.

Les mouvements choréiformes, qui rappellent ceux
de la chorée, c'est-à-dire de la danse de Saint-Guy,
sont des gesticulations contradictoires, illogiques, non
rythmées, qui occupent les membres, la face, le cou ou
le tronc. Ils ont été comparés par les auteurs aux sima-
grées des bateleurs qui, par des gestes, des contorsions bizarres, cherchent à provoquer l'hilarité de leur auditoire.

Ces mêmes enfants sont susceptibles de présenter
des crises nerveuses épileptiformes, c'est-à-dire simu-
lant l'épilepsie. Ces crises, lorsqu'elles sont complètes,
débutent soit brusquement, soit par des prodromes.
Le malade, suivant les cas, perd ou ne perd pas connaissance; les doigts se replient dans la paume, la main
se ferme, l'avant-bras se roidit et s'agite comme pour
faire sonner une cloche. La phase tonique a commencé, la face, les membres des deux côtés, restent
comme immobilisés en contraction forcée; la respiration s'arrête. Au bout de quelques instants, apparaît
la phase clonique : les muscles des membres, de la
face et du cou sont agités de secousses désordonnées
qui partent d'un membre pour se généraliser à tout le
corps; l'épilepsie est tantôt bilatérale, tantôt localisée
à un seul côté (épilepsie unilatérale).

Suivant les cas, les mouvements débutent par les

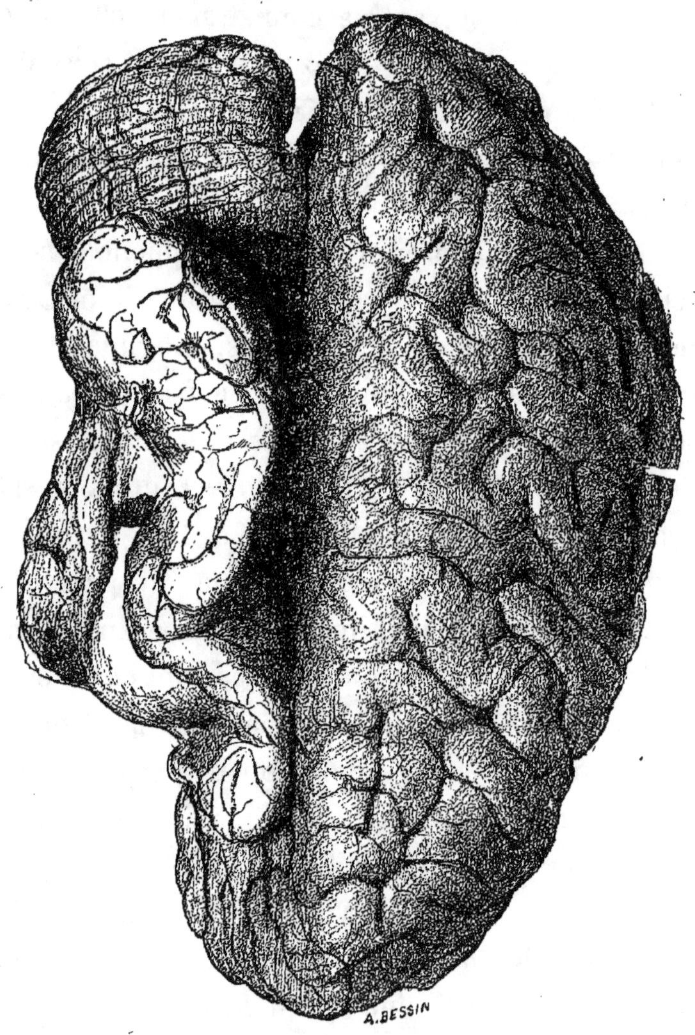

Fig. 22. — Diplégie cérébrale infantile avec idiotie. Mort à 22 ans en mal épileptique. — Remarquer l'état atrophique de l'hémisphère droit.
(Collection Dupré).
(Extrait du *Traité de pathol. mentale* de G. Ballet).

membres supérieurs, les membres inférieurs ou la face.

Si vous vous souvenez de notre dernière leçon, ces

crises épileptiformes rappellent d'assez près les mouvements que provoquaient, chez les animaux trépanés, l'excitation électrique des circonvolutions rolandiques; aussi les auteurs ont-ils cherché à trouver à ces crises une cause anatomique siégeant à la région rolandique. Très souvent, le fait s'est vérifié : des tumeurs, des tubercules, des plaques de méningite, des lésions syphilitiques, des hémorragies à la suite d'une fracture ou d'une contusion du crâne, occupaient en effet la région rolandique. Mais il est des faits contradictoires; des tumeurs du lobe frontal en dehors de la région rolandique, des tumeurs de la base du cerveau, de la base du crâne ont provoqué des crises épileptiformes. Il n'est donc pas nécessaire que la compression siège exactement à la région rolandique; il est possible qu'en pareil cas la lésion agisse à distance, la compression et l'irritation se transmettant du fait de la méningite ou de l'hypertension du liquide céphalorachidien.

Nous avons dit, convulsions, crises convulsives épileptiformes. Pourquoi ce terme d'épileptiforme ? Pourquoi ne pas dire tout simplement épilepsie?

Nous touchons, Messieurs, à l'une des questions les plus brûlantes de la neurologie. L'ancienne neurologie distinguait l'épilepsie vraie, c'est-à-dire l'épilepsie maladie autonome, de l'épilepsie symptôme, c'est-à-dire symptomatique de compression de la région rolandique ou juxta-rolandique.

Les auteurs se sont ingéniés à trouver des différences fondamentales entre l'épilepsie maladie et l'épilepsie sym-

ptôme ; la première s'accompagnant de perte de connaissance, la seconde débutant en pleine conscience ; la première étant le plus souvent bilatérale, la seconde unilatérale. Mais tout existe et ces arguments ne semblent
pas péremptoires. De même, les unicistes ont cherché
dans l'épilepsie vraie, des lésions anatomiques capables
de justifier son origine rolandique. Certaines autopsies
ont été assez probantes, d'autres plutôt négatives. La
question reste donc en suspens et appelle encore des
recherches nouvelles. Mais, même aux crises convulsives
épileptiformes les plus apparemment symptomatiques,
il est souvent difficile de trouver une justification organique ; les crises épileptiformes sont fréquentes en pathologie, et particulièrement en pathologie infantile ; elles
se produisent chez des enfants (souvent prédisposés, il est
vrai), à l'occasion de troubles digestifs, d'émission de
lombrics, etc., il s'agit alors d'épilepsie dite réflexe, le
point de départ, de déclanchement de la crise siégeant
dans un viscère ; il existe encore l'épilepsie toxique,
comme celle de l'urémie, c'est-à-dire de l'insuffisance
de la désintoxication de l'organisme par l'appareil uri-
naire. Ces crises épileptiformes ont encore été rappro-
chées de différentes convulsions de l'enfance, car entre
ces dernières et les crises épileptiformes, il n'est pas
de critérium symptomatique absolu.

Vous voyez combien la question est complexe et
encore incomplètement solutionnée ; mais je suis
heureux de saisir cette occasion pour vous montrer
qu'en sciences biologiques, rien n'est schématique, rien

n'est définitif, que tout est en perpétuelle évolution.

Tous ces troubles que je viens d'étudier avec **vous** témoignent : les épilepsies de lésions rolandiques probables, irritatives ou destructives ; les paralysies, la raideur musculaire, de lésions analogues du faisceau pyramidal ; vous connaissez les rapports étroits de la région rolandique et du faisceau pyramidal. Lorsque ces troubles sont bilatéraux, ils indiquent une lésion bilatérale **des** systèmes pyramidaux ; quant aux lésions unilatérales, elles donnent le tableau de l'hémiplégie spasmodique infantile, la spasticité se montrant d'un côté seulement. Parfois la partie supérieure, cérébrale du faisceau pyramidal est épargnée, tout se passe dans sa partie médullaire et dans cette éventualité, si la région dorsale de la moelle est seule atteinte, la raideur ou la paralysie se localise aux membres inférieurs pris isolément ou symétriquement.

Tous ces types, que je viens de faire défiler devant vous, témoignaient de lésions profondes et étendues du faisceau pyramidal, mais bien souvent, chez des enfants, non pas idiots, mais simplement débiles, il existe une série de petits symptômes que **M. Dupré** a réunis sous le nom de syndrome de débilité motrice.

Ces enfants sont gauches, maladroits dans leurs mouvements, empruntés dans leurs attitudes, cela ne veut pas dire que tous les enfants gauches et empruntés soient des débiles intellectuels : l'association est simplement possible. Faites-vous serrer la main fortement et regardez l'autre main de l'enfant ; cette dernière esquisse et réalise plus ou moins complètement le geste de serrer (c'est la syncynésie). Ordonnez-lui de laisser son bras mort, inerte, il ne le peut malgré votre insistance (paratonie). Enfin, ces enfants présentent de l'exagération du réflexe rotulien, l'extension du gros orteil au lieu de sa flexion, après titillation de la plante du pied. Mais ce sont là des symptômes d'ordre purement médical sur lesquels je ne veux pas insister.

Le faisceau pyramidal n'est pas le seul à être atteint. D'autres systèmes peuvent être touchés isolément ou solidairement, tel l'appareil cérébelleux, représenté par le cervelet, les pédoncules cérébelleux supérieurs, moyens, inférieurs, les faisceaux de la moelle qui se rendent au cervelet,

Lorsque l'appareil cérébelleux est touché, la démarche est titubante, l'enfant élargit sa base de sustentation, marche les jambes écartées, en festonnant, trébuchant à chaque pas comme un homme ivre ; il semble, que pendant la marche, les jambes, la tête et le tronc agissent chacun pour leur propre compte, sans se soucier de l'équilibre général de l'individu.

Les vertiges sont fréquents, l'enfant se sent attiré et tombé d'un côté ou de l'autre. La parole est pâteuse, comme mâchonnée, bégayante. Les globes oculaires sont agités de secousses transversales. Souvent à ces lésions cérébelleuses s'ajoutent des altérations du faisceau pyramidal, et la raideur du pyramidal se joint à la titubation du cérébelleux, déterminant ainsi des syndromes mixtes, dits cérébello-spasmodiques.

Nous avons terminé avec les troubles organiques du système nerveux. Cependant il reste encore à votre programme la question de l'aphasie, fort importante chez l'adulte, moins importante peut-être chez l'enfant, car, à part l'aphasie souvent transitoire des maladies infectieuses, aphasie qui n'est pas de votre domaine, l'aphasie proprement dite est exceptionnelle. L'aphasie est l'absence de langage partielle ou totale. L'aphasie est à l'heure actuelle une des questions les plus complexes, et, pour vous la faire comprendre, permettez-moi de vous remémorer les notions que vous possédez déjà sur la psychologie du langage.

On désigne sous le nom de langage un système de symboles employés par les êtres vivants pour communiquer entre eux. Ainsi défini, le langage n'est pas l'apanage exclusif de l'humanité ; il existe dans la série animale un langage réflexe : un animal en danger exécute instinctivement des réactions de défense, mouvements de fuite, cris, etc. Ces réactions, perçues par un autre animal de la même espèce, ont un sens précis et vous voyez le second animal fuir comme le premier. Ces réactions motrices locales sont donc comme l'étiquette de l'émotion ressentie par le premier animal, émotion qu'il a ainsi communiquée à son congénère ; il y a donc eu instinctivement entre ces deux animaux communication, échange d'états émotifs, c'est-à-dire d'état psychique élémentaire. Il y a eu langage au sens psychique du mot.

Ainsi donc, au sens littéral du mot, tout langage suppose un double élément, élément actif ou moteur d'expression, et élément passif ou sensoriel, de compréhension. Pour parler une langue, il faut la comprendre ; avant de parler une langue étrangère, il vous faut la comprendre, et lorsque vous comprenez cette langue, vous êtes bien prêts de la parler. Dans l'aphasie, c'est-à-dire l'absence de langage, la perte du langage peut s'appliquer soit au langage actif, soit au langage passif, soit aux deux à la fois.

Envisageons d'abord le premier cas ; un sujet, à la suite d'une hémorragie cérébrale, par exemple, est incapable de parler, de s'exprimer. Vous lui causez, il ne vous répond que par un ou deux mots qu'il a conservés : « oui — non — si » ou bien par un juron ou bien par une onomatopée telle que « pan-pan ». Malgré tous ses efforts, il ne peut articuler d'autre parole. Il ne parle donc pas, mais il a fort bien compris tout ce que vous lui dites ; priez-le en effet de plier un papier en deux, en quatre, de battre des mains, il s'exécute aussitôt ; demandez-lui tel ou tel renseignement, il vous répond oui ou non par signe. Malgré la pénurie de son vocabulaire, le malade se fait assez bien comprendre, car l'intonation, la « musique du langage » persiste, et la parole, suivant l'expression de Brissaud, devient une véritable romance sans paroles. La mimique expressive est également conservée. Malgré l'impossibilité de l'articulation, le malade garde également la notion du mot ; priez-le, en effet, suivant les conseils de Lichtheim, de vous serrer la main autant de fois que le mot à prononcer renferme de syllabes, de voyelles, de consonnes : le malade ne se trompe pas; demandez-lui de reconstituer le mot avec des cubes alphabétiques, s'il n'est pas illettré, il y parvient assez facilement. En résumé, tout ce qui manque à ce malade, c'est de pouvoir articuler les mots; il comprend ce que vous dites, il voit le mot, il ne peut pas le prononcer, bien que ses organes phonateurs n'offrent aucun trouble appréciable.

A ces aphasiques moteurs, s'opposent les aphasiques dits sensoriels; les premiers ne parlent pas; les seconds, malgré la contradiction apparente des termes, sont des bavards infatigables. Vous essayez de leur parler, leur réponse n'a aucun rapport avec la question posée; vous insistez sans succès, et vous vous demandez si vous avez affaire à un aliéné ou à un sourd : bien souvent, l'aphasique sensoriel est pris pour un dément ; les erreurs de diagnostic abondent commises par les psychiatres les plus avertis; c'est qu'à cette incohérence entre la demande et la réponse se joignent des troubles du langage; le langage est incompréhensible, les mots sont déviés de leur sens, les malades créent les néologismes les plus bizarres, de telle sorte que leur conversation a pu être qualifiée de jargonaphasie; malgré ce désarroi apparent, leur conduite, leurs actes témoignent en faveur de leur lucidité plus ou moins complète. Mais chez eux, le langage parlé n'est pas seul atteint. Souvent ils ne comprennent plus l'écriture, l'imprimé : la cécité verbale se

joint à la surdité verbale, pour employer la terminologie
consacrée, et plusieurs aliénistes ont fait ainsi copier
et signer à ces aphasiques des testaments expérimentaux.

Les travaux de ces dernières années ont montré qu'à
l'aphasie motrice simple, s'associait assez souvent un
certain degré d'aphasie sensorielle; ces malades, qui
ne peuvent pas parler, ont des lacunes assez fréquentes
de leur langage de perception; ils saisissent bien les
ordres simples, mais se trompent dans les ordres com-
pliqués; le cas est assez fréquent; il s'agit alors d'aphasie complexe.

Il est encore un point fort discuté, c'est celui des
troubles psychiques associés à l'aphasie. Signalons
d'abord les troubles du caractère; les aphasiques sont fréquemment d'humeur ombrageuse, prêts à s'emporter,
tyranniques pour leur famille; l'opinion des auteurs
est unanime sur ce point. Mais ce n'est pas tout. Certains aphasiques ont perdu la notion de l'usage des
objets ; ils veulent se servir d'une fourchette pour
écrire, d'un crayon pour manger, etc… D'autres enfin,
présentent un déficit intellectuel plus ou moins accen-
tué. Cependant, il est certains aphasiques, aphasiques
moteurs en particulier, dont le psychisme semble
à peu près normal.

Tel est le schéma de l'aphasie, mais à côté du langage
parlé qui est instinctif, nous possédons le langage
écrit, qui représente une acquisition secondaire. Lorsque
la lecture seule est compromise, on dit qu'il y a alexie,
cécité verbale; lorsque l'écriture spontanée est impos-

sible, il s'agit d'agraphie, mais il est rare que les troubles du langage écrit soient isolés, ils s'associent le plus souvent à des lacunes plus ou moins marquées du langage verbal.

La localisation anatomique des troubles aphasiques a été discutée dans ces dernières années ; certains points néanmoins semblent définitivement acquis. La surdité verbale, l'aphasie sensorielle, résultent de lésions de la région temporo-pariétale, lésions souvent très diffuses et très étendues. La cécité verbale occuperait une portion du lobe occipital gauche ; l'aphasie motrice avait été localisée par Broca au pied de la troisième circonvolution frontale gauche. Toutefois les recherches récentes ont montré des cas d'aphasie motrice sans lésions de cette circonvolution, mais avec destruction partielle ou totale du noyau lenticulaire (noyau externe du corps strié), et même de la portion avoisinante des hémisphères cérébraux.

A côté de l'aphasie organique, c'est-à-dire liée à des lésions anatomiques notoires, définitives ou relativement curables, accompagnée presque toujours de troubles plus ou moins marqués de la motilité générale, se placent des aphasies transitoires, curables d'un instant à l'autre, avec ou sans le secours de la suggestion, indépendantes de troubles de la motilité générale, souvent consécutives à une émotion ; ces dernières aphasies sont dites dynamiques, c'est-à-dire sans lésions anatomiques matérielles.

Voilà donc la question de l'aphasie, telle que nous la

connaissons à l'heure actuelle ; mais en terminant, permettez-moi d'insister à nouveau sur le sens précis du terme aphasie. L'aphasie, disons-nous, est la perte plus ou moins totale de la faculté du langage, chez des sujets dont le libre jeu des organes phonateurs n'est pas compromis. Les aphasiques doivent donc être distingués des sujets qui articulent mal, du fait d'une lésion de leurs organes phonateurs ou des centres nerveux qui les commandent ; ces derniers articulent mal, mais parlent, et arrivent, par les seules ressources de leur langage vocal, à se faire comprendre plus ou moins bien ; ce sont les dysarthriques (de *dys*, mal, et *arthrie*, articulation).

Il faut encore séparer de l'aphasie le mutisme névropathique, hystérique comme l'on disait encore il y a quelques années. Dans ce cas, le début est soudain, chez un névropathe, il a pour cause occasionnelle une émotion ; le sujet n'articule pas une syllabe ; l'affection guérit soit d'elle-même, soit par suggestion au bout d'un temps variable.

Toutes ces causes d'erreur ont trait à l'aphasie motrice ; en ce qui concerne l'aphasie sensorielle, je vous rappelle combien il est souvent difficile de la distinguer des maladies mentales qui s'accompagnent de déficit intellectuel. Je ne vous engagerai donc pas dans cette discussion.

SIXIÈME LEÇON

ÉTUDE DE LA SENSIBILITÉ
ET DE L'ÉMOTIVITÉ NORMALES
ET PATHOLOGIQUES

I. Psychologie normale et psychologie pathologique (psychiatrie).

II. Rappel des notions relatives à la psychologie de l'émotivité. — État coenesthésique.

III. Définition du déséquilibre de l'émotivité. — Constitution émotive.

IV. Troubles épisodiques de l'émotivité. — Obsessions. — Phobies. — Obsessions impulsives. — Tics.

V. Constitution cyclothymique, ses rapports avec la constitution émotive. — Manie. — Mélancolie.

VI. Conclusion.

Nous abordons aujourd'hui l'étude de la psychologie infantile, normale et pathologique ; le sujet n'est pas nouveau pour vous qui, à l'École normale, avez été initiés à la psychologie classique et qui, dans votre carrière pédagogique, avez fait bien souvent, par intuition et sans vous en douter, l'apprentisssage de la psychologie pathologique.

Ceux d'entre vous qui se sont plus spécialement adonnés à la psychologie ont pu être frappés par la grande place faite à la psychiatrie dans l'investigation psychologique actuelle ; cette dernière a presque complètement renoncé à l'introspection ; la psycho-physiologie expérimentale a des indications relativement restreintes, de telle sorte que vous voyez le psychologue contemporain fréquenter assidûment les services psychiatriques de nos hôpitaux. L'anatomie pathologique du système nerveux a révélé son anatomie normale, de même la psychiatrie a permis et permettra de résoudre bien des problèmes de psychologie normale. La psychologie est une science éclectique qui prend son bien partout où elle le trouve, elle n'a aucune prétention à l'absolu, elle est une science en perpétuel devenir, et de la sorte, elle ne peut fixer à la psychiatrie un type d'homme normal, qui lui serait comme une ligne de terre dans la construction d'une épure. L'état normal n'est pas un point fixe, une ligne géométrique, mais un territoire fort étendu, dont les limites extrêmes restent encore imprécises.

La psychologie classique, que vous connaissez tous, sera votre guide en psychiatrie ; comme en psychologie, nous diviserons l'activité psychique, en sensibilité et émotivité, intelligence, volonté et moralité, sans prendre toutefois ces divisions à la lettre, car notre activité psychique ne se divise pas ainsi en compartiments indépendants ; sensibilité, intelligence et volonté interviennent dans tous les actes de notre vie psychique dont elles représentent comme les phases évolutives, comme le cycle fonctionnel continu ; il en est de même en psychiatrie, et, pour prendre un exemple concret, il est incontestable que les troubles de l'émotivité offrent une séméiologie différente, suivant le niveau intellectuel de tel ou tel sujet.

Ceci dit, reprenons l'étude de la sensibilité, de l'émotivité normales et pathologiques.

La sensation est à la base de notre émotivité, sensation consciente ou inconsciente, actuelle ou passée, personnelle ou héréditaire « *Nihil est intellectu, quid non prius fuerit in sensu*. Rien n'existe dans notre esprit qui n'ait tout d'abord pénétré par nos sens. »

Les sensations qui arrivent en nous-mêmes, à notre conscience, sont d'origine et d'ordre divers ; sensations venues de nos organes des sens, de nos téguments, des parties périphériques de notre individu (sensibilité générale, sensation de nos attitudes segmentaire de notre équilibre) ; sensations internes plus ou moins imprécises, venues de nos différents viscères ; toutes ces sensations multiples et complexes se fusionnent en une sorte d'harmonie, de synthèse générale, à laquelle les psychologues et les psychiatres ont donné le nom d'état coenesthésique, c'est-à-dire de sensation de nous-même. La genèse même de l'état coenesthésique explique l'influence, depuis longtemps connue, du physique sur le moral.

Parmi les composantes de notre état coenesthésique, il faut encore faire place aux sensations passées, aux influences ancestrales, qui se mêlent sans cesse aux sensations du présent pour les accuser ou les neutraliser. Le passé, par cette intrusion constante et permanente dans le présent, assure à notre moi émotif, cet élément d'unité, de continuité, de synthèse perpétuelle qui est une condition indispensable à l'édification de notre personnalité psychique, le moi d'un instant étant indissolublement lié au moi de l'instant qui le précède et qui le suit.

Notre moi représente ainsi un agrégat, une synthèse de sensations passées et présentes qui, toutes, apportent avec elles leur coefficient affectif, agréable ou pénible ; donc, à chaque instant, notre état coenesthésique, ainsi conditionné, se résout et se résume en un état affectif agréable ou pénible, sensation de bien-être ou sensation de malaise. Appliqué à un instant précis, cet état constitue ce que nous appelons l'humeur du moment; appliqué à l'ensemble de notre vie, il représente notre humeur habituelle, notre personnalité, notre tempérament émotif qui se lit à l'expression générale de notre physionomie. Le caractère individuel de ce tempérament s'explique par l'ensemble même de ses composantes, hérédité, état de santé, vie antérieure, éducation, etc., tous éléments qui influencent non seulement nos tendances émotives, mais encore nos jugements, nos décisions, notre conduite ultérieure.

Voilà donc les facteurs qui conditionnent et créent notre émotivité, ou plutôt nos tendances émotives, mais notre émotivité, comme vous avez pu le pressentir, n'est pas la même à toutes les phases de notre existance. L'enfant est, par exellence, un être émotif, c'est-à-dire dont l'émotivité est le seul ou à peu près le seul motif d'action ; de même le sauvage. Au fur et à mesure de l'évolution individuelle et sociale, l'intelligence, la volonté se développent et, par l'éducation, l'intelligence et la volonté exercent, sur l'émotivité, une action frénatrice de plus en plus marquée ; dans le cas de synergie harmonieuse, l'on peut parler d'équilibre parfait des différentes fonctions psychiques : émotivité, intelligence, volonté. Cet équilibre se rompt fréquemment, presque toujours en faveur de l'émotivité et aux dépens de la volonté : presque tous les déséquilibrés sont des déséquilibrés de l'émotivité chez qui l'émotivité s'exagère, l'intelligence est normale, parfois même supérieure, la volonté diminuée, plus ou moins inhibée, de sorte qu'un tel individu est à la merci de son émotivité, sa volonté n'étant plus capable d'en refréner les excès. Ces individus sont les grands émotifs, les déséquilibrés de l'émotivité.

Ces grands émotifs sont légion, vous les rencontrez à chaque pas, et surtout en pédagogie où l'émotivité, dans ses formes frustes, est l'état normal, la monnaie courante du psychisme infantile. Les manifestations extérieures de l'émotivité vous seront faciles à retenir, car à certaines périodes de votre existence, vous avez tous plus ou moins éprouvé des émotions agréables ou pénibles, vous vous êtes tous révélés de plus ou moins grands émotifs ; mais au bout d'un temps variable, vous vous êtes ressaisis, car votre intelligence, et surtout votre volonté ont su faire frein aux manifestations excessives de votre émotivité.

Ces réactions émotives que vous connaissez tous par expérience, consistent en jeux de la physionomie, larmes, alternatives de rougeur et de pâleur, de chaleur et de froid, en tremblements musculaires, tremblements de la voix, cris, palpitations cardiaques, sensations de constriction pharyngée, œsophagienne, spasme intestinal, sensation d'angoisse, arrêt de la digestion, crises diarrhéiques ou urinaires, etc. « L'émotivité, dit Dupré, apparaît en biologie générale, comme une forme naturelle de l'expression de l'instinct de conservation. Elle ne devient pathologique que par la prolongation au delà de l'enfance ou, par l'excès, chez l'adulte, de ses manifestations considérées dans leur degré, leur durée, leur diffusion et leur disproportion avec les causes de l'émotion. » Voilà une définition précise et explicite du tempérament, de la diathèse émotive.

'Vous comprenez aisément la vie de ces sujets, souvent fort intelligents, fort conscients de leur émotivité excessive; ils font tout ce qu'ils peuvent pour la combattre, presque toujours sans succès. Certains cependant, parmi lesquels des artistes, la cultivent, l'éduquent, car elle représente pour eux une source d'inspiration. D'autres, enfin, beaucoup plus rares et particulièrement maîtres d'eux-mêmes, comme Berlioz, savent à propos déchaîner leur émotivité, mais aussi l'inhiber lorsque leurs intérêts sont en jeu.

Cette constitution émotive est à la base d'une série de manifestations épisodiques telles que les obsessions, obsessions-impulsions ou obsessions phobies.

« Il y a obsession toutes les fois qu'une idée, un mot, une image s'impose à l'esprit, indépendamment de la volonté, par le jeu spontané de l'automatisme cérébral. » Ainsi entendues, nous avons tous eu des obsessions à l'état fugace, mais rapidement tout est rentré dans l'ordre, l'obsession n'a point troublé notre vie ; l'obsession ne devient pathologique que lorsqu'elle accapare la pensée, s'impose d'une façon irrésistible et durable, de telle sorte que la volonté soit impuissante à la faire disparaître.

L'obsession est involontaire, elle est durable, mais épisodique ; elle est consciente, le malade lui résiste jusqu'au développement de l'angoisse ; une fois satisfaite, l'obsession est suivie d'un sentiment de bien-être. Enfin, chez de tels sujets, une obsession ne disparaît fréquemment que pour faire place à un nouveau syndrome obsédant.

Les obsessions se divisent en deux groupes :

Obsessions inhibitrices, c'est-à-dire entravant l'activité normale du sujet.

Obsessions impulsions, c'est-à-dire aboutissant à une action.

Prenons quelques exemples d'obsessions inhibitrices. Pour fixer les idées, la folie du doute. Voici une observation typique, rapportée par Ballet. Un malade était obsédé par l'idée de savoir si les femmes qu'il rencontrait étaient belles ou laides ; il avait à cet office un domestique qui l'accompagnait partout, et répondait instantanément à ses interrogations. S'il ne répondait pas, le maître était pris de phénomènes anxieux qui ne se passaient qu'avec la réponse de son domestique.

Un jour, au cours d'un voyage, il se souvient qu'il n'a pas été informé de la beauté ou de la laideur de l'employée préposée au guichet. Aussitôt il est pris d'angoisse, à tel point que le fidèle serviteur dut retourner, par le premier train, à la gare de départ pour chercher à son maître le renseignement désiré.

Voici encore quelques autres types d'obsessions inhibitrices ou phobies, la folie du toucher, l'agoraphobie, etc. J'emprunte à Ingegneros l'observation d'une autre forme de phobie assez originale, la phobie des dissonances ou dissonophobie. Un musicien, en présence d'un accord dissonant, musical ou fortuit, d'un bruit dissonant quelconque, était pris d'un véritable état d'angoisse, d'inquiétude, qui ne cessait que lorsqu'il avait plaqué l'accord de résolution. Aussi, pour éviter toute surprise, ne se promenait-il jamais sans un jeu de diapasons dont il usait dans la rue pour faire entendre le son complémentaire aux bruits dissonants qu'il était exposé à entendre.

Chez l'enfant et chez l'adolescent, il faut faire une place à part à l'ereuthophobie ou phobie de la rougeur. Bien des jeunes sujets en sont atteints; ils rougissent facilement, pour une cause ou une série de causes, presque toujours les mêmes pour le même individu; ces tendances ereuthophobiques sont entretenues par l'entourage, les camarades, qui s'amusent à provoquer la rougeur, et ancrent ainsi, de plus en plus, la phobie chez l'enfant qui en est affligé.

Passons aux obsessions actives, obsessions impulsives, impulsions à commettre un acte, parfois insignifiant, absurde, parfois répréhensible, délictueux ou honteux.

Vous connaissez tous le cas des kleptomanes, c'est-à-dire des femmes qui volent dans les magasins; le vol est pathologique, la malade y est amenée irrésistiblement, elle est angoissée tant qu'elle lutte contre elle-même; elle commet son larcin et aussitôt l'angoisse cesse. Elle est la première à condamner son acte, elle s'en afflige, mais, comme elle dit, « c'est plus fort qu'elle », elle ne peut y résister. Toujours de telles malades sont acquittées par les tribunaux qui les connaissent, car elles sont des récidivistes endurcies. Or, la kleptomanie a été souvent exploitée par la défense, en cas de vol commis par des sujets normaux; souvent ces prévenus ne connaissent que trop bien la kleptomanie, et dans l'expertise médico-légale se font prendre par un luxe de détails trop conformes aux monographies; les véritables kleptomanes sont plus réticents.

La dipsomanie ou impulsion à boire est encore un type d'impulsion fréquemment observée. La dipsomanie survient par crises, en dehors desquelles le malade a une véritable répulsion pour l'alcool. Pendant ces crises, il combine les mélanges les plus bizarres, tel Alfred de Musset qui s'enivrait à ses périodes dipsomaniques, avec un mélange d'absinthe et de bière. Mais, regardez boire le dipsomane, regardez-le devant le verre à boire, et non pas devant le verre bu. Un alcoolique habituel boit avec plaisir, en dégustant. Le dipsomane boit tout d'un trait et souvent avec dégoût. S'il ne peut boire, l'angoisse se développe jusqu'à ce que la dipsomanie ait été satisfaite.

Voilà deux exemples classiques d'impulsions.

Citons encore la pyromanie, ou impulsion à mettre le feu, l'impulsion au suicide, l'impulsion à l'exhibitionisme, aux actes obscènes, etc. Je voudrais bien, à ce propos, insister sur la différence entre l'obsession et la perversion. Un sujet atteint d'obsession impulsive agit malgré lui, résiste et a conscience de l'immoralité de son acte. Il en a dans une certaine mesure la phobie, et, sentant sa votonté défaillante, il vient parfois spontanément demander l'aide du médecin et solliciter un internement temporaire préventif. Cette conscience n'existe pas chez les pervertis, chez lesquels l'autocritique n'existe pas, du moins en ce qui concerne la perversion elle-même.

L'obsession doit être encore distinguée de l'idée fixe; la première est consciente, entre en lutte avec l'esprit du malade, la seconde est inconsciente, et, passivement adoptée par lui, dirige sa conduite.

J'ai insisté ainsi sur les obsessions, les impulsions et les phobies, parce qu'elles sont assez fréquentes chez les enfants et les adolescents; il est utile que vous en connaissiez bien les caractères, afin de ne point punir, ridiculiser ou sermonner injustement, devant leurs camarades, ces jeunes déséquilibrés. Ce sont, comme je vous le disais, des enfants nerveux, émotifs, impressionnables, sujets aux sautes d'humeur, sujets parfois aux cauchemars nocturnes, et dans une prochaine leçon, je vous montrerai l'influence, sur le psychisme, des rêves et des souvenirs de rêves plus ou moins conscients.

Ce même terrain du déséquilibre est, par excellence, encore le milieu de culture des tics; je veux parler ici des tics véritables ou tics proprement dits, qui doivent être distingués de ces grimaces que vous rencontrez chez des sujets atteints de lésions plus ou moins légères du faisceau pyramidal. Ces tics reproduisent les différents mouvements de l'activité musculaire, c'est leur répétition, leur inutilité qui en fait, suivant l'expression de Brissaud, des caricatures de mouvement. Ils sont involontaires, mais non pas inconscients, la volonté peut les arrêter momentanément, mais point définitivement. Que serait la vie d'un sujet constamment et uniquement occupé à réprimer ses tics? Lorsqu'il les réprime ainsi, ce malade éprouve une certaine sensation de malaise; enfin, pour rapprocher encore le tic de l'obsession impulsive, disons que certains d'entre eux sont caractérisés par des grognements, des exclamations, des paroles, des phrases entières, parfois des injures grossières, que le malade ne peut pas ne point prononcer; tout ce qu'il peut faire, c'est de les prononcer à voix basse.

Ainsi, en présence d'enfants atteints de tics, pensez à un déséquilibre possible de l'émotivité. Rappelez-vous aussi la contagiosité rapide de ces tics.

L'état de déséquilibre de l'émotivité est encore à la

base de la cyclothymie. On donne le nom de cyclothymie à un trouble de l'état affectif, caractérisé par des alternatives d'excitation et de dépression (*cyclos*, cercle — *thymos*, humeur). Les cyclothymiques participent à la vie de tout le monde, c'est ce que l'on appelle, dans le vulgaire, « des lunatiques ». Ils sont trop gais ou trop tristes, travailleurs infatigables et pleins d'entrain, puis abattus, découragés, incapables de toute production.

L'intelligence du cyclothymique est souvent normale, parfois même brillante ; bien des artistes, des poètes sont des cyclothymiques, avec alternatives d'exaltation et de dépression que l'on peut suivre dans l'ensemble de leur carrière et de leur production littéraire ou artistique.

Musset était un cyclothymique, de même Schumann, de même Hugo Wolf, ce qui vous montre l'étroite parenté entre la cyclothymie et le déséquilibre, et vous explique la fréquence des obsessions, des obsessions impulsives, des phobies, chez de tels malades. Musset était dipsomane, Schumann était atteint de la folie du doute, de la phobie de la folie, tous deux étaient hantés par des pressentiments terribles. Cette page, empruntée à une lettre de Paul de Musset, vous illustrera la cyclothymie mieux que ne pourra faire n'importe quelle description.

« Un soir de printemps, dit-il, en revenant d'une promenade à pied, Alfred me récita les deux premiers couplets du dialogue entre la Muse et le Poète (Nuit de Mai) qu'il venait de composer sous les marronniers des Tuileries.

« Il travailla sans interruption jusqu'au matin. Lorsqu'il parut à déjeuner, je ne remarquai sur son visage aucun signe de fatigue. Il avait, comme Fantasio, le mois de mai sur ses joues. La Muse le possédait ! Pendant la journée il mena de front la conversation et le travail comme les joueurs d'échecs qui jouent deux parties à la fois. Par moment, il nous quittait pour aller écrire une dizaine de vers et revenir causer avec nous.

« Mais le soir il retourna au travail comme à un rendez-vous d'amour. Il se fit servir un petit souper dans sa chambre. Volontiers il aurait demandé deux couverts afin que la Muse eût sa place marquée.

« Tous les flambeaux furent mis à contribution. Il alluma douze bougies. Les gens de la maison, voyant cette illumination, durent penser qu'il donnait un bal. Au matin du second jour le morceau était achevé, la Muse s'envola : mais elle avait été si bien reçue qu'elle promit de revenir. Le poète souffla les bougies, se coucha et dormit jusqu'au soir. »

. . . .

« Alors, du monde idéal où il avait vécu pendant deux jours l'homme retomba brusquement sur la terre, en soupirant comme si on l'eût tiré violemment d'un rêve délicieux et féerique. A l'enthousiasme succédait tout d'un coup un ennui, un dégoût de la vie ordinaire et de ses petites misères, une mélancolie profonde. Pour se relever d'un si grand abattement, il semblait que tout le luxe de Sardanapale, tout ce que Paris peut offrir de distractions et de raffinements suffirait à peine. »

Voici encore deux fragments de lettres d'Hugo Wolf

qui montrent chez lui ces alternatives d'excitation et de dépression.

En moins d'un an, péndant une de ses crises, il compose, dans une véritable fièvre d'allégresse, plus de deux cents lieder.

« Il est maintenant sept heures du soir, et je suis heureux, aussi heureux que le plus heureux des rois. Encore un nouveau lied ! Mon cœur, si tu l'entendais. »

« Ce que j'écris, je l'écris pour l'avenir, depuis Schubert et Schumann, il n'y a jamais rien eu de semblable. »... Subitement, son inspiration se tarit: « De composer, dit-il, je n'ai plus la moindre idée, depuis quatre mois, je souffre d'un marasme d'esprit qui me donne très sérieusement la pensée de quitter ce monde pour toujours. Je suis désespéré, pour la composition, c'est fini; je ne peux plus me figurer ce qu'est une harmonie et une mélodie, et je commence presque à douter que les compositions, qui portent mon nom, soient de moi. »

Voici deux exemples de cyclothymie ; la période d'excitation est caractérisée par une exaltation des fonctions psychiques, de l'intelligence, de l'inspiration, la production est un jeu ; le sujet éprouve comme une sensation de bien-être, une activité débordante, une intensité de vie, une joie de vivre inaccoutumées. A la période de dépression, l'intelligence est conservée, mais l'activité psychique est diminuée et presque annihilée, la production nulle, les idées de suicide sont fréquentes. L'indifférence vis-à-vis de l'entourage à peu près com-

plète. Dans une observation empruntée à la thèse de
P. Kahn, une jeune cyclothymique, en période de dépression, apprend que son enfant à la scarlatine ; elle va le
voir, parce qu'elle se rend compte que c'est son devoir,
mais elle voudrait déjà être revenue à l'asile ; elle
déplore son indifférence, dont elle reconnaît parfaitement la nature pathologique.

Entre la période de dépression et la période d'excitation, il existe, suivant les cas, des périodes normales ou
à peu près normales, durant lesquelles, cependant,
l'humeur et la conduite du sujet restent plus ou moins
capricieuses et bizarres.

La cyclothymie est donc un tempérament dont les
extrêmes seuls confinent à la pathologie. On l'a rarement décrite chez l'enfant. C'est probablement que ses
formes légères ont passé inaperçues chez lui, comme
elles passent inaperçues chez l'adulte ; dans les commé-
moratifs des observations d'adultes, prises avec soin,
les premières manifestations semblent remonter à l'adolescence, mais il est bien difficile d'être renseigné par un
interrogatoire à distance, surtout par de tels malades,
dont l'imagination est facilement complaisante. Au
contraire, nous possédons en psychiatrie infantile des
observations incontestables de manie et de mélancolie,
parfois isolées, parfois se succédant l'une à l'autre avec
des intervalles d'état psychique plus ou moins normal ;
la manie est l'exagération de l'état d'excitation du cyclothymique ; la mélancolie, l'exagération de son état
dépressif.

Voici la relation d'une période maniaque chez un enfant, observé temporairement à l'asile par Schönthal.

Un sujet de quinze ans, après trois jours de maux de tête intenses, se montre agité, parle, récite des vers, se livre à des voies de fait envers son entourage. Il parle sans cesse, crie, s'agite, c'est un véritable flux de paroles incohérentes. Il récite le Roi des Aulnes ; après le dernier vers, qui se termine par le mot mort, il dit, mort, plus mort, le plus mort ; il récite ensuite la poésie de Heiden Röslein. Lorsqu'on l'interroge, il répond avec justesse et même avec une certaine recherche d'esprit ; on lui demande son âge, il répond : « J'ai l'âge de mon petit doigt. »

Cet état dure pendant trois ou quatre jours, puis l'enfant se calme et guérit définitivement au bout de quinze jours environ. L'auteur ne l'a pas suivi depuis.

On le voit, d'après cet exemple, la crise maniaque est caractérisée par de l'exaltation diffuse, de la jactance, de l'exaltation de motilité, de l'affectivité ; l'état coenesthésique est celui de la joie exubérante, de la confiance en soi, en sa santé, et s'il s'y joint quelques idées dites délirantes, c'est-à-dire erronées, ce sont des idées d'orgueil, de grandeur ; un point à vous faire remarquer cependant, c'est qu'au milieu de ce tourbillon, le sujet, l'enfant de l'observation répondait aux questions avec facilité, même avec un certain à propos. Entre cet accès de manie et l'excitation du cyclothymique, tous les degrés existent, surtout si l'on s'adresse à la psychiatrie de l'adolescent et de l'adulte.

La mélancolie est l'opposé de la manie, elle est caractérisée par un état de dépression, un état coenesthésique pénible, avec sentiment d'impuissance. La mélancolie se rencontre chez l'enfant, plus rarement cependant que chez l'adolescent et chez l'adulte. Il en existe, dans la littérature médicale, un certain nombre d'observations. Nous avons rencontré, il y a quelques années, un type de mélancolie infantile. C'était une grande fille de treize ans, amenée par sa grand'mère pour des troubles digestifs ; mais dès l'abord je fus frappé par l'attitude et la physionomie de cette enfant. Son expression était celle de la tristesse résignée ; elle était immobile, la tête baissée, ne répondant pas aux questions que je lui posais ; sa physionomie était intelligente, aussi fallait-il éliminer complètement l'hypothèse d'un déficit intellectuel. En la prenant à part, j'arrivais, en lui arrachant les mots, à savoir qu'elle ne voulait pas manger parce qu'elle avait le dégoût de la vie, qu'elle se sentait en mésintelligence avec son entourage ; elle rougissait de sa condition d'enfant naturelle et se considérait comme une cause de discorde entre sa mère et ses grands-parents ; ses réponses étaient laconiques, mais précises, et parfaitement raisonnables. Son intelligence paraissait très normale.

C'était un cas de mélancolie simple ; rarement, chez l'enfant la mélancolie s'accompagne d'idées délirantes : idée de culpabilité, de ruine, d'indignité. Entre cette mélancolie accentuée et les phases dépressives de la cyclothymie, tous les intermédiaires existent.

Chez les cyclothymiques, les phases excitation et dépression se succèdent, soit immédiatement, soit séparées par une période de retour à l'état normal. De même, la manie et la mélancolie se suivent assez couramment donnant lieu aux types de folie à double forme, psychose maniaque dépressive de Kræppelin. D'après cet auteur, en effet, il n'y aurait guère de manie simple, de mélancolie simple, mais des psychoses maniaques dépressives dont les phases maniaque ou mélancolique ne se montreraient parfois qu'à l'état d'ébauche. Certains sujets ont eu plus de vingt accès tantôt maniaques, tantôt dépressifs.

La psychose maniaque dépressive existe chez l'enfant, bien qu'elle soit rare ; j'ai pu en observer un cas fort intéressant, dans le service de mon maître, le docteur Apert. A la suite d'une chorée (danse de Saint-Guy), une petite fille de huit ans, très bien développée jusque-là, devient silencieuse, impassible, inerte ; elle ne demande pas après ses parents, ne joue pas ; elle comprend fort bien ce qu'on lui dit, répond avec exactitude aux questions qui lui sont posées, mais le plus souvent par signe ou par monosyllabe, les visites de sa famille la laissent complètement indifférente. L'enfant rentre chez elle, toujours figée dans son mutisme et dans son inertie ; au bout d'un mois, elle se décide à prendre un jouet, mais sans enthousiasme.

A cette phase de calme, succède une phase d'excitation ou plutôt une phase mixte, l'enfant ne parle pas, joue peu, mais casse, détruit, vole des friandises et ment effrontément lorsqu'elle est prise sur le fait ; on la remet à l'école, elle y apporte le trouble, causant, faisant des niches à ses camarades ; elle ne travaille pas et surchage ses cahiers de notes, ajoutant un 0 au 1 écrit par la maîtresse : peu à peu, cette excitation disparaît, l'enfant reprend goût au jeu et à l'étude ; elle est devenue absolument normale et est actuellement une des meilleures élèves de sa classe ; son intelligence est vive, assez primesautière. Aura-t-elle des récidives ? Je ne puis formuler sur son avenir aucun pronostic certain.

Nous venons de passer en revue la psychologie et la pathologie de l'émotivité ; vous avez pu voir ce qu'étaient la diathèse émotive, le déséquilibre de l'émotivité, les troubles épisodiques qui pouvaient se greffer sur cette diathèse (obsessions, impulsions, phobies, tics) ; la cyclothymie, la manie, la mélancolie, les psychoses maniaques dépressives. Cette constitution, comme tout tempérament, est essentiellement familiale et héréditaire, mais elle n'est pas, comme dans les cas typiques, l'apanage exclusif des sujets à intelligence normale, voire même supérieure ; elle est compatible avec différents types de déficit intellectuel que nous étudierons au cours de notre prochaine conférence.

SEPTIEME LEÇON

INTELLIGENCE. — TROUBLES DE L'INTELLIGENCE

Perception. — Mémoire. — Troubles de la mémoire. — Association des idées. — Jugement. — Imagination. — Rêverie. — Rêve. — Illusions. — Hallucinations. — Idées délirantes. — Déficit intellectuel (Idiotie, Imbécillité et débilité mentale).

L'intelligence est la faculté de penser, telle est sa définition psychologique. Nous ne pouvons pas penser sans idées, les idées dérivent de nos connaissances, la connaissance se trouve donc à la base de la pensée.

La connaissance du monde extérieur se fait par nos organes des sens, notre système nerveux périphérique ; l'impression de l'objet, c'est-à-dire les ondes lumineuses, sonores et autres, qui en émanent, impressionnent nos organes des sens et retentissent en nous sous la forme d'une sensation ; cette sensation, identifiée par notre intelligence, devient une perception. Par exemple, l'aiguille, qui nous pique, dissocie nostéguments, c'est l'impression ; l'impression de l'aiguille qui pénètre provoque une douleur, c'est la sensation ; enfin, cette douleur est rapportée à sa cause identifiée à une douleur semblable éprouvée antérieurement, c'est la perception.

Impression, sensation, perception, représentent donc les trois actes élémentaires de la connaissance.

Les perceptions ainsi recueillies laissent dans notre psychisme une empreinte plus ou moins profonde, que nous appelons le souvenir; la faculté de recueillir les souvenirs s'appelle la mémoire. Vous connaissez tous par expérience les lois de la mémoire. Le coefficient émotif qui s'attache au souvenir contribue à le mieux fixer, nous retenons mieux ce qui nous affecte davantage; pour l'un, ce sera le son, pour l'autre, la couleur, de telle sorte que l'on a voulu décrire non pas une mémoire, mais une série de mémoires élémentaires plus ou moins indépendantes les unes des autres; certains auteurs ont été jusqu'à assigner à chacune d'elles une localisation anatomique. Il semble préférable de dire que les affinités mnésiques de chacun varient suivant ses goûts, son éducation, son milieu ou ses occupations professionnelles. Pour se souvenir de quelque chose, il faut l'avoir perçu et le souvenir est d'autant plus précis que la mémoire du sujet est plus active, plus appétante à un ordre donné de souvenirs.

Cette première loi de la mémoire a son application directe en pédagogie; l'enfant retiendra d'autant mieux une leçon qu'il en aura mieux pénétré le sens, qu'il en aura été plus vivement impressionné et intéressé. La répétition fixe le souvenir, vous le savez tous, à condition de ne pas être fastidieuse. Enfin la notion, que vous aurez inculquée à votre élève, se gravera d'autant mieux dans son esprit qu'elle sera pour lui d'un usage plus courant.

Il est possible d'aller plus loin dans cette analyse et ici encore la pathologie éclaire singulièrement la psychologie normale. La perte partielle ou totale de la mémoire constitue l'amnésie : or, les amnésies peuvent être totales ou partielles, ce caractère partiel ou total s'appliquant soit à une époque (telle semaine, telle année), soit à un groupe donné de souvenirs.

Comme exemples du premier groupe, citons certaines amnésies consécutives à des traumatismes physiques, à des chocs moraux. En pareil cas l'amnésie embrasse la totalité des souvenirs afférents à une période déterminée. Si, par exemple, cette amnésie ne s'applique qu'aux souvenirs antérieurs à l'accident, elle est dite rétrograde ; si elle s'applique aux souvenirs qui lui sont postérieurs, elle est dite antérograde ; si elle s'applique à la fois à ces deux groupes de souvenirs, elle est dite rétroantérograde.

Dans ce même ordre d'idées il convient de rappeler cette amnésie du vieillard caractérisée par la persistance des souvenirs anciens et la perte, l'oubli des événements récents ; les impressions actuelles sont fugaces, elles ne s'assimilent plus, elles ne s'incorporent plus à sa personnalité, il y a ce que P. Janet appelle « amnésie d'assimilation ». Ces amnésies d'assimilation rendent compte ainsi du travail physiologique d'assimilation du souvenir, le souvenir vraiment digne de ce nom ne devant pas être considéré en nous comme un corps étranger,

mais comme une partie intégrante de notre psychisme,
de notre vie psychique. Au point de vue de leur spécia-
lisation, ces amnésies sont globales ou systématisées,
suivant qu'elles affectent tous les ordres ou un ordre
donné de souvenirs (oubli des noms propres, etc.).

La conservation du souvenir n'est pas la seule fonction
de la mémoire ; la mémoire ne serait qu'une faculté stérile, si elle ne nous permettait pas d'évoquer à propos les
souvenirs qu'elle a enregistrés. Cette évocation se fait
suivant les lois de l'association des idées, d'autant mieux
que le souvenir est mieux localisé dans le temps et dans
l'espace. Je vous entretiendrai dans un instant des lois
de l'association, mais je ne veux pas quitter ce chapitre
sans vous citer un cas typique d'amnésie d'évocation
avec amnésie de localisation, car comme vous le savez
un souvenir est d'autant plus complet, plus apte à être
évoqué qu'il est mieux localisé parmi les autres souvenirs. Un musicien de 80 ans, compositeur, violoniste,
avait oublié tous les airs, toutes les partitions qu'il
avait connus ou écrits jusqu'alors. Il ne reconnaissait
plus les airs populaires, les pages les plus célèbres des
classiques ; un ami lui rejoue un morceau qu'il a composé, ce morceau est nouveau pour lui. Il improvise
facilement, au piano, il écrit encore, et dans ses impro-
visations, dans ses morceaux écrits, il oublie son début,
ce qui donne à ses compositions une certaine incohérence, malgré la correction générale de l'harmonie et de
la mélodie. Chez lui, l'amnésie était surtout amnésie de
localisation et d'évocation, car ses œuvres d'improvisa-

tion ou d'exécution sont empreintes de la méthode et du style des opéras de Rossini, de Donizetti, dans lesquels il avait fait sa première instruction musicale. Voilà une dissociation bien nette de la mémoire de conservation et de la mémoire d'association et de localisation.

Les idées, les souvenirs ainsi amassés par la mémoire, ne restent pas inertes. Ils s'associent suivant des lois classiques que je ne ferai que vous énumérer : loi de contiguïté, loi de ressemblance, loi de contraste. Parfois, les associations se font par assonance, par calembour, etc. Tout ceci est bien connu de vous : la fenêtre me fait penser au rideau, la blancheur du papier à celle de la neige, le blanc suggère aussitôt l'idée du noir, etc.

Les associations d'idées, qui représentent l'essence même du mécanisme de la pensée, varient suivant les goûts, les occupations, la vie antérieure, la culture artistique, l'émotivité de chaque individu. Elles varient aussi suivant qu'elles sont volontaires ou imaginatives.

Lorsque la volonté intervient, les associations d'idées ne se font plus au hasard de leurs lois capricieuses et subjectives. L'esprit se concentre sur un certain groupe de notions : il fait attention, et passées ainsi à la filière de la volonté, les associations se font suivant un enchaînement plus ou moins logique. Le jugement résulte de cette association, de cette comparaison volontaire des idées, jugement particulier comme lorsque je dis que cette fleur est rouge, ou jugement général lorsque je dis que tous les hommes sont mortels, jugement concret ou jugement abstrait.

La volonté intervenant toujours, l'esprit cherche à tirer des notions acquises les conséquences les plus éloignées de par les lois de la logique ou de par la comparaison avec les faits plus ou moins semblables que l'expérience lui a déjà révélés. Cette série d'opérations psychiques constitue le raisonnement, la réflexion.

Mais nos associations d'idées ne sont pas toujours aussi logiques et aussi rigoureuses ; la volonté s'éclipsant graduellement, nous passons par la série des états qui séparent la méditation de la rêverie, la rêverie du rêve et qui nous font pénétrer jusqu'au seuil de l'illusion et de l'hallucination. Suivons dans cet exposé la délicieuse et suggestive analyse d'Autheaume et Dromard. L'imagination supplante la réflexion volontaire, les associations d'idées sont plus riches, plus suggestives, car l'émotivité les oriente, et reprend ses droits, dès que la volonté tend à s'évanouir. « Laissons, disent Autheaume et Dromard, la volonté se distendre, la sensation d'effort disparaît presque complètement, les images défilent comme d'elles-mêmes, elles se suivent, l'une appelant l'autre au hasard des associations. Et quand, après un instant de cette promenade, effectuée sans l'intervention de la volonté consciente, nous renaissons à la vie réelle, nous sommes presque surpris du chemin parcouru. »

« Ainsi, dans la rêverie, le sujet ne dirige plus ses idées, comme dans la réflexion ; il contemple leur défilé. »

Un degré de plus, c'est le rêve. Tout ceci reste dans le domaine de la psychologie normale.

C'est dans cet état de rêve ou plutôt de demi-rêve

que nous nous rapprochons le plus de l'inspiration du poète, de l'artiste, du musicien; c'est dans cet état que nous les comprenons, que leur émotion nous émeut, c'est sur ce terrain que nous communions avec eux. « La science et tout l'art des vers, dit Wagner, n'est rien qu'un songe interprété. »

Peu à peu l'illusion et l'hallucination s'esquissent. « Lorsque vous faites la sieste, disent Antheaume et Dromard, laissez errer vos regards sur la tapisserie de la chambre. Dans les dessins, souvent vagues de cette tapisserie, vous découvrirez une série d'esquisses, une richesse incalculable de caricatures, de visages plus ou moins monstrueux, disposés dans différents sens, presque toujours tronqués, mais dont votre imagination complétera les lignes avec une facilité remarquable. Si vous avez la fièvre, ces impressions fugaces se fixeront davantage; elles deviendront hallucinations sous l'influence des modifications mentales imprimées par le processus fébrile. »

Nous voilà donc, à l'état normal, au seuil de l'illusion et de l'hallucination. Nous l'atteignons dans le rêve. Mais cette période du rêve n'est pas celle du sommeil profond. Elle correspond à ce moment intermédiaire entre le sommeil et la rêverie qui précèdent et suivent le sommeil véritable. Or, chez l'enfant, si l'hallucination et l'illusion sont relativement rares, les rêves, parfois des rêves terrorisants, sont fréquents, résumant les préoccupations, les émotions de la journée; et chez lui, plus encore que chez l'adulte, le rêve laisse à sa suite des idées, dites idées, souvenirs post-oniriques (de *onor*-sommeil, et de *post*, après), que l'enfant considère comme des réalités.

Mais revenons à la pathologie ; l'état pathologique diffère de l'état normal, en ce que ces illusions, ces hallucinations surprennent le sujet en dehors de la rêverie et du sommeil. Entrons plus avant dans cette étude et essayons de définir l'illusion et l'hallucination. L'hallucination est une perception fausse, sans objet ; l'illusion est due à une perception fausse, avec objet matériel existant mais déformé par l'esprit du malade. Souvent, dans la pratique, elles sont difficiles à distinguer l'une de l'autre, surtout lorsque le malade fait allusion à des hallucinations ou à des illusions passées ; parfois même, en pareil cas, chez l'enfant, il s'agit des rêves qui l'ont frappé et laissé après eux une idée fixe post-onirique.

Les hallucinations affectent les différents organes des sens ; les plus fréquentes sont celles de la vue et de l'ouïe.

Les hallucinations de l'ouïe consistent en des bruits plus ou moins vagues, perçus par l'une ou l'autre oreille ; les bruits peuvent prendre un caractère plus net, mieux défini, bruit de fer, de chaînes, bruits musicaux, symphonies délicieuses, comme dans l'intoxication par le haschish. D'autres fois, ce sont des paroles plus ou moins distinctes, que le sujet entend dans des murs, parfois en lui-même, il y a des hommes qui parlent en lui. Le malade a des idées de possession, il est possédé

par un démon. Ces paroles sont des injures ou d'autres
fois des exhortations ; les voix que le malade entend
peuvent être uniques ou multiples, rapportées ou non à
une personne de son entourage. Lorsque le sujet est en
proie à des hallucinations, il est attentif, l'oreille au
guet, le regard tourné du côté où il entend les voix,
parfois il leur répond.

Les hallucinations de la vue sont des plus variées,
tantôt terrifiantes, scènes d'incendie, de meurtre, tantôt
des visions célestes, visions d'anges, particulièrement
fréquentes chez les jeunes sujets. L'attitude du malade
est celle de la contemplation ou de la terreur. Les hallucinations olfactives, gustatives sont beaucoup plus
rares. Enfin il existe des hallucinations internes, les
sujets ont un chemin de fer qui circule dans leur cou,
dans leurs intestins, etc.

Quel est le mécanisme de ces hallucinations ? Pour
que nous ayons des rêves, il faut que notre volonté
s'obscurcisse, que notre critique sommeille, que nous
soyons dans un état intermédiaire entre la rêverie et le
sommeil ; or, dans l'hallucination, ces conditions se
trouvent réalisées dans une certaine mesure. L'hallucination, au moins à ses débuts, a lieu à la période crépusculaire, dans la demi-obscurité qui, par ses jeux de
lumière, déforme l'image des objets et prête à l'illusion
des sens.

De plus, chez ces sujets, en particulier chez ceux qui
sont atteints de délire hallucinatoire, la volonté est faible
souvent, la critique est aveuglée, inhibée; la sugges-

tibilité est énorme, l'éréthisme psychique, l'émotivité fortement exagérés, l'hérédité psychopathique souvent chargée.

Ces hallucinations apparaissent au cours de certaines intoxications par l'alcool, le haschish, etc., dans le délire fébrile ou post-fébrile ; elles caractérisent encore le délire dit hallucinatoire, dans lesquel l'hallucination joue un rôle prépondérant.

Ces délires hallucinatoires sont par excellence des délires chroniques et systématisés ; vous les trouvez décrits dans les ouvrages classiques, sous le nom de paranoïa, c'est-à-dire pensée à côté, le mot de délire désignant, en psychiatrie, une déviation de la pensée, une idée erronée quant au moi ou quant à ses rapports avec le monde extérieur.

Prenons un type de ces délires, le délire de la persécution par exemple. Ces délires se rencontrent chez des sujets à critique affaiblie qui, antérieurement déjà, avaient une tendance à la méfiance et également à l'hypertrophie de leur moi. Ils débutent par un état d'inquiétude, de malaise intellectuel ; le sommeil est troublé par des idées plus ou moins diffuses, des interprétations hostiles des faits les plus courants : on parle du malade, il croit saisir une conspiration ; c'est sur cet esprit prévenu qu'apparaissent les hallucinations de la vue, de l'ouïe (il entend des bruits, puis des propos plus ou moins malveillants), du goût et de l'odorat (on empoisonne ses aliments), des hallucinations génitales: mais peu à peu se développent des idées de grandeur :

si l'on s'attaque au délirant c'est qu'il est une personnalité importante, dont il est bon de se débarrasser. Telle est l'évolution habituelle du délire de persécution. D'autres types d'idées délirantes sont représentés par les idées religieuses, s'accompagnant ou non d'hallucinations; les idées érotiques, les idées d'auto-accusation, le malade s'accusant de crimes imaginaires; les idées hypocondriaques, c'est-à-dire caractérisées par les préoccupations excessives relativement à la santé; le délire ambitieux.

Le délire systématisé est d'ordinaire alimenté en grande partie par l'hallucination; il s'agit alors d'un délire hallucinatoire; cependant il n'en est pas toujours ainsi; certains persécutés, par exemple, partent de faits réels qu'ils interprètent de façon tendancieuse; ce sont des délires d'interprétation, tel Harpagon qui, à sa manière, est un persécuté interprétateur à qui l'on veut ravir son bien. Chaque jour, à chaque instant, ces malades trouvent de nouveaux arguments qui les consolident dans leur système délirant. D'autres enfin sont plutôt des imaginatifs, leur délire est une fabulation extemporanée. « Il y a en eux un mélange de duplicité et de crédulité, de sincérité et de mensonge, de telle sorte que le sujet perd peu à peu la notion du vrai. » (Dupré et Logre).

Cependant, comme l'ont bien montré ces auteurs, bien des délires interprétatifs sont infiltrés d'imagination, et ces délires d'imagination sont mêlés d'éléments interprétatifs. Les types absolument purs sont presque l'exception, et tous ces délirants systématiques sont, dans une certaine mesure, des hallucinés, des interprétants et des imaginatifs.

Chez l'enfant, le délire, la paranoïa est plus diffuse, moins bien systématisée. L'enfant est plus sujet à des bouffées de délire au cours d'états transitoires d'excitation ou de dépression, associées à de la confusion mentale; cette dernière est caractérisée par la désorientation dans le temps et dans l'espace. Ces états s'accompagnent d'idées délirantes, pauvres et polymorphes, inconsistantes, associées ou non à des illusions, des hallucinations sensorielles plus ou moins accusées.

Voici à cet égard une observation intéressante due à Gottgetren.

Un enfant de dix ans, sujet à un délire violent, ayant déjà fait plusieurs fugues, se croit un jour menacé par les flammes et veut se jeter à l'eau. On le fait entrer à l'asile. Sa parole est nette, son intelligence semble normale.

Le *11 juillet*, c'est-à-dire peu de jours après son entrée à l'asile, on lui demande où il a mal.

« Il me semble, dit-il, que j'ai un train dans le cou, il siffle continuellement. Hier j'avais un train dans le cou, il fume sans cesse et me brûle dans mon pantalon.

« Quelqu'un m'a dit dans mon ventre : « Viens ». (Hallucination interne).

Il ne cherche pas à discuter ses hallucinations, et trouve comique d'avoir quelqu'un dans le ventre.

10 août. — Voit des souris.

20 août. — Vision du feu.

29 août. — Confusion (il est désorienté dans le temps et dans l'espace).

« Pourquoi, dit-il, ai-je été en Amérique? Je suis parti hier à minuit pour l'Amérique, on m'a chassé du lit et expédié en Amérique. Tu veux me noyer? Il y a des gens ici qui parlent américain. »

On lui dit qu'il est à l'asile. « Là, dit-il, est l'Amérique du Nord, là, l'Amérique du Sud, voilà la Suisse, voilà Hambourg. »

1er septembre. — Affirme être à Hambourg.

8 septembre. — Hallucination (?) : il aurait vu son père, cependant il s'étonne de le voir, étant donné le prix du voyage.

15 septembre. — A cru revoir son père : « Ce matin, la lampe brûlait encore, il était dehors et amenait l'empereur avec lui. » Il a un cahier de calcul, d'écriture et un livre d'encre (Tintenbuch).

22 septembre. — Visions de spectres noirs : « J'ai vu des hommes noirs, j'en ai eu peur. »

29 septembre. — Que font ces gens dans ma tête?

Le *6 octobre*, il raconte avoir vécu quatorze ans en Russie.

La crise se termine par la guérison, à la fin d'octobre.

Voilà une observation typique avec confusion, désorientation dans le temps et dans l'espace, hallucinations visuelles, auditives et internes, idées délirantes vagues et épisodiques de persécution.

Ainsi entendu, le délire diffus, plus ou moins confusionnel, se rapproche quelque peu de la signification mondaine et vulgaire du mot « délire ». En psychiatrie, le mot de délire, de paranoïa a un sens plus limité et sert à indiquer un ensemble plus ou moins complexe d'idées morbides, concernant le moi ou ses rapports avec le monde extérieur.

A côté des délires divers, il faut, dans cette étude, faire une place au délire systématisé originel qui se rencontre dans l'enfance sur un terrain complexe fait de déséquilibre, de débilité intellectuelle, de perversion instinctive et d'exubérance imaginative. Ce sont des enfants sujets au rêve, à idées érotiques souvent précoces ; le délire apparaît parfois sous forme hypocondriaque, mais le plus souvent avec des idées de grandeur et de persécution qui durent toute la vie. L'enfant appartient à une famille autre que la sienne, il est appelé à de hautes destinées, il est d'illustre naissance, doit être pape, dieu, et on le persécute. Ce délire cristallise et comme presque toutes les paranoïas se termine par la démence caractérisée après une évolution plus ou moins longue.

Nous venons d'étudier les hallucinations, les paranoïas, c'est-à-dire au sens propre les déviations d'une intelligence qui, au reste, peut être plus ou moins brillante, plus ou moins voisine de l'état normal. Hoffmann, Edgar Poë étaient des délirants et des hallucinés de génie. Lorsque ces paranoïas affectent des intelligences débiles, elles portent la marque de ce déficit intellectuel par leur niaiserie, leur incohérence, leur pauvreté, leur monotonie, qui confine rapidement à la stéréotypie, le malade répétant sans cesse les mêmes phrases, les mêmes clichés. Il nous faut aborder à présent l'étude du déficit intellectuel lui-même. Lorsque ce déficit est acquis, il s'agit de démence ; lorsqu'il est congénital ou très précoce, il prend, suivant les cas, le nom d'idiotie, d'imbécillité, de débilité simple, plus ou moins accentuées.

Les démences sont plus fréquentes à l'adolescence ; leur étude sera faite avec celle des psychoses juvéniles.

Le déficit intellectuel, qui nous reste à envisager aujourd'hui dans sa séméiologie générale, est d'un diagnostic souvent fort simple, dans ses formes absolument caractéristiques.

L'idiot profond est réduit à la vie végétative, à peine reconnaît-il la personne qui lui donne des soins, qui lui apporte sa nourriture ; son facies souvent bestial le signale d'emblée à l'attention du vulgaire ; son intelligence, son langage sont nuls ou à peu près nuls.

L'imbécile bien caractérisé, malgré son activité apparente, son besoin d'agitation, son bavardage et l'étalage de connaissances laborieusement acquises, ne fait pas longtemps illusion : la difficulté de l'attention, la stérilité du travail, la niaiserie des propos, la pauvreté du raisonnement n'échappent pas à l'observateur, même le moins averti.

Il n'en est plus de même des formes atténuées du déficit intellectuel, connues sous le nom d'arriération : l'enfant semble seulement au-dessous de son âge. Or, pour émettre un pareil jugement, il faut se rappeler qu'un enfant est un organisme en évolution; que l'enfance est l'enfance, c'est-à-dire qu'elle est crédule, suggestible, par manque d'expérience et de critique, qu'elle est émotive par absence ou faiblesse de la volonté, qu'elle agit souvent par imitation en raison même de sa suggestibilité.

L'attention, faible chez le jeune enfant, s'accroît avec les années, parallèlement au développement de la volonté; le raisonnement suit une évolution analogue. Un enfant ne doit donc pas être examiné comme un adulte. Comme je vous le disais dans une première leçon, moins l'enfant sera conscient de votre examen, plus vous l'examinerez à la dérobée, dans un jeu collectif, mieux vous le comprendrez, car l'enfant est timide, sauvage; lorsqu'on l'interroge, il écoute mal la question qu'on lui pose, et, surtout si l'interrogateur n'est pas connu de lui, l'enfant croit qu'on lui demande quelque chose de très difficile; les questions les plus simples peuvent l'embarrasser. Évidemment, chez un enfant qui a fréquenté régulièrement l'école, l'ignorance plus ou moins complète de son programme scolaire doit être considérée comme suspecte; mais cet enfant peut être un faux arriéré, un paresseux, un dissipé, un joueur, un écolier peu studieux, au demeurant fort intelligent. Que de fois voyons-nous les élèves pseudo-brillants des classes élémentaires, devenir, dans la vie, des sujets médiocres et réciproquement des élèves médiocres fournir dans la suite une carrière brillante.

Assurément, le savoir scolaire doit entrer en ligne de compte, mais uniquement pour désigner au psychologue et au médecin spécialisé, les enfants suspects.

La mémoire peut se mesurer, mais c'est avant tout la mémoire brute qui prime dans les mesures, la mémoire du mot à mot; car même pour les notions qui n'impliquent pas nécessairement le mot à mot, nous ne savons pas comment les notions ont été présentées à la mémoire de l'élève, et celui qui sait le mieux, est peut-être encore celui qui a le plus de mémoire brute.

Nous ne voulons donc pas dire que le savoir scolaire n'ait aucune valeur dans le jugement que nous portons, mais sa valeur doit être relative, et c'est surtout en causant avec l'enfant, en l'observant au jeu, le questionnant sur sa famille, sa vie courante que, par votre bon sens, vous pourrez juger de son intelligence. Pour sa maturité, la comparaison avec des enfants de divers âges, l'examen de ses actes, de ses jeux, votre expérience personnelle surtout seront vos meilleurs guides; si le déficit intellectuel est léger, votre élève pourra, par des méthodes appropriées, rattraper plus ou moins ses contemporains; si le déficit est plus marqué, orientez-le vers une profession adaptée à son intelligence; si son intelligence est normale, malgré son retard scolaire, portez un pronostic favorable et, en vous occupant spécialement d'un tel élève, vous serez étonné de la rapidité de ses progrès, votre pronostic favorable se justifiera et se réalisera dans la majorité des cas.

HUITIÈME LEÇON

VOLONTÉ ET MORALITÉ

Psychologie de la volonté. — Aboulie. — Instinct et sens moral. — Séméiologie du mensonge et de la mythomanie. — Perversions instinctives. — Folie morale.

La volonté est la faculté d'agir après détermination ; tout acte volontaire comporte donc inévitablement une comparaison entre plusieurs idées directrices, l'adhésion de l'esprit à l'une d'elles, et le passage de cette idée à l'acte. L'intelligence, et en particulier le raisonnement, font donc partie intégrante de tout acte volontaire, mais ils ne sont pas les seuls déterminants de nos décisions qui dépendent encore de notre état émotif du moment, de nos sentiments, de nos instincts plus ou moins développés, disciplinés ou inhibés par notre éducation antérieure.

L'une des qualités maîtresses de la volonté est sa fermeté, mais fermeté ne veut pas dire aveuglement, et une volonté ne s'impose qu'autant qu'elle use de la persuasion et rejette l'argument d'autorité qui doit être l'exception en pédagogie.

Les défauts de la volonté, les aboulies (de *a* privatif et *boulomai*, je veux) sont très fréquents ; dans l'enfance, ou tout au moins dans les premières années, elles représentent en quelque sorte l'état physiologique. L'enfant a des volontés, il n'a pas de la volonté ; sa volonté se développe parallèlement à son intelligence dont elle découle, conformément aux lois de la psychologie ; aussi l'éducateur ne doit-il pas oublier qu'en développant l'intelligence de l'enfant, il développe en même temps, et par là même, sa volonté, j'entends sa libre volonté, son esprit d'initiative ; volonté, en pédagogie, ne doit pas être pris comme synonyme de résignation à accomplir une tâche qui rebute ; cette contrainte doit être l'exception, car une pédagogie, fondée sur cette conception, ne fait que des abouliques, c'est-à-dire des sujets sans volonté.

Parmi les abouliques, enfants et adultes, se classent en première ligne les dociles, les enfants sages, à volonté congénitalement ou éducativement déficiente ; ces enfants sages, qui obéissent aveuglément, qui possèdent en eux des trésors inépuisables de docilité, de soumission, de passivité, peuvent se classer tout d'abord parmi les bons élèves, si leur mémoire est suffisamment fidèle ; mais suivez-les dans l'enseignement secondaire ; ils perdent pied et plus tard, dans la vie, ils restent ces éternels enfants sages, rivés à des besognes subalternes, anonymes et stéréotypées. Ces enfants sages sont légion dans les écoles, il faut les reconnaître, car ce sont des abouliques qui, moins encore que tous autres, doivent être traités par des arguments d'autorité et de droit divin ; il faut secouer la torpeur de leur tempérament, réagir contre la sévérité ou la sollicitude irraisonnées de leur entourage, les habituer au raisonnement et à l'action ; il faut développer leur sensibilité, leur sens esthétique, leur émotivité, combattre leur apathie intellectuelle. La méthode intuitive, la méthode socratique est pour eux la pédagogie de choix, car elle cultive leur jugement et leur fait prendre conscience de leurs facultés critiques qu'ils n'avaient jamais exercées ni même soupçonnées auparavant.

Mais les enfants sages ne sont pas les seuls abouliques ; parfois l'absence de décision provient de ce que les mobiles d'action s'associent par contraste ; les idées, les arguments les plus contradictoires affluent simultanément à l'esprit, sans qu'aucun d'eux ne puisse prévaloir et déterminer l'action. Tel est le personnage spirituellement décrit par Tristan Bernard dans sa comédie de Triplepatte ; tel est encore le Valentin d'*Il ne faut jurer de rien*, qui ne se décide au mariage que parce que sa future fiancée a regardé à droite au lieu de regarder à gauche ; ce sont encore les indécis qui jouent leur décision sur une réussite, à pile ou face ; si ce dernier type appartient surtout au théâtre, il se rencontre néanmoins dans la vie courante ; Musset était un de ces grands indécis, et, plusieurs fois dans son existence, s'il faut en croire Autheaume et Dromard, ses mobiles d'action valaient ceux qu'il prêtait à son personnage de Valentin.

D'autres abouliques, connus en psychiatrie sous le nom d'impulsifs, sont eux aussi d'éternels brouillons ; les idées contradictoires n'affluent plus simultanément, mais isolément, successivement et impérieusement, de telle sorte que chacune tend successivement, immédiatement et irrésistiblement à l'action; de tels abouliques ne sont donc pas des inactifs, ce sont des trop actifs, mais leur activité est désordonnée, illogique, paradoxale, pleine de contradictions; les épisodes de leur vie se juxtaposent au lieu de se coordonner, et dans leurs attitudes extrêmes, ils restent également sincères. Ils vont, suivant le mot de Verlaine, de-ci, de-là, pareils à la feuille morte. Ils vivent au gré de leur émotivité, de leur inspiration du moment, et, conscients d'eux-mêmes, ils ne savent résister aux entraînements; ils ont, pour leur propre conduite, l'esprit de l'escalier, regrettent leurs écarts après les avoir commis, ils prennent de bonnes résolutions pour l'avenir et retombent aussitôt dans leurs errements; Verlaine est un type de cette aboulie et sa vie vagabonde, mouvementée est celle de la plupart de ces sujets.

« J'ai la fureur d'aimer, qu'y faire? Laisser faire... » dit-il un jour, puis dans le repentir : « Mon Dieu! j'ai connu, tout est vil, et votre gloire en moi s'est installée. »

Ces impulsifs sont des inadaptés, rarement des antisociaux, car ils reconnaissent leur responsabilité. S'ils commettent des délits de droit commun, ce n'est que par entraînement, car ils sont essentiellement suggestibles et l'on peut dire que, malgré leurs oublis temporaires de la règle morale, leur inconscience fréquente, ils ne sont pas des amoraux, ils sont les premières et seules victimes de leur infirmité psychique qui, malgré leur intel-

ligence parfois brillante, fait d'eux d'irrémédiables
déclassés. Si j'insiste ainsi sur ces impulsifs, c'est que
vous pouvez en dépister parmi vos meilleurs élèves ; leur
versatilité, leurs écarts d'humeur, l'instabilité de leur
attention doivent les signaler à votre sollicitude et vous
pourrez d'autant mieux agir sur eux que vous connaîtrez mieux leur caractère ; si votre ligne générale de
conduite doit conserver une certaine fixité, vous devrez,
dans son application, user tour à tour de diplomatie, de
doigté, de fermeté et de douceur, car de ces enfants
vous ne ferez rien si vous ne gagnez d'emblée leur confiance et leur sympathie, si vous les découragez par des
observations trop souvent répétées.

Parmi les abouliques, je vous rappellerai encore les
grands déséquilibrés de l'émotivité dont il a été question
dans une de nos dernières conférences ; ces sujets à
émotivité exagérée, à intelligence souvent vive, à volonté
absente ou déficiente, sont des candidats aux phobies,
obsessions-impulsions, à la cyclothymie, souvent aux
hallucinations, parfois aux délires systématisés, et je
pourrais à cet égard vous citer l'exemple classique de
Schumann et de Musset, l'un et l'autre cyclothymiques,
tourmentés par des phobies, des hallucinations, des
obsessions-impulsions, et sujets également à des idées
délirantes épisodiques.

L'étude de la volonté normale et pathologique
démontre suffisamment, par le désarroi de la vie de
l'aboulique, le rôle prépondérant de cette faculté dans

l'activité individuelle ; cependant la volonté est complexe, nécessite l'effort intellectuel, et notre vie serait singulièrement compliquée s'il fallait, en toute circonstance, faire acte de volonté. Il n'en est pas ainsi ; comme l'activité organique, l'activité psychique a ses réflexes qui sont en l'espèce nos instincts et nos inclinations.

L'instinct est cette intelligence rudimentaire, réflexe, spécifique, inconsciente, née spontanément de nos besoins individuels et sociaux. L'instinct n'est pas l'apanage exclusif de l'humanité ; chez l'homme, comme chez les animaux qui vivent en société, les instincts individuels, qui correspondent à la satisfaction immédiate des besoins de l'individu, peuvent entrer directement en conflit avec l'intérêt de la collectivité à laquelle il appartient ; il se fait donc, chez l'animal comme chez l'homme, une adaptation volontaire ou involontaire, un sacrifice des appétits ou des intérêts individuels aux nécessités de la vie collective et sociale, car tout individu non adapté ou isolé est irrévocablement appelé à disparaître. Ainsi se crée, inconsciemment, dans les groupements animaux comme dans les groupements humains primitifs, une sorte de morale sociale qui a pour base les nécessités de la vie collective. Avec l'évolution de l'intelligence et de la volonté, avec les progrès du bien-être social, cette morale est susceptible d'acquérir, chez l'homme, un caractère plus désintéressé, plus esthétique : mais il ne faut pas oublier les origines instinctives et primitivement utilitaires de notre morale envisagée au sens biologique du mot. Donc, étudier la moralité et les perversions morales revient à étudier les instincts et les perversions instinctives, car toute morale qui ne tient pas compte des instincts est par cela même stérile et caduque, puisqu'elle manque d'un des éléments essentiels de sa vitalité.

Les instincts se divisent normalement en : instincts de conservation (ou instincts égoïstes) ; instincts de reproduction (sexuels, générateurs) ; instincts d'association (relatifs à la vie en société).

Chaque instinct, ou chaque groupe d'instincts, présente des modifications ou des perversions les unes compatibles, les autres incompatibles avec la vie collective et l'ordre social. Nous nous inspirerons largement, dans cette étude, du remarquabler rapport présenté par le docteur Dupré au dernier congrès des psychiatres de langue française, et, à l'exemple de cet auteur, nous envisagerons successivement les instincts de conservation, de reproduction et d'association.

1º *Instincts de conservation.* — Parmi les instincts de conservation individuelle, ceux de la faim et de la soif occupent une place primordiale.

Ses perversions par excès sont représentées par la gloutonnerie, la voracité, l'ivrognerie ; ses perversions par défaut, par le refus d'aliments et de boissons, anorexie vraie ou simulée ; ses perversions par déformation, par l'usage de toxiques, la toxicomanie.

L'instinct de propriété, d'épargne, a lui aussi ses déformations : par défaut, sous forme de prodigalité, de manie des achats ; par excès, sous forme d'avarice, de cupidité, d'attentats à la propriété d'autrui (vol, escroquerie, etc.).

Le sentiment de la personnalité, l'amour de soi, peuvent s'exagérer dans la vanité, dans le goût de la mise en scène, dont il sera question à propos du mensonge et de la mythomanie ; cette vanité associée à la cupidité peut être le mobile d'actes délictueux.

2° *Instincts de reproduction.* — Ces instincts offrent de fréquentes anomalies, soit par excès (fureur érotique, ivresse érotique), soit par défaut (frigidité), soit par perversion proprement dite (inversion, homosexualité, saphisme, nécrophilie, exhibitionnisme, etc.).

3° *Instincts d'association.* — « Les instincts sociaux, dit Dupré, peuvent être définis par l'ensemble des tendances constitutionnelles qui permettent à l'individu de s'adapter à la vie collective, de jouer son rôle dans la société et de se conformer aux lois de celle-ci. Ces tendances dérivent de l'instinct de sympathie qui attire ; l'individu est attiré vers ses semblables et d'une manière générale par les êtres vivants. »

Les sentiments, dictés par ces instincts, sont des sentiments de solidarité, de défense, d'assistance mutuelle, de compassion, de pitié, de dévouement. La perversion de ces instincts constitue l'égoïsme, l'indifférence affective et morale ; dans sa forme délictueuse, elle aboutit aux violences, médisances, voies de faits, incendies, vandalisme, etc.

Enfin, à ces tendances d'assimilation, d'imitation nécessaires à la vie sociale, s'oppose l'esprit de désobéissance, d'opposition, d'insociabilité qui se manifeste par la résistance à l'autorité, l'inertie, la fuite ou l'indiscipline.

A côté de ces perversions instinctives, il faut faire une place au mensonge, dont nous voulons à présent discuter la séméiologie et la valeur diagnostique.

Un proverbe populaire dit que la vérité sort de la bouche des enfants, rien n'est plus faux, et pour vous infirmer cet axiome, si injustement accrédité dans l'esprit du public, je veux m'appuyer sur l'autorité de Lasègue, de Brouardel, de Legrand du Saulle, de Binet, de Claparède, de M. et Mme Stern, et de mon maître, le docteur Dupré, qui s'est attaché depuis plusieurs années à l'étude de la mythomanie, c'est-à-dire de la fabulation morbide.

Le mensonge est l'altération consciente de la vérité. Telle est la définition que vous trouvez dans tous les traités; l'altération involontaire est l'erreur; or, entre l'erreur et le mensonge, il y a toute une série d'états mixtes, sur lesquels nous nous réservons d'insister.

L'étude générale du témoignage, fort avancée à l'heure actuelle, a été faite par les magistrats, les psychologues, les psychiatres, et les méthodes expérimentales, entre les mains de Binet, de M. et Mme Stern, de Claparède, ont donné les résultats les plus suggestifs.

Un fait est observé par une assemblée, les témoignages sont recueillis. Or le nombre des constatations fausses, des témoignages inexacts, affirmés sous la foi du serment, atteignent des proportions énormes d'autant plus considérables qu'entre la constatation et la déposition, un temps plus long s'est écoulé.

Pour fixer les idées, voici une expérience précise de Claparède. Au milieu d'une réunion, Claparède fait entrer un individu masqué, il le laisse vingt secondes, puis le fait sortir. « Les jours suivants, Claparède interroge quelques-uns des auditeurs sur le signalement de l'individu et les prie de reconnaître son masque parmi dix autres masques. Sur 22 déposants, 4 reconnaissent le véritable masque, 8 hésitent entre lui et d'autres, 18 indiquent un masque inexact. »

C'est donc que pour dire la vérité entière, il faut avoir observé, il faut avoir fait attention; or les statistiques montrent que si, sur des témoins prévenus, le coefficient de vérité oscille entre 80 à 100 p. 100, pour des témoins non prévenus, non avertis de l'éventualité future d'une déposition, ce coefficient, dit Dupré, ne dépasse guère 60 p. 100 et s'abaisse le plus souvent entre 30 et 20 p. 100.

Or, chez l'enfant, que vous interrogez, l'observation est souvent incomplète. Vous lui demandez un détail, il commence par vous dire « Je ne sais pas »; vous lui soumettez plusieurs solutions possibles, c'est déjà exercer sur son esprit une certaine suggestion. Il vous répond au hasard, car il suppose que si vous lui demandez tel renseignement, si vous insistez, c'est qu'il doit être à même de vous le donner, à moins de paraître inintelligent. Vous avez fait par suggestion la moitié du mensonge.

L'enfant observe mal, l'enfant est suggestible. Voilà deux éléments d'altération de la vérité qui dépendent de sa nature même. L'enfant est, de plus, imaginatif, émotif; voici encore deux autres facteurs d'altération de la vérité auxquels bien des adultes n'échappent pas. L'observation suivante de Motet montre bien l'influence de la suggestion étrangère sur les mensonges de l'enfant.

« Un écolier rentre en retard au domicile; sa mère le gronde : « Qu'as-tu fait? » Pas de réponse — Tu as encore été courir? — Oui, maman. — Où cela? » Pas de réponse — Avec des hommes peut-être, dis la vérité ou tu seras battu! — Oui, maman. » De question en question, de « oui, maman » en « oui, maman » la mère finit par faire raconter à l'enfant un prétendu attentat à la pudeur commis par un commerçant d'une rue voisine. A l'arrivée de son père, la mère s'écrie avec colère : « Raconte à ton père ce que tu viens de m'avouer. » L'enfant raconte l'histoire désormais fixée dans son esprit, et la répète encore mot à mot devant le commissaire de police et devant un juge d'instruction qui ouvre une enquête; et l'enfant, suivant son récit, désigne la maison. Le commerçant qu'il accuse et qui ne comprend rien à ce qui se passe, proteste avec énergie, donne la preuve qu'il n'était pas seul au moment où l'enfant prétend être venu chez lui. Le magistrat charge le docteur Lasègue d'examiner l'enfant, qui finit par avouer que l'attentat à la pudeur n'avait jamais existé que dans l'imagination de sa mère. »

La suggestion étrangère a encore une action manifeste sur un autre genre de mensonge, c'est la simulation, la simulation de maladie, fréquente chez un enfant souvent observé par le médecin; son mobile est parfois le désir d'éviter un travail désagréable, une punition; parfois le désir d'être plaint, d'être soigné, d'occuper la sollicitude familiale; d'autres fois, la simulation est, chez l'enfant, absolument désintéressée, c'est ainsi que, par suggestion médicale, ont été créés bien des prétendus stigmates hystériques.

L'altération de la verité, la simulation ne sont pas les seules manifestations physiologiques ou pathologiques du mensonge ; plus souvent encore, chez l'enfant comme chez l'adulte, apparaît la fabulation ou mythomanie.

« La mythomanie, dit Dupré, est la tendance pathologique plus ou moins volontaire et consciente au mensonge et à la création de fables imaginaires. » Et comme épigraphe à ses belle leçons, il cite cette pensée de Pascal : « Quoique les personnes n'aient point d'intérêt à ce qu'elles disent, il ne faut pas conclure de là, absolument, qu'elles ne mentent point, car il y a des gens qui mentent pour mentir. »

En effet, le mythomane ment, le plus souvent, par amour de l'art, et dans cette étude, Dupré ne considère pas comme pathologique le mensonge épisodique, d'intérêt ; c'est un mensonge motivé qui, comme le « pieux mensonge », ne laisse aucune trace dans notre psychisme.

La mythomanie, comme le montre Dupré, est pour ainsi dire constitutionnelle chez l'enfant, en raison de son inexpérience, des lacunes de son observation et de son jugement, en raison de son imagination qui déforme les faits, de sa suggestibilité et de sa crédulité ; ce caractère est si bien connu des législateurs, que le code dispense de la prestation du serment l'enfant âgé de moins de quinze ans.

Les faits de mythomanie infantile abondent et ces récits fantastiques varient en vraisemblance, en tenue, en richesse suivant l'imagination et surtout l'intelligence du jeune sujet. Parfois ils correspondent à une véritable impulsion narrative, à un raptus narratif, au cours duquel l'enfant, dans un torrent de paroles et de gestes, se soulage du mal inventif qui le tourmente.

Un instituteur, parlant des récits d'un de ses élèves âgé de six ans, dit : « Il croit ce qu'il dit, il voit ce qu'il dépeint ; il parle avec chaleur, ne rit jamais. Aussi l'écoutons-nous volontiers sans le détromper, c'est notre petit poète et nous ne voulons pas tuer son inspiration. »

La mythomanie pathologique n'est que l'exagération de la mythomanie normale ; elle est susceptible, en s'associant avec d'autres perversions instinctives (vanité, malignité, appétits vicieux), de créer des syndromes du plus haut intérêt médico-pédagogique et médico-légal.

Étudions donc successivement, comme le fait Dupré, la mythomanie vaniteuse, la mythomanie maligne et la mythomanie perverse.

La mythomanie vaniteuse consiste le plus souvent en hâblerie, en récits d'exploits imaginaires, d'actes de probité, de fanfaronnade, dans lesquels le narrateur a joué le premier rôle. C'est le jeune Tartarin avant la lettre, c'est le Dorante du *Menteur*, qui peut être considéré comme un type de mythomane vaniteux.

Parfois, intoxiqué par des romans d'aventures, de voyages, de détectives, si à la mode à l'heure actuelle, l'enfant cherche à vivre ses fictions ; il quitte la maison paternelle, erre dans les bois, ou même prend le train et va s'embarquer sur un navire en partance ; ce sont, suivant l'expression de Dupré, des fabulants actifs, des petits Robinsons, des mythomanes infantiles migrateurs.

D'autres encore, pour faire parler d'eux, pour avoir « leur nom et leur portrait dans le journal », font acte d'auto-accusation criminelle.

La mythomanie maligne, assez courante chez les enfants plus ou moins pervers, plus ou moins vindicatifs, qui ont choisi une victime, donne lieu à de fréquentes erreurs judiciaires. Ce sont les faux enfants martyrs, les fausses victimes d'agression, de viol, d'attentat à la pudeur, etc. qui n'hésitent pas à se faire des mutilations plus ou moins profondes pour donner plus de vraisemblance à leurs récits.

La mystification sous toutes ses formes est encore une des innombrables variétés de la mythomanie perverse.

La mythomanie perverse de l'enfant consiste en actes de mensonge, de simulation, et de fabulation, commis sous l'influence d'appétits vicieux, tels que la cupidité, la lubricité, etc., et souvent, comme le remarque Dupré, pour des motifs futiles (désir d'une robe, d'un jouet), tel le cas des observations de Demoor et Daniel, de Garnier et Dupré.

Une petite fille de 12 ans nous arrive un jour en disant que sa mère est malade, puis elle donne chaque jour des détails sur sa maladie. Sa mère va de plus en plus mal et meurt. La petite manque un jour ou deux, revient à l'école en pleurant et vêtue de noir. Quelque temps après, son père se remarie, et l'enfant nous donne des détails sur la noce de son père, comme elle en avait donné sur l'enterrement de sa mère... Enfin, quelque temps après, nous apprenons par hasard que la mère de l'enfant est en vie, habite avec le père et n'a jamais été malade. L'enquête montra que le seul mobile qui avait poussé la fillette à jouer la comédie avait été le désir de se rendre intéressante, et la promesse d'une robe noire pour le jour de sa fête (Observation de Demoor et Daniel).

Une petite fille de 5 ans, abandonnée, d'ailleurs gentille et gracieuse, fut adoptée par M. et Mme X. et bientôt admise par eux dans leur intimité. Un jour à l'occasion d'un scandale, les parents adoptifs firent à haute voix la lecture et le commentaire de ce procès en présence de l'enfant, qui jouait avec ses poupées et semblait incapable de comprendre la conversation. Quelques jours plus tard, Mme X surprit sa petite fille, qui, dans le salon, se livrait sur sa poupée à des démonstrations obscènes. Interrogée l'enfant répondit, sans s'émouvoir, qu'elle faisait à sa poupée ce qu'on lui avait fait à elle-même; et, la confidence allant son train, la petite déclara qu'étant en nourrice, elle jouait au petit mari avec son frère de lait, âgé de 10 ans, puis plus tard avec son père nourricier, puis son grand-père, etc. Et le récit fut épicé de détails sur les douleurs ressenties par elle, l'innocente victime, etc. Émoi des parents adoptifs. Enquête, protestations, etc. L'examen médical démontra l'inanité des affirmations de l'enfant qui, finalement, avoua son mensonge et confessa qu'elle avait voulu faire comme les dames que l'on avait mises dans le journal. (Observations de Garnier et Dupré).

Cette observation vous montre encore le rôle de la suggestion étrangère dans la genèse de cette mythomanie perverse. Contrairement à la mythomanie vaniteuse, la mythomanie maligne et à plus forte raison la mythomanie perverse, supposent le plus souvent chez l'enfant des perversions instinctives, foncières et accusées dont la folie morale représente le type extrême et désespérément irréductible.

La folie morale se présente en psychiatrie comme la synthèse de toutes les perversions instinctives. Dès l'enfance, les sujets n'ont rien d'un enfant ; égoïstes profonds, ils ne se plaisent qu'à faire souffrir leurs semblables ; ils sont jaloux, rancuniers, vindicatifs, méchants à froid, tel l'enfant, observé par Pinel, qui pour un motif futile jette à l'eau un de ses petits camarades, et à plusieurs reprises le repousse du rivage auquel il se cramponne ; ils sont incapables de pitié, cruels avec les animaux. En classe, ils sont paresseux, ne pensent qu'à troubler l'ordre et à donner à leurs camarades le plus mauvais exemple. L'instinct génital, développé chez eux de façon précoce, est souvent perverti, et ils sont pour les autres élèves des sujets de corruption.

Ils sont enclins aux fugues, au vol, au meurtre, au vagabondage ; permettez-moi d'ouvrir une parenthèse ; je vous avais parlé, à propos des obsessions impulsives, de kleptomanes, de vagabonds, impulsifs, etc., mais chez ces derniers, il y avait obsession-impulsion, cette kleptomanie était momentanée, le malade la jugeait répréhensible, il s'épuisait à la combattre jusqu'au développement de l'angoisse ; dans la folie morale, rien de semblable, il n'y a pas lutte ; il y a, suivant l'expression de G. Ballet, anesthésie, oblitération du sens moral. Le vol chez eux est commis cyniquement, avec toute l'habileté d'un délinquant consommé, car souvent ces sujets ont une intelligence normale, parfois même très développée et pleine de ressources lorsqu'il s'agit de mal faire. Ce seront, dans l'avenir, des escrocs, des criminels de talent. Pour vous rendre compte de cette absence foncière de sens moral, il vous suffit de mettre l'enfant en présence de sa faute ; il commence par nier, ne manifeste aucun repentir ; il regrette seulement d'avoir été pris ; parfois, il est hypocrite, simule assez bien le repentir, mais un observateur averti ne s'y laisse pas prendre.

L'évolution de la folie morale est essentiellement progressive, et c'est parmi les fous moraux que se recrutent la plupart des délinquants et des récidivistes.

Des fous moraux l'on peut rapprocher les persécutés, persécuteurs, tout aussi amoraux que les précédents, capables des mêmes actes délictueux, mais qui plus encore que les fous moraux sont de grands orgueilleux qui ne peuvent admettre d'avoir tort. Souvent très intelligents, ils sont très entreprenants. Ce sont en outre des utopistes, qui lorsqu'ils subissent des déboires inévitables, se croient en butte à la malveillance, et désignent d'emblée une personne responsable ; désormais, toute leur vie sera consacrée à perdre, par tous les moyens, cette victime choisie, car tous les moyens leur sont bons. Ce ne sont pas des délirants, des hallucinés, comme les persécutés paranoïaques qui, eux, ne se livrent que tardivement à des réactions défensives ; ils raisonnent, incriminent, discutent, en partant de paroles, de faits réels, mais singulièrement déformés par leur esprit partial et tendancieux.

Comme les fous moraux, les amoraux et les persécuteurs sont des sujets essentiellement dangereux dès leur enfance. Il vous faut les connaître, car ils sont à éliminer d'emblée des écoles, et pour eux-mêmes, et pour les exemples déplorables qu'ils donneut à leurs camarades. Le maître a tout à craindre de pareils enfants, tour à tour violents et insinuants.

Peut-on modifier, améliorer ces pervertis par un traitement pédagogique? Telle est la question éternellement posée, telle est la question qui se posait encore au dernier Congrès de Psychiatrie (Congrès de Tunis, le 7 avril 1912).

Régis croit à l'amélioration possible de ces amoraux, à l'âge scolaire, entre les mains de maîtres spécialement habitués à de tels caractères. Vigouroux se rallie à ces conclusions, de même que Rey; Gilbert Ballet et Dupré se montrent plus sceptiques, mais ils ajoutent, comme Claparède, qu'il faut, pour conclure à l'incurabilité absolue des jeunes sujets, essayer encore de les mettre entre les mains de maîtres d'élite. Malgré cela, le déchet restera encore considérable, et tout en admettant des circonstances atténuantes relativement larges, les psychiatres et les magistrats pensent que de tels sujets représentent un danger social; qu'il faut se défendre d'eux, si on ne peut les améliorer : à la notion de peine, dit G. Ballet, il faut substituer la notion de défense. Cette question de responsabilité atténuée se pose à chaque instant au tribunal, et actuellement, l'attitude de la loi pénale, à l'égard de ces délinquants fous moraux, est loin d'être parfaitement précisée.

NEUVIÈME LEÇON

ÉTUDE SYNTHÉTIQUE
DES PSYCHOSES INFANTILES

*Arriération mentale. — Idiots imbéciles et débiles. — Stigmates physi-
ques. — Rappel des caractères psychiques. Des talents chez les
imbéciles. — De l'épilepsie. — État mental de l'épileptique. — Crises
épileptiques, typiques et atypiques. — Épilepsie larvée et équivalents épileptiques. — État mental des hystériques, des choréiques. —
Enfants nerveux. — Enfants instables (leur diversité). — Enfants
paresseux (leur diversité). — Conclusion.*

Les conférences précédentes vous ont initiés à la psychologie normale et pathologique de la sensibilité et de
l'émotivité, de l'intelligence et du jugement, de la volonté
et de la moralité. Elles vous ont appris à connaître la
valeur clinique de différents signes physiques, présentés
par certains de vos arriérés (paralysie, incoordination,
crises épileptiformes, tics, etc.). Le moment me semble
donc venu d'opérer la synthèse de tous ces éléments, en
faisant défiler devant vous les types les plus courants
d'anormaux et d'arriérés que vous serez exposés à rencontrer au cours de votre carrière pédagogique.

Cependant, dans cette étude, tout en restant fidèle à
notre définition de l'arriéré, en rappelant que le grand
anormal, l'idiot et l'imbécile profond, n'appartiennent

pas à l'école de perfectionnement, nous serons forcés de dire quelques mots de ces derniers types ; en matière de déficit intellectuel, comme en autre matière, la nature, suivant l'adage classique, ne fait pas de sauts, et pour reconnaître les arriérés qui sont de votre compétence, il vous est indispensable d'avoir des notions, tout au moins sommaires, sur les autres arriérés que vous devez éliminer de votre école et rendre à l'asile spécial auquel ils appartiennent.

Nous commencerons donc par les grands déficients, idiots et imbéciles caractérisés. Les idiots vrais plus ou moins profonds sont, comme il a été dit plus haut, réduits à une vie purement végétative ; les uns ne quittent pas leurs chaises percées, sur lesquelles ils ne cessent de se balancer d'avant en arrière, de droite à gauche, en proférant des cris inarticulés ; d'autres arrivent à peine à être propres ; quelques-uns parviennent à parler tant bien que mal, à demander leur nourriture, à reconnaître les personnes qui leur donnent des soins, parfois à faire quelques travaux manuels simples et stéréotypés, lorsqu'ils appartiennent aux degrés supérieurs de l'idiotie.

Lorsqu'il s'agit d'idiots congénitaux, le facies a souvent un aspect plus ou moins dysharmomique, parfois bestial et repoussant. On a distingué, morphologiquement parlant, les oxycéphales, souvent aussi microcéphales, c'est-à-dire à tête petite (micro) et pointue (oxy) ; des brachycéphales, à tête aplatie d'avant en arrière ; des dolichocéphales, c'est-à-dire à tête allongée d'avant en arrière ; mais la brachycéphalie, l'oxycéphalie, la dolichocéphalie peuvent se rencontrer chez des sujets parfaitement normaux. Dans tous ces cas, le prognathisme, c'est-à-dire l'avancement de la mâchoire inférieure, est fréquent, l'angle facial est peu ouvert, le front est fuyant. Je n'insisterai pas sur les stigmates dits de dégénérescence, c'est-à-dire sur les malformations diverses de l'oreille, des dents, des membres, etc., etc., dont la valeur séméiologique semble tout au moins relative.

Deux types assez particuliers à signaler sont l'idiot mongolien et l'idiot myxœdémateux. Le premier, le mongolien, absolument incurable, rappelle les races mongoles, par son teint jaune, ses pommettes saillantes, ses yeux en amandes.

Le second type est conditionné par l'insuffisance d'une glande spécialisée, la glande thyroïde; le myxœdémateux caractérisé est de petite taille; ses téguments sont infiltrés de graisse, son visage en pleine lune a un aspect béat; ses cheveux et ses sourcils sont rares et hirsutes, sa peau est sèche et squameuse, son nez, court, aplati, en pied de marmite; le myxœdémateux est un grand apathique dont l'intelligence, le plus souvent très déficiente, peut dans les cas légers se rapprocher de la normale. L'administration de poudre de corps thyroïde est susceptible d'amener une amélioration de l'état somatique et de l'état psychique.

Il est d'autres malades que vous pourriez prendre, à la mine, pour des idiots profonds. Ce sont certains sujets atteints de la maladie de Little, c'est-à-dire de lésions congénitales plus ou moins étendues du faisceau moteur, avec paralysie, raideur musculaire plus ou moins généralisée. Leur facies a souvent une expression niaise ; leur rire transversal, leurs rictus spasmodiques peuvent en imposer au premier abord, pour l'idiotie, mais bien souvent, ces malades sont beaucoup moins nintelligents qu'ils ne le paraissent à première vue quelques-uns ne sont que de simples débiles parfaitement éducables.

Contrairement aux idiots congénitaux, les idiots accidentels, acquis, peuvent avoir un facies qui ne diffère en rien de celui des enfants normaux.

Dans les deux cas, surtout chez les grands idiots, vous observez assez couramment des paralysies plus ou moins marquées, des crises épileptiformes, des mouvements choréiformes ou athétosiformes. Quelques idiots profonds sont encore atteints de cécité plus ou moins complète ; je n'insiste pas sur ces troubles physiques pas plus que sur leur cause anatomique, que vous connaissez déjà.

Nous aurons terminé le portrait de l'idiot en disant que, souvent doux, soumis, affectueux, il peut dans certains cas présenter des perversions instinctives, gloutonnerie, goûts dépravés pour la terre, les excréments, etc.

L'imbécile, dont il a déjà été question, offre parfois un aspect assez voisin de celui de l'idiot. Contrairement à l'idiot qui se tient d'habitude à sa place, l'imbécile est remuant, gâche tout ce qu'il fait, ne peut s'astreindre à une besogne; lorsqu'il a commencé à lire, il veut écrire ; son instabilité physique est souvent égale à son instabilité mentale. Il est cependant éducable dans une certaine mesure qui varie avec les individualités. Parfois moral, il est susceptible de présenter des perversions instinctives plus ou moins marquées ; contrairement à ce que l'on observe chez les fous moraux, les moyens employés par les imbéciles, pour satisfaire leur passion de vol ou de mensonge, sont en harmonie avec leur niveau intellectuel, supérieurs peut-être, dans une certaine mesure, car comme l'animal, l'imbécile est capable de ruse et de ténacité lorsqu'il fait le mal. Enfin, on observe chez certains imbéciles des idées délirantes épisodiques, presque toujours absurdes et incohérentes.

On a signalé chez quelques imbéciles des talents spéciaux, surtout d'ordre musical; citons le cas de l'enfant idiot, rapporté par Moreau de Tours, qui présentait de réelles dispositions pour le jeu du tambour; d'autres idiots, qui ne savent pas parler, chantent à peu près quelques chansons. Nous avons rencontré quelques imbéciles capables de jouer assez bien sur le violon quelques morceaux simples ; mais ils ne sont guère perfectibles. Un petit malade observé dans une école rappelait, dans son jeu, l'immuable « crin-crin » des noces villageoises.

Cependant, dans le service du docteur Voisin, à la Salpêtrière, j'ai pu examiner une petite imbécile aveugle qui avait un jeu assez intelligent; elle rejouait ce qu'elle entendait comme j'ai pu m'en convaincre, et sur chaque opéra, elle exécutait extemporanement, sur demande, une sorte de pot-pourri assez habilement combiné. Elle prenait régulièrement des leçons et se perfectionnait dans sa technique et dans son entendement musical. Je vous cite ce fait à titre d'exception.

La débilité mentale se rapproche de l'imbécillité, elle constitue comme la zone intermédiaire entre le déficit et la « petite moyenne ». Je rappellerai à ce sujet les stigmates de débilité motrice (maladresse, syncynésie, paratonie) dont il a déjà été question antérieurement.

Nous ne nous arrêterons pas à l'étude des amoraux et des pervertis qui a été faite an complet dans notre dernière conférence. Je voudrais au contraire insister particulièrement dans la dernière partie de cette leçon sur les épileptiques, les choréiques, les hystériques, les instables et les paresseux, en m'expliquant sur la valeur réelle de ces deux derniers groupements.

Épilepsie. — La question de l'épilepsie, comme je vous le disais dans une de nos précédentes leçons, est une des plus complexes et des plus controversées de la neuro-psychiatrie. Vous savez qu'on divise encore actuellement l'épilepsie en épilepsie symptomatique et en épilepsie vraie.

Les crises épileptiformes ou épileptiques se rencontrent dans les cas de méningite, détruisant, comprimant ou irritant plus ou moins largement certaines parties du cerveau, base, région rolandique. Dans ces circonstances, l'épilepsie, les crises épileptiformes sont un symptôme,

au même titre que les paralysies, les troubles de la vision
ou de l'audition, consécutifs à la compression ou à la des
truction plus ou moins complète de tel ou tel nerf, de
telle ou telle portion de la substance cérébrale. On a
cherché à identifier l'épilepsie symptomatique à l'épilepsie vraie, en montrant que certains cas d'épilepsie vraie
résultaient des lésions des centres nerveux trouvés à
l'autopsie, que d'autre part, l'unilatéralité n'était plus
un argument suffisant en faveur de l'épilepsie symptomatique.

Cette discussion est loin d'être close, et je vous propo-
serai d'adopter provisoirement la conception ancienne
de l'épilepsie essentielle.

Il faut successivement, dans l'épilepsie vraie, envisager : 1° le fond du caractère de l'épileptique ; 2° les
manifestations épileptiques proprement dites, crises
normales ou frustes ; 3° les équivalents épileptiques ou
épilepsie larvée.

1° *Caractère de l'épileptique.* — Le caractère de
l'épileptique peut être absolument normal, cependant
l'épileptique est souvent un émotif, un violent, un impulsif, sujet à des colères terribles, au cours desquelles,
suivant l'expression populaire, « il ne se connaît plus » ;
il peut tuer, commettre des actes de violence, se livrer à
des voies de fait.

L'intelligence des épileptiques parfois normale, voire
même brillante, présente assez couramment des lacunes ;
l'amnésie est fréquente, surtout après des crises
répétées. L'affaiblissement intellectuel se rencontre

également et peut aller jusqu'à la démence complète.

2° *Épilepsie proprement dite*. — La crise représente l'élément primordial et typique de l'épilepsie ; je vous ai déjà parlé de sa séméiologie générale. La crise est précédée souvent à longue échéance par un état de fatigue, d'instabilité, d'excitation, que connaissent bien les gens qui ont fréquenté des épileptiques ; à quelques signes bien observés par l'entourage, il est possible de dire que le jeune sujet va, sous peu, entrer en crise.

La crise est à brève échéance, annoncée par différents symptômes isolés ou groupés que l'on désigne sous le nom d'auras. Ce sont des auras physiques (bâillements, pandiculation, palpitations, mouvements nerveux plus ou moins localisés, pâleurs ou rougeurs, sensation de chaud ou de froid), des auras psychiques (hallucinations visuelles, idées fixes, bouffées délirantes transitoires). Le malade perd connaissance, pousse un cri et tombe. La crise commence alors par une phase tonique qui dure quelques instants ; comme dans l'épilepsie jacksonienne, le corps est roidi, la face et les yeux sont figés, la bouche est écumeuse, convulsée en rictus forcé, la tête est en hyperextension sur la colonne vertébrale ; les convulsions cloniques suivent de près les convulsions toniques : les membres, le tronc, sont animés de mouvements violents et désordonnés ; le visage est grimaçant, bouffi, violacé, la bouche se remplit d'écume. Le malade émet des sons rauques, parfois de véritables rugissements ; au bout de quelques instants, tout se calme, la conscience reparaît peu à peu, le sujet restant

quelque temps encore comme absent, soporeux, obnu-
bilé, c'est-à-dire dans les nuages.

La crise, dans son ensemble, dure un temps très court
et, pour qui n'y a pas assisté, l'émission d'urines involontaire, les morsures de la langue, les plaies qui résultent
de la chute et des chocs divers subis au cours de la
crise, l'obnubilation consécutive, représentent comme
des témoins irrécusables du paroxysme épileptique
que le malade vient de traverser.

Au début, les crises sont espacées, mais peu à peu elles
se rapprochent, elles se suivent sans intervalle, le
malade reste en mal de crises qui, suivant l'expression
médicale, deviennent subintrantes.

Toutefois les crises épileptiques ne sont pas toujours
aussi nettes, aussi complètes que celles que nous avons
prises pour type de notre description. Ce sont alors des
crises frustes, ce que l'on appelle encore le petit mal épileptique, qu'il ne faut pas confondre avec les équivalents
épileptiques ou épilepsie larvée, dont il sera question
plus loin.

Le petit mal vulgaire consiste souvent en vertiges avec
pertes de connaissance ; le malade tombe puis se relève
quelques instants après, ne gardant aucun souvenir de
l'épisode qu'il vient de traverser.

Parfois tout se borne à une simple absence, l'enfant
cesse plus ou moins brusquement de parler, s'arrête,
pâlit, reste quelques instants comme absent, le visage
hébété, esquissant des mouvements de mâchonnement
ou de succion. D'autres fois, le malade inconscient accom-

plit, au cours de cette absence, des actes automatiques, plus ou moins répréhensibles (actes d'impudeur, exhibitionnisme) dont il ne garde aucun souvenir.

Enfin, chez l'enfant, l'accès, fréquemment nocturne, ne provoque point le réveil : l'incontinence d'urine nocturne est le seul témoin palpable de la crise. Je ne veux pas dire que toutes les incontinences d'urine nocturnes soient des formes frustes de l'épilepsie, mais en mettant auprès de l'enfant une garde attentive, on apprend assez souvent que l'émission a été précédée de mouvements convulsifs plus ou moins violents.

Voilà donc différents types de crises épileptiques frustes, véritable monnaie de crises convulsives vraies.

3° *L'épilepsie larvée* (de *larva*, masque), ou épilepsie masquée ou équivalent épileptique, est caractérisée par des phénomènes sensitifs, viscéraux, psychiques « dont la parenté avec l'épilepsie est démontrée par leur coexistence chez un même individu ou dans une même famille, leur allure essentiellement paroxystique, l'épuisement qu'ils laissent après eux. (Féré). »

Les équivalents corporels consistent en tremblements suivis ou non d'obnubilation, en mâchonnements, hoquets, actes automatiques, sauts, battements des mains ou monospasmes. Une forme un peu particulière est l'épilepsie dite procursive : le malade court inconsciemment, droit devant lui, pendant un laps de temps variable.

L'incontinence d'urine peut être, en certains cas, non point le témoin, mais l'équivalent de la crise épileptique ;

cette émission d'urine est accomplie inconsciemment, souvent en plein jour ; parfois, cette émission n'a d'anormal que son caractère cynique, le malade urinant en pleine rue devant tout le monde.

Les équivalents psychiques de la crise sont des plus variés, vous devez les connaître, car ils sont fréquents chez l'enfant. Ils consistent souvent en impulsions impérieuses, irrésistibles et inconscientes ; impulsion à des actes insignifiants, impulsion également à des actes obscènes, délictueux, au vol, à l'homicide. Le vol, l'homicide, sont exécutés sans raison, sur le premier venu, sans aucune précaution ; l'acte commis, le malade n'en garde aucun souvenir, et je vous rappellerai, à ce propos, la pièce intitulée « l'Enquête », attribuée à l'un des maîtres de la Faculté de Médecine, et mettant en scène un juge d'instruction à la recherche d'un criminel, qui n'était autre que lui-même, en période d'impulsion inconsciente épileptique. L'impulsion au suicide, à l'incendie, est également fréquente chez l'épileptique. L'épilepsie larvée comporte encore des accès de manie aiguë qui se distinguent des accès de manie habituels, que vous connaissez, par la brusquerie du début, la fréquence des hallucinations qui sont exceptionnelles dans la manie simple. Cet accès revêt parfois l'aspect de manie furieuse, au cours de laquelle le malade brise tout, frappe, déchire, attaque.

Plus rarement, l'épileptique présente des phases de stupeur ou de dépression susceptibles d'alterner avec la manie.

Une dernière forme d'épilepsie larvée est l'automatisme ambulatoire, la fugue épileptique. Un malade, pris d'une impulsion soudaine et inconsciente, se met à marcher devant lui et même à voyager ; durant tout son voyage il se conduit automatiquement, à peu près comme un sujet normal, prend son billet, a soin de ses bagages, puis tout d'un coup, revenant à la conscience, se retrouve, à son grand étonnement, dans une ville lointaine ; il a même pu faire, comme le malade de Kowaleski, des transactions commerciales ; il ne se souvient pas de son voyage, il a perdu le souvenir de cette période de la vie, il était ce que l'on appelle en état second, en état crépusculaire, suivant l'expression des aliénistes italiens.

Telles sont, dans toute leur complexité, les manifestations somatiques et psychiques de l'épilesie. Rappelez-vous cette distinction entre la crise normale, la crise fruste, l'épilepsie larvée et le fond même du caractère de l'épileptique qui est violent, parfois débile ; les actes de violence commis en dehors des crises sont conscients et, contrairement aux actes commis en période paroxystique, entraînent la responsabilité, atténuée il est vrai, mais réelle du sujet devant la juridiction pénale.

Hystérie. — L'hystérie se caractérise, en dehors des crises, par un état psychique de déséquilibre de l'émotivité, qui forme le fond même du caractère de l'hystérique. L'hystérique, de plus, est éminemment suggestible, non seulement intellectuellement, mais encore corporellement, ce qui explique que, sous l'influence de l'émotion, il simule, plus ou moins inconsciemment, les différentes maladies ; je vous rappellerai que l'hystérie est actuellement une question en pleine revision, encore plus mal connue, mal déterminée chez l'enfant que chez l'âge adulte. Un seul phénomène serait réellement et indubitablement hystérique, c'est la crise convulsive ; elle débute à la suite d'une émotion et avec une symptomatologie qui rappelle d'assez près la crise épileptique ; mais, après une période pseudo-épileptique, apparaît une période de grands mouvements désordonnés, puis une période d'attitudes passionnelles au cours de laquelle la malade (il s'agit habituellement d'une jeune fille) semble vivre une hallucination visuelle ou auditive, à caractère souvent érotique ou mystique.

Chorée. — La chorée ou danse de Saint-Guy évolue parfois sans produire de troubles psychiques notables. Cependant, quelques choréiques présentent un léger affaiblissement intellectuel, de la tendance à l'inattention, mais presque toujours ils sont de grands émotifs à caractère inégal, des boudeurs, des tristes, sujets aux sautes d'humeur ; au cours de la chorée, peuvent encore se déclarer des hallucinations, des crises maniaques ou mélancoliques ou des épisodes de délire aigu.

Nervosité. — A côté de l'hystérie, de la chorée, il faut faire une place spéciale à ce groupe d'enfants dits nerveux. Ce sont encore et avant tout des grands émotifs, des déséquilibrés de l'émotivité, ils sont tiqueurs, restent parfois difficilement en place, ne peuvent pas garder pour eux leurs impressions; s'ils dérangent la classe, s'ils causent à leurs voisins, c'est du fait de leur expansivité exagérée; certains nerveux sont au contraire réservés, craintifs à l'excès, sursautent lorsqu'on prononce leur nom, balbutient lorsqu'on les interroge; ils sont timides et souvent, leur timidité les paralysant, ils perdent toute confiance en eux-mêmes; ces petits nerveux sont très sensibles aux reproches, pleurent et rient avec la même facilité.

L'impressionnabilité de ces enfants se montre bien à la faveur d'un récit pathétique : si leur imagination est vive, cette émotion reparaît la nuit sous forme de cauchemars; le cauchemar ne doit pas être confondu avec la terreur nocturne qui se rencontre également chez les jeunes nerveux, mais s'accompagne de cris, de pleurs, se rapproche de l'hallucination; cette terreur nocturne est souvent conditionnée par un état défectueux des voies digestives, et un régime approprié, avec repas du soir réduit, est susceptible de la faire disparaître plus ou moins complètement. Toujours est-il que ces terreurs apparaissent chez des enfants particulièrement émotifs.

C'est encore chez les grands émotifs que se produisent les crises de somnambulisme. L'enfant se lève la nuit, marche les yeux ouverts et fixés devant lui, peut exécuter certains actes comme dans un rêve « dont, suivant l'expression de Gilles de la Tourette, le somnambulisme n'est que l'expression objective ». L'enfant se recouche, ayant perdu tout souvenir de l'épisode somnambulique qu'il vient de traverser.

Instabilité. — L'instabilité consiste dans le fait qu'un enfant ne peut garder l'immobilité et ne peut fixer son attention sur l'exercice scolaire qui lui est proposé.

Ainsi définie, l'instabilité n'est qu'un symptôme, au même titre que la fièvre en pathologie générale ; la constatation d'instabilité ne peut suffire à poser un diagnostic mental, de même que la seule présence de fièvre ne permettrait pas de distinguer une scarlatine d'une rougeole ou d'une fièvre typhoïde. L'instabilité, ainsi comprise, s'observe dans une foule de circonstances qui dépendent les unes du maître, les autres de l'élève.

Passons d'abord en revue les causes, qui tiennent au maître ; vous pouvez les modifier plus facilement puisqu'elles ne dépendent que de vous, puisqu'il suffit, pour les découvrir, de faire un juste retour sur vous-mêmes.

L'instabilité, surtout lorsqu'elle est collective, tient généralement à une mauvaise méthode scolaire, enseignement trop théorique, pas assez à la portée des élèves, monotone, etc. Dans ces circonstances, votre responsabilité est facile à établir, puisque souvent une même classe, houleuse avec l'un, est calme et attentive avec l'autre. La cause de l'instabilité, il est vrai, peut être minime. Vous savez qu'il faut peu de chose à l'enfant pour se dissiper ; un tic, un petit travers du maître, un détail d'habillement qui lui paraît comique, suffisent à provoquer l'hilarité et l'instabilité d'une classe.

L'instabilité plus ou moins collective indique encore un état de fatigue de l'attention, un besoin de mouvement de la classe, et comme l'orateur, le maître doit pouvoir suivre le mouvement de l'attention, lire la fatigue sur les visages et voir si ses élèves le suivent ou non dans ses démonstrations. C'est là le talent d'un professeur qui doit viser à faire de sa classe un élément actif, en stimulant sa curiosité par des questions habilement posées. L'enfant vous sera reconnaissant de l'interroger autrement que pour contrôler son travail, de lui faire découvrir par lui-même une parcelle de vérité; il sera content de lui et par là même satisfait de votre enseignement.

Lorsque l'instabilité est individuelle, il faut en chercher la cause en dehors de vous. Parfois cette cause est facilement palpable, il s'agit d'un pervers atteint de folie morale; vous êtes, je pense, suffisamment édifiés à son égard. Vous penserez encore à l'imbécillité facilement reconnaissable, comme je vous l'ai déjà dit.

Ces causes éliminées, songez à ces petits nerveux tiqueurs dont nous venons de parler ; pensez aux anémies, à ces affections digestives, cardiaques, dont les symptômes, devenus inconscients par leur permanence, expliquent l'instabilité de l'enfant en même temps que l'ignorance de sa cause de la part des parents même les plus attentifs.

Pensez encore à l'instabilité des petits épileptiques plus ou moins frustes, des choréiques.

Enfin rappelez-vous qu'en dehors de la pathologie,

tous les enfants ne sont pas capables d'une immobilité et d'une attention également prolongées, aussi, en pédagogie, ne demandez pas trop à l'attention et à la sagesse de vos jeunes élèves.

Ces quelques considérations vous montrent de quels éléments disparates est fait le groupement des instables; il vous faut prendre cette entité pour ce qu'elle est, l'instabilité n'étant qu'une composante susceptible d'entrer « en facteurs » dans bien des formules psychiques individuelles; il est important, pour sévir à propos, de savoir si l'instabilité est volontaire ou inconsciente.

Paresse. — J'en dirai autant de la paresse qui, comme l'instabilité, peut tenir au maître ou à l'élève.

Les causes tenant au maître sont les mêmes que celles de l'instabilité; si votre enseignement n'est pas attrayant, n'est pas clair, l'enfant le suit difficilement et finit par se rebuter; de même, si vous imposez à sa mémoire, ou plutôt à sa mémoire brute, une besogne au-dessus de ses forces. N'oubliez pas, comme je vous l'ai dit souvent, qu'un enfant est un enfant.

Votre examen de conscience terminé, passez à l'étude de votre élève. Vous aurez vite fait de reconnaître encore les pervers, les fous moraux qui sont d'incorrigibles paresseux. Éliminez encore cette paresse due aux causes d'anémie, de fatigue, à l'insuffisance thyroïdienne légère, à la convalescence ou à l'incubation des maladies infectieuses. En cas de doute, sollicitez un examen médical. Éliminez encore les idiots, les imbéciles, les débiles, ceux-là paresseux par nature et nécessitant une pédagogie spéciale.

Ces facteurs mis à part, étudiez de plus près votre enfant. Il est des faux paresseux, il est de vrais paresseux; parmi les faux paresseux, vous en trouverez qui négligent leurs devoirs, savent mal leurs leçons; mais, en composition, vous êtes étonnés de les voir mieux placés que leurs camarades plus studieux; c'est que le temps gagné sur les devoirs de classe, ils l'emploient à lire et, s'ils sont intelligents, leurs lectures sont souvent bien choisies et parfaitement éducatives. Vous n'avez pas à désespérer de pareils sujets, ils feront leur chemin mieux que les enfants sages. Vous réprimandez pour la forme, mais en votre for intérieur, vous trouvez qu'ils n'ont peut-être pas tout à fait tort; ce type était encore assez courant à l'âge d'or de la mnémotechnie; actuellement, avec les progrès des méthodes pédagogiques, j'aime à croire que de tels enfants s'accommoderont de la classe telle qu'on la leur propose aujourd'hui, ou telle qu'on la leur proposera, je l'espère, dans un avenir prochain. Malheureusement, tous les paresseux n'appartiennent pas à cette catégorie; là encore établissez une distinction. Certains enfants joueurs négligent leurs devoirs, mais ils s'occupent à quelque chose, ils observent, ils ne restent pas inactifs; leur activité est détournée de leur besogne scolaire, mais elle existe; à vous de la stimuler, de la captiver par une pédagogie appropriée. D'autres paresseux, au contraire, sont incapables d'effort ou même de toute espèce d'activité, c'est le « farniente », le plaisir du repos, de la torpeur, le goût de ne penser à rien, de ne pas agir. Après avoir éliminé toutes les causes pathologiques, il faut les étudier de plus près et, comme pour les précédents, rendez-vous compte de leur niveau intellectuel. S'ils sont intelligents, s'ils ne présentent aucune perversion morale, ne portez pas un pronostic trop sombre ; si ces enfants sont des débiles intellectuels, occupez à des travaux manuels ceux qui ne sont pas trop inactifs, vous réussirez assez souvent à les mettre en état de gagner leur existence ; quant aux autres, les plus grands déficients, s'ils ne sont modifiés par une pédagogie appropriée, ils feront des déclassés, des délinquants à l'occasion, en tout cas, ils resteront à la charge de leur famille et de la société.

Cette leçon forcément kaléidoscopique et incomplète vous a montré combien les classifications adoptées jusqu'à ce jour restent encore provisoires ; parmi les types que j'ai fait défiler devant vous, il en est de définitifs, les idiots, les imbéciles, les débiles, les épileptiques, mais vous avez pu vous apercevoir que l'apathie, la paresse, l'instabilité restent encore en pédagogie une étiquette volontairement vague et générale. Ne vous contentez pas de dire que tel enfant est un paresseux, un instable, un apathique. Cherchez les caractères, les causes de sa paresse, de son apathie, de son instabilité. Complétez votre séméiologie en vous attachant tout d'abord à chaque individualité, dont il vous faudra constituer en quelque sorte l'état civil : mais ne tombez pas dans l'écueil opposé, ne faites pas de chacune de ces individualités le type d'un nouveau groupe auquel vous attacherez votre nom ; un tel système ne ferait qu'embrouiller les questions en surchargeant inutilement la nomenclature, au seul profit de votre amour-propre. Pour l'instant, amassez des matériaux avec critique et discernement, et n'oubliez pas cet adage de la vieille logique : « *Entia non sunt multiplicanda præter utilitatem.* Ne multipliez pas les êtres, les entités, si cela n'est pas indispensable. »

DIXIÈME LEÇON

PUBERTÉ. TROUBLES PSYCHIQUES
DE LA PUBERTÉ

Le cycle scolaire obligatoire s'étend pour les enfants normaux de la sixième à la treizième année inclusivement. Pour les arriérés, la durée de la scolarité est encore plus longue, de telle sorte que chez vos grandes filles, chez vos grands garçons, la puberté a déjà fait son œuvre ; pour les comprendre, les diriger, il vous est donc indispensable de posséder des notions précises de psychologie juvénile, normale et pathologique.

La psychologie de la puberté a fait l'objet d'un ouvrage fort intéressant de M. Compayré ; je vous rappellerai encore les études approfondies de l'école américaine représentée par Stanley Hall et ses élèves. Plus d'une fois, au cours de cet exposé, je ferai allusion à un article fort suggestif de Lemaître de Genève, qui présente l'autobiographie de plusieurs adolescents, tuberculeux précoces, proches parents des « Prédestinés » dont parle Maeterlinck dans le *Trésor des Humbles*.

Dans un ordre d'idées plus didactique, je vous recommanderai encore les rapports de Marro, de Voisin au

Congrès international de 1900 et la thèse fort documentée de Mme Lobre-Francillon.

La puberté est caractérisée anatomiquement et physiologiquement par le développement des organes génitaux qui passent de l'état infantile à l'état adulte. L'histologie et la physiologie nous apprennent que le rôle des glandes génitales ne se borne pas à sécréter les éléments mâles ou femelles, le spermatozoïde et l'ovule. Cette sécrétion, dite sécrétion externe, se complète d'une sécrétion interne encore mal connue à l'heure actuelle ; cependant il est bien établi que cette sécrétion interne agit sur l'ensemble de l'organisme somatique et psychique, qu'elle oriente vers le type mâle ou femelle. L'ablation expérimentale et précoce des glandes génitales chez l'animal confirme cette hypothèse ; de même chez l'adulte l'insuffisance génitale laisse au sujet l'aspect infantile ou eunuchoïde.

Les modifications physiques imprimées par la puberté à l'organisme consistent dans l'augmentation plus ou moins rapide de la stature, la transformation des traits, la mue de la voix, surtout sensible chez l'homme, le développement du système pileux, et chez la femme, l'apparition des règles.

Le début de la puberté est variable suivant les races, les pays et le sexe ; en France il varie de onze à quatorze ou quinze ans, chez les filles ; de treize à quinze ans, chez les garçons.

Le développement et l'activité des organes génitaux ont pour corollaire, dans le domaine psychique, le développement de l'instinct génital. Cette transformation relativement rapide n'est pas sans jeter le désarroi dans l'esprit de l'adolescent qui a peine à s'adapter d'emblée à ces conditions nouvelles; cette adaptation, pour atteindre son harmonie parfaite, demande plusieurs années et cela est si vrai que l'âge légal de la nubilité retarde de deux à trois ans sur l'âge moyen de la puberté et que l'âge de la majorité légale est encore plus tardif.

L'adolescent, au début de l'adolescence, est souvent gauche, étonné de sa nouvelle stature. L'âge juvénile est au moral comme au physique une période de transition plus ou moins incertaine, une période de tâtonnements de l'organisme et de l'esprit, l'âge ingrat, suivant l'expression familière. L'adolescent rappelle, dans une certaine mesure, le navire du conte de Kipling, ce navire qui n'a pas encore trouvé son âme; chacune de ses pièces a été fabriquée avec plus grand soin, chacun de ses rouages, assemblé et contrôlé par les ingénieurs les plus compétents, mais tant qu'il n'a pas pris la mer, qu'il n'a pas essuyé sa première tempête, il n'est, suivant l'expression des vieux routiers, qu'un corps sans âme, sans cohésion; il est privé de cette âme qui est le symbole de son unité et de sa vitalité; une tempête survient et, après un instant de désarroi, le navire prend conscience de lui-même; le vaisseau, suivant l'expression de Kipling, a trouvé son âme, et dans sa faible mesure, chacun de ses rouages s'efforce à collaborer au sauvetage général. Comme pour le navire de Kipling, ce sont les mille incidents de la vie quotidienne qui font faire chaque jour, à l'adolescent, un pas de plus vers l'équilibre parfait, la conscience parfaite de lui-même.

L'adolescent participe à la grande émotivité de l'enfant, et si l'intelligence, le raisonnement sont plus développés que chez ce dernier, ses nouveaux instincts exaltent et détournent encore à leur profit sa sensibilité et son émotivité, ils inhibent plus ou moins sa volonté, de telle sorte que sa conduite est parfois plus irréfléchie encore que celle de l'enfant.

Il est à noter que, dans les passions amoureuses des adolescents, l'imagination joue un rôle primordial. L'élue leur est souvent peu familière ; ils l'ont aperçue, l'ont à peine entendue parler ; auréolée par cela même de mystère, elle offre à l'imagination une matière plastique que l'adolescent peut parer de tous les joyaux de son idéal ; la personne aimée devient pour lui la projection de son idéal dans la réalité, le point fixe où viennent converger toutes ses rêveries ; adorateur parfois platonique et réservé, il se contente de rêver, plus rarement il poursuit de ses assiduités naïves la personne à laquelle il a voué son amour ; tel, Berlioz adolescent, épris d'une jeune paysanne fort prosaïque qu'il décore du nom de Stella Montis. Les passions des jeunes filles s'adressent volontiers à l'auteur ou au héros d'un roman, au héros d'une action d'éclat, comme dans le drame de Sollness le Constructeur. Ainsi la petite fille de Chauveau Lagarde se trouva profondément émue par la lecture du roman de Richter : « Tel fut l'effet du livre sur l'esprit de l'enfant qu'elle ne put résister à la tentation d'écrire au poète une lettre

enflammée. Jean Paul prit bientôt, dans l'âme mystique
de la jeune fille, l'apparence et l'auréole d'un Messie.
Peu à peu ses lettres s'emplirent d'une sorte d'adoration
religieuse qui dégénéra en passion physique. Jean Paul,
qui avait laissé les premières sans réponses, vit bientôt
le danger de l'exaltation de sa correspondante, et il lui
écrivit paternellement, sans faire allusion aux sentiments
de la jeune fille, lui disant, avec simplicité, sa propre vie
de famille, son bonheur d'homme marié, et lui parlant
de son crâne dégarni. Loin de calmer la jeune fille, ces
réponses volontairement prosaïques ne firent qu'exas-
pérer sa passion... Ses lettres au romancier deviennent
brûlantes ; elle l'appelle Jésus, elle veut devenir la mère
d'un de ses enfants. Finalement, désespérée, elle se jette
à l'eau et mourante, dans son délire, elle appelle et
invoque encore son Messie. » (Mme Lobre Francillon).

Les cas de suicide de ce genre sont rares ; néanmoins
l'adolescent est impatient de vivre, d'éprouver, de
souffrir, et ce que la vie ne peut lui offrir, il le deman-
dera à son imagination, aidée par la lecture, par l'inexpérience qui, suivant l'expression de Dupré, prive le
jeune sujet de puissants éléments réducteurs et inhi-
biteurs de sa fantaisie.

L'adolescent aime à souffrir, à se désespérer, car
alors il se sent vivre, analyse ses sensations, ses sentiments, et verse parfois dans le dilettantisme. Le dilettantisme est une maladie de l'adolescence, et surtout de
l'adolescence aisée et heureuse ; nous en dirons autant
d'une certaine nuance de pessimisme, assez fréquente

chez les jeunes gens, et sur laquelle Compayré et Jean Finot ont bien attiré l'attention. Ce pessimisme, dû plus aux lectures qu'aux épreuves de la vie, est, dans une certaine mesure, sincère, mais provoqué par auto-suggestion dans le désir de l'adolescent de se rapprocher de l'idéal de tel ou tel penseur qui a frappé son esprit et son imagination. Il ne faut pas confondre ce pessimisme avec la neurasthénie juvénile, c'est-à-dire avec l'épuisement nerveux provoqué par des fatigues, des déceptions, des contrariétés réellement existantes ; l'adolescent se laisse facilement abattre par ces premiers déboires ; s'il subit un échec, il doute de lui-même, il doute de l'avenir ; le pessimisme juvénile est tout différent, il peut se formuler ainsi : je souffre, donc je suis, j'ajouterai même, donc je suis quelqu'un.

L'intelligence de l'adolescent varie suivant les sujets, mais ce qui caractérise essentiellement la conduite du jeune homme c'est le rôle effacé du jugement et du raisonnement dans ses déterminations, lorsque l'affectivité est en jeu. Assurément, l'adolescent intelligent raisonne souvent bien, mais dans son raisonnement, les idées, les éléments de la pensée ne sont pas situés, car le jugement implique toujours un élément réducteur et l'inexpérience de l'adolescent fait qu'il manque de ces éléments de comparaison : tout est sur le même plan, c'est-à-dire également apte à déclancher l'action.

Cependant, si la conduite de l'adolescent est irraisonnée, elle a ses beaux côtés, car l'adolescence est par excellence l'âge des sentiments altruistes, le désintéressement est plus habituel au jeune homme qu'à l'adulte.

Vous voyez donc combien est délicate la direction de l'adolescence, tout marque sur elle, car elle est suggestible, autosuggestible, prête à l'enthousiasme comme au désespoir; elle est prête à entrer dans la pathologie, surtout dans la pathologie de l'émotivité. Le mieux consiste à jouer avec elle cartes sur table et à lui donner le sens des réalités; il faut se garder de tuer sa fougue et son enthousiasme, mais il faut savoir les canaliser de manière à les rendre utiles au développement et à l'harmonieuse expansion de l'individu.

Il faut, disons-nous, donner à l'adolescence le sens des réalités, cela est vrai en général et en particulier en ce qui concerne les instincts; les instincts sexuels existent en eux; il ne faut pas, sous prétexte de purisme, chercher à les étouffer, les leur présenter comme une tare honteuse, car cette oppression ne fait que les exalter et, dans la vie des saints, vous assistez à la lutte continuelle entre l'idée religieuse et l'instinct génital, trop souvent figuré sous les traits du démon. Depuis longtemps on réclame, pour l'adolescent, une éducation sexuelle bien comprise, et à cet égard, je vous renverrai au rapport présenté par le docteur Doléris au Troisième Congrès d'Hygiène Scolaire; la pleine connaissance de lui-même, la notion de responsabilité, l'habitude du selfcontrol, ont une vertu plus éducative que le purisme, l'ignorance volontaire d'un instinct qu'on ne peut étouffer chez des sujets bien portants.

L'adolescence a besoin d'action, l'adolescence est

l'âge de l'émotion esthétique ; c'est le moment de développer son intelligence, de lui inculquer, si vous le pouvez, quelque peu de culture classique, car l'adolescent n'a pas l'esprit utilitaire de son entourage et ne bannit pas de parti pris une étude qui ne comporte pas une application pratique immédiate ; mais encore, faut-il lui présenter cette culture classique, cette culture scientifique avec toute leur saveur ; assurément, l'adolescent doit se soumettre à une discipline, ne doit pas toujours faire exclusivement ce qui lui plaît, mais au moins faites tout ce que vous pouvez pour rendre son esprit appétant, désireux d'apprendre, suivez son courant dans la mesure du possible, faites de votre élève un jouisseur du beau ; une page littéraire est autre chose qu'un maquis de syntaxe et de subtilités grammaticales. Rendez votre enseignement vivant, et par cela même, assimilable et attrayant. Mais, me direz-vous, passe pour l'éducation littéraire, mais l'enseignement scientifique ?

L'enseignement des sciences, partant de l'expérimentation, de l'observation, a toutes les chances de séduire et un professeur de mathématiques de mes amis m'affirmait que les mathématiques pouvaient prendre corps, prendre vie, si le maître, s'inspirant des plus belles pages de nos grands mathématiciens, employait une méthode historique, exposait la genèse, l'évolution des grandes théories mathématiques.

Un tel enseignement diminue chez l'adolescent les heures de travail ardu et souvent peu éducatif ; il lui donne l'habitude du raisonnement, et de la critique ; il lui donne le sens de la réalité, la conscience de son moi pensant et raisonnant qui intervient comme le principe primordial de la pédagogie ; par cela même, vous faites en plus l'éducation de la volonté qui sera complétée par quelques exercices physiques bien raisonnés et bien sériés.

Un adolescent, vous le voyez, est une substance essentiellement malléable qui exige de votre part, à côté d'une fermeté souple, une douceur, un tact, un doigté infinis ; si l'adolescent pèche par l'intelligence, il pèche plus souvent par l'émotivité, et ce sont ces troubles de l'émotivité, c'est ce déséquilibre émotionnel qui sont la monnaie courante de la pathologie mentale juvénile. C'est par eux que nous commencerons. Rappelez-vous ce que je vous disais dans la leçon sur l'émotivité, rappelez-vous que la constitution émotive est à la base de la phobie, de l'obsession-impulsion, de la manie, de la mélancolie ; les hallucinations, idées délirantes trouvent dans cette même constitution un terrain favorable, et pour preuve, laissez-moi vous citer ici quelques observations typiques de sujets présentant isolément ou simultanément ces différents syndromes psychopathiques.

I. Phobies. — L'éreuthophobie ou crainte de rougir est courante presque physiologique à l'époque de la puberté, surtout chez les jeunes filles. Ce ne sont pas les seules phobies, et, dans la thèse de Mme Francillon, je pourrais vous citer parmi bien d'autres deux observations de phobiés, l'une de délire du toucher, l'autre de manie du doute.

L'un des jeunes gens étudié par Lemaître présentait à l'âge de quatorze ans un état d'anxiété diffuse ; lorsque sa mère s'était retirée, emportant la lampe, il faisait la ronde sous chaque meuble, avait en se déshabillant l'oreille au guet. Il avait peur des photographies, des portraits qui ornaient sa chambre et les retournait avant de se mettre au lit. « Était-ce phobie réelle? Était-ce puritanisme exagéré? Il est difficile de conclure, bien que le malade incrimine plutôt le puritanisme. » Son angoisse, qu'il reconnaissait comme erronée, était telle qu'au moyen d'un rideau il s'était fait une retraite minuscule dans laquelle il restait pelotonné toute la nuit.

II. **Les obsessions-impulsions** de divers ordres se rencontrent encore dans l'adolescence, kleptomanie, pyromanie, etc. Voici un exemple typique dû à Leroy.

Une jeune Normande de quinze ans, à hérédité névropathique chargée, alluma, à la fin de sa troisième période menstruelle, en trois jours, trois incendies. Ce triple incendie fut le résultat d'une obsession qui s'accompagna d'angoisse douloureuse jusqu'à l'accomplissement de l'acte obsédant.

Je pourrais vous citer d'autres cas d'impulsion, présentés par des jeunes filles aux approches des périodes menstruelles.

Vous vous rappelez ce qu'est la dipsomanie: la dipsomanie qui survient par accès consiste en une impulsion irrésistible à boire de l'alcool aux périodes d'accès ; entre les accès, les malades ont le dégoût complet de l'alcool. Nous en trouvons plusieurs observations dans la thèse de Mme Francillon-Lobre, de même des cas d'impulsion à l'homicide, au suicide.

Dipsomanie.

Mlle B..., pensionnaire dans une grande institution de Paris, éprouva à l'âge de 15 ans, au moment de l'établissement des époques, des troubles digestifs contre lesquels on employa vainement toutes sortes de remèdes. Son sommeil était agité et elle éprouvait une difficulté très grande pour le travail intellectuel.

Les vacances de janvier lui permirent de retourner dans sa famille. Quelques jours après, on reçut une lettre de la supérieure du couvent, avertissant les parents que certaines révélations des compagnes de Mlle B... et d'une infirmière, portaient à croire que la jeune fille buvait depuis deux mois du rhum, de l'eau-de-vie, de l'eau de mélisse et même de l'eau de Botot, qu'elle se procurait par toutes sortes de moyens. Les parents établirent une surveillance active et découvrirent bientôt la vérité. Des aveux de la jeune fille même, on put établir qu'au couvent elle avait eu, en deux mois, deux accès de dipsomanie, qui avaient duré chacun huit jours. En dehors de ses accès, elle avait un dégoût prononcé pour les boissons fortes.

Avec le retour régulier des époques, Mlle B... recouvra une santé parfaite et une aversion profonde pour les liqueurs alcooliques. (Icard).

Mme B..., 35 ans ; antécédents héréditaires et personnels nuls.

Le premier accès de dipsomanie s'est produit à la puberté, lors de l'éruption menstruelle, et s'est renouvelé à diverses reprises au moment des règles.

Un jour, sans avertissement d'aucun genre, on la voyait ivre, hargneuse, s'abandonnant à sa violence ; dans la nuit, les règles arrivaient et le lendemain elle était guérie.

D'habitude, pendant ses accès, elle cesse tout travail et se cache le plus possible. Depuis la puberté, les crises dipsomaniaques n'ont cessé de se produire. Elle s'est mariée à 18 ans ; pendant le cours de ses grossesses, les accès se suspendaient d'une façon complète, mais se reproduisaient quelques jours après l'accouchement.

Au moment des crises, ses yeux sont égarés ; elle est triste, absorbée, frappe brutalement ses enfants. Elle boit tout ce qui lui tombe sous la main, si elle manque d'eau-de-vie. Elle a volé plusieurs fois et menace de se faire du mal si on l'empêche de boire. (Cullerie).

Impulsion au suicide.

Une demoiselle élevée dans les principes religieux et qui n'avait jamais quitté ses parents devient sombre et taciturne quelque temps avant la première menstruation. Aux demandes répétées qui lui furent faites, elle répondit que la vie l'ennuyait, et qu'elle éprouvait le plus vif désir de la quitter. Tout désir de mort cessa avec l'apparition des menstrues. (Brière de Boismont).

Une jeune fille de 15 ans, pour éviter les reproches qu'elle avait encouru de la part de sa mère pour sa gourmandise résolut de se précipiter dans la rivière. Sauvée à temps, elle dissimula par des promesses trompeuses son idée bien arrêtée et s'empoisonna quelque temps après avec de l'arsenic. (Moreau de Tours).

La mythomanie, les idées érotiques sont fréquentes à la puberté, ces dernières sous forme hétéro ou homosexuelles.

Nous avons déjà attiré l'attention sur l'association des idées érotiques et religieuses. Dans ce même travail, Mme Francillon signale des observations « de jeunes filles élevées dans les principes religieux qui sont assaillies par de « mauvaises pensées » ordinairement érotiques pouvant s'accompagner d'hallucination ». Mais il s'agit là d'idées érotiques qui ne doivent pas être confondues avec l'érotomanie ; l'érotomane, en effet, poursuit de son amour un sujet de même sexe ou de sexe différent, auquel il voue son existence, mais il reste toujours platonique.

Voici, dans l'ouvrage de Lemaître, un exemple des deux types.

Dans le premier, (idées érotiques) il s'agit d'un jeune garçon de onze ans, grand névropathe, kleptomane, et sujet à des hallucinations. Cet adolescent était foncière ment religieux «mais, dit Lemaître, G. était atteint d'une parapsychose d'ordre à la fois érotique et religieux. Très porté, malgré son jeune âge, à la recherche de l'autre sexe, il se dérobait à toute surveillance pour courir dans les rues et faire des propositions ridicules à des jeunes filles qui, le plus souvent, se moquaient de lui. Après quoi, le remords le tourmentait sous la forme d'une hallucination diabolique, jusqu'à ce que cela recommençât le lendemain ou le surlendemain, au retour de l'école ou après goûter. »

Vous voyez là encore l'impulsion involontaire, avec lutte impuissante de la volonté, conscience absolue du ridicule, etc., etc.

A ces idées érotiques s'oppose le type de l'érotomanie que je voudrais illustrer par l'observation suivante :

La maladie avait été précédée d'une phase parapsychique connue de lui seul et de son ami B., et consistait à une impulsion irrésistible vers les jeunes hommes d'environ 25 ans. Cette impulsion, inconsciemment amoureuse, ne tardait pas à se transformer en haine à cause de la réserve que C. était dans l'obligation de s'imposer à lui-même pour éviter un scandale. Ces jeunes gens vers lesquels il se sentait attiré étaient, il est vrai, parfaitement honnêtes et convenables, pour autant qu'on en peut juger par les hasards ou les rencontres; il les suivait plus ou moins discrètement, jusque dans une église, dans une assemblée ou un magasin. Puis quand

forcément il les voyait lui échapper, il en était au désespoir, y
pensait la nuit, s'asseyait sur son lit, et se prenait la tête en san-
glotant et en versant des larmes. Après cette décharge nerveuse, la
haine pour celui qu'il ne voyait plus remplaçait la crise d'amour
qui se reportait sur un autre au bout de quelques semaines. Le
jeune homme de 25 ans dont C., plus jeune de 10 ans, s'éprenait,
aurait obtenu de lui tout, absolument tout; C. aurait fait tout ce
qu'il lui aurait demandé, et l'aurait suivi n'importe où. Oh! combien
il eût désiré qu'il lui adressât la parole !

Vous voyez là l'amour essentiellement platonique et
si j'insiste sur cette différenciation d'idées érotiques et
d'érotomanie, c'est que ces deux termes sont trop souvent
confondus et employés l'un pour l'autre.

Pour compléter l'étude de l'émotivité, je vous disais
qu'il existe dans la littérature médicale, un grand nombre de cas de mélancolie, de cyclothymie ayant débuté
à la puberté. Nous n'insisterons pas sur ce sujet ; nous
n'insisterons pas plus sur certains cas de paranoïas, c'est-
à-dire de délire systématisé, ayant fait, en dehors de la
démence précoce, leur apparition à l'époque de l'adolescence.

La folie morale vous est connue, j'ajouterai seulement
qu'elle subit une recrudescence à l'âge de la puberté.

Il nous reste à envisager actuellement les démences
juvéniles, étudiées sous le nom de démences précoces,
et dont nous distrairons, comme la généralité des auteurs, la paralysie générale infantile.

Je vous ai déjà défini le terme de démence. La démence
consiste en un affaiblissement intellectuel acquis, progressif et global; elle répond, dans le cas de la démence pré-

coce, à des lésions cérébrales, atrophiques, importantes et progressives. Voici comment les choses se passent. Un jeune sujet qui jusqu'à l'âge de 15, 16 ou 17 ans, avait présenté une intelligence moyenne, parfois même brillante, baisse peu à peu, s'intéresse de moins en moins aux siens, devient indifférent, apathique ; sa mémoire faiblit, surtout sa mémoire d'assimilation ; il devient peu à peu incapable de raisonnement, incapable de la moindre activité ou plutôt son activité se dissémine, il brouille tout et son activité devient absolument stérile. Progressivement, se sont donc établis les différents attributs de la démence. à savoir l'apathie, l'indifférence vis-à-vis des siens, l'amnésie progressive, le ralentissement et l'anéantissement progressifs des opérations intellectuelles avec activité désordonnée, stérile et enfantine.

Ce qui frappe dans la forme dite hébéphérique, c'est le caractère enfantin, le tour enfantin de la phrase, des expressions, la recherche de la bizarrerie dans les attitudes, les mouvements, le sujet s'amusant à marcher en dodelinant, en sautillant, s'amusant à faire des farces peu en rapport avec son âge et avec son intelligence antérieure. Parfois éclatent chez lui des bouffées délirantes, ce sont des idées délirantes, incohérentes, mobiles, inconsistantes, participant à l'affaiblissement intellectuel du malade. Quelques épisodes vagues d'excitation, ou de dépression méritent encore d'être signalés qui, eux aussi, portent le sceau de la débilité intellectuelle.

Dans la forme dite paranoïde, les idées délirantes, idées de négation, idées de persécution, etc. sont mieux coordonnées, s'accompagnent d'hallucinations plus ou moins précises ; mais dans toutes ces conceptions délirantes, le déficit intellectuel se révèle par la pauvreté, l'absurdité, l'illogisme de leur contenu.

La forme catatonique doit son nom aux attitudes spéciales du sujet, le corps de ces malades a la plasticité de la cire, il garde longtemps et sans se fatiguer les attitudes les plus bizarres, presque toujours les mêmes ; ce sont, suivant l'expression consacrée, des attitudes stéréotypées. Le déficit intellectuel est considérable, et toute l'activité psychique se borne à quelques phrases, toujours les mêmes, véritables stéréotypies du langage. Ainsi, un dément précoce, observé à Bicêtre, disait à tout venant : « Vous serez mangé dans une heure, dans deux heures à Dreux, etc. », toutes les villes de France y passaient. Les déments catatoniques sont fréquemment atteints de délire de négation : « ils n'ont pas de corps, pas de dents, pas d'estomac, etc. »

Telles sont les trois variétés principales de la démence précoce, dont le fond commun est la démence, c'est-à-dire l'affaiblissement acquis, progressif, plus ou moins global de l'intelligence, démence caractérisée par l'apathie, l'indifférence, l'amnésie, le ralentissement ou l'anéantissement des opérations intellectuelles avec bouffées délirantes épisodiques.

La démence précoce (1) ainsi entendue n'est pas la seule démence juvénile. Les méningites chroniques, les trau-

---

(1) D'après la définition de Kahlbaum, définition souvent critiquée à l'heure actuelle.

matismes cérébraux, les lésions méningées et cérébrales
consécutives à des infections diverses sont susceptibles,
elles aussi, de donner naissance à des syndromes démen-
tiels progressifs, le plus souvent incurables comme la
majorité des démences précoces.

Il faut enfin faire une place à part à la paralysie
générale infantile ; le mot de paralysie générale insiste sur l'élément paralytique possible, mais souvent
tardif. Elle est caractérisée par des lésions profondes
du cerveau, de la moelle et des méninges, presque
toujours chez des descendants de syphilitiques, ayant
eu ou non de la paralysie générale. Cliniquement, la
paralysie générale infantile se rapproche de très près
des démences précoces, si bien que le médecin est
souvent embarrassé dans ce diagnostic qui s'appuie sur
des signes physiques difficiles à observer et qui appartiennent exclusivement au domaine médical ; vous me
permettrez donc de les passer sous silence. Comme
la démence précoce, la paralysie générale est presque
toujours irrémédiable, fatale souvent à brève échéance,
la survie dépassant rarement une dizaine d'années.

Nous avons terminé avec la pathologie juvénile ; les
démences sont relativement rares en comparaison des
troubles primordiaux qui sont les troubles de l'émotivité,
sur lesquels vous pouvez beaucoup lorsque vous les
avez reconnus ; mais pour les dépister, il faut les chercher, il faut être clairvoyant, car, si vous feuilletez l'article remarquable de Lemaître, vous remarquerez que
les adolescents, étudiés par lui, se cachaient de leur émo-

tivité qu'ils considéraient comme une infirmité et il en est ainsi de la plupart des émotifs qui souffrent de se sentir incompris et différents des sujets normaux dont ils envient le bonheur.

L'âge juvénile est encore celui où se forme la personnalité, où les goûts, les vocations se dessinent; vous pouvez faire beaucoup pour vos adolescents, en devinant ces goûts et ces vocations et en les détournant des fausses vocations de tout ordre.

Si l'adolescent est timide, se tient à distance, lorsqu'il croit qu'on ne le comprend pas, faites un pas vers lui dans cette période indécise et il vous confiera facilement ses indécisions. Ce n'est pas que votre rôle soit de supplanter la famille ou de vous substituer à elle ; si parfois les parents ne savent pas observer leurs enfants, soit par négligence, soit par défaut de clairvoyance, votre devoir à vous est de les aider et de les éclairer, dans cette voie, sans que votre influence ne soit une mainmise sur l'esprit de l'adolescent ; il faut qu'il sente votre sollicitude, mais non point votre tutelle. Pour juger ce jeune sujet, vous avez un poste privilégié : vous avez les causeries scolaires, les devoirs qui seront pour vous d'excellents moyens d'investigation, si vous savez en user, si vous savez choisir votre sujet, si à la lecture d'un devoir judicieusement formulé vous savez saisir la phrase révélatrice. Les devoirs sont pour vous des sources d'information uniques, auxquelles j'ai souvent recours dans ma pratique ; si je le peux, j'indique quelques sujets de compositions françaises et, plutôt encore que de la copie, je fais état du cahier de brouillon sur lequel vous suivez facilement l'évolution de la pensée.

Mais, pour que ces devoirs puissent remplir leur mission, pour que l'élève puisse prendre goût à ses études, il est nécessaire qu'il ait tout son temps à lui et qu'au cours d'un travail auquel il veut s'adonner, il ne soit pas forcé de s'arrêter pour avoir le temps de faire ses autres devoirs. Il est important de laisser à votre adolescent ses coudées franches, pour éviter un surmenage néfaste à son intelligence comme à sa santé. Si l'enfant a besoin d'être guidé pas à pas, l'adolescent a besoin de plus de liberté et de responsabilité dans son travail. Vous avez tous remarqué que, comme beaucoup d'adultes, l'adolescent a un peu ses heures, ses jours; aussi vous pourrez sans danger respecter, dans une certaine mesure, ses fantaisies physiologiques en lui indiquant les devoirs très longtemps à l'avance; ce simple artifice produira les meilleurs effets, surtout chez les élèves consciencieux, car dans les bonnes périodes, la plus grande aptitude au travail évite ces heures de surmenage stérile que s'impose un organisme qui n'est pas « en train ».

Cela est aussi vrai pour l'enfant. M. Durot vous apprendra que l'attention, l'aptitude au travail d'un enfant n'est pas la même le lundi ou le mercredi par exemple, et qu'il faut vous appuyer sur ces constatations pour fixer en conséquence votre progression scolaire. M. Durot sera mieux qualifié que moi pour vous donner sur ce point d'utiles conseils; je lui cède la place et vous rappelle en terminant, qu'en pédagogie et surtout en pédagogie d'arriérés le temps d'arrêt ne doit pas être considéré comme du temps perdu, et ne doit pas être oublié dans votre programme d'études.

ONZIÈME LEÇON

ÉDUCATION DES ARRIÉRÉS

Examen médico-pédagogique. — Établissement du carnet individuel. — Classement. — Principes généraux de la méthode. — Enseignement collectif, semi-individuel, individuel. — Emplois du temps. — Programmes. — Types d'écoles.

Parmi les enfants qui ont atteint l'âge de la scolarité, il en est certains que leurs familles hésitent à envoyer en classe en raison de leur insociabilité ou de leur débilité mentale, qui leur attirerait, de la part de leurs condisciples, soit des représailles, soit des quolibets.

D'autre part, parmi les écoliers régulièrement inscrits dans les écoles publiques ou privées, il en est qui ne profitent pas comme les autres de l'enseignement qui y est donné ; certains restent indifférents aux efforts faits pour stimuler leur attention ou leur zèle, d'autres se révèlent comme indisciplinés ; presque tous ont dépassé l'âge moyen de leurs camarades ; les maîtres qui les possèdent regrettent de ne pouvoir faire davantage pour ces retardés, pour ces *arriérés pédagogiques* évidemment perfectibles, mais auxquels une éducation appropriée à leurs besoins paraît indispensable.

Aujourd'hui, parents et directeurs d'école ne doivent

pas se borner à constater le déficit intellectuel. Si chacun fait son devoir, la *loi du 15 avril 1909* qui organise en France l'enseignement des enfants arriérés recevra son plein effet. Sous la pression de l'opinion publique mieux avertie, les départements et les communes s'entendront pour créer les Écoles de perfectionnement prévues par cette dite loi.

La préface obligatoire consiste dans l'examen médico-pédagogique des sujets qui peuvent être considérés comme relevant de ce nouvel enseignement.

Cet examen, l'article 12 de la loi le prévoit en ces termes :

Art. 12. — *Une commission composée de l'Inspecteur primaire, d'un directeur ou maître d'une école de perfectionnement et d'un médecin déterminera quels sont les enfants qui ne peuvent être admis ou maintenus dans les éco'es publiques et pourra autoriser leur admission dans une classe annexée ou dans une école de perfectionnement si l'enseignement ne doit pas leur être donné dans la famille. Un représentant de la famille sera toujours invité à assister à l'examen de l'enfant.*

C'est seulement lorsque, dans toutes les écoles de France, cet examen aura été fait que nous serons fixés sur le nombre certainement considérable des écoliers dont la présence à l'école constitue une gêne, parfois même un danger.

Quels sont les écoliers qui subiront cet examen?

C'est aux maîtres, évidemment, qu'il appartiendra de

les signaler à la Commission; c'est à eux de réunir les premiers éléments du dossier de l'élève présumé déficient. Ces notes contiendront outre l'état civil de l'enfant des renseignements sur son caractère, ses aptitudes, ses progrès, sur ses retards, sur ses absences et sur leurs causes; en un mot sur tout ce qui explique et justifie l'examen en question.

Quel sera cet examen?

La commission chargée d'établir le programme d'éducation et d'enseignement médico-pédagogique des pupilles difficiles de l'Assistance Publique a indiqué, dans son rapport, les renseignements qu'il convient de fournir avant l'admission de pupilles dans un établissement médico-pédagogique.

Il y a là d'utiles indications à suivre pour arriver à établir la statistique des arriérés scolaires.

Le médecin faisant partie de la commission aura à scruter les *antécédents héréditaires* du sujet : alcoolisme, syphilis, tuberculose, névropathies, psychopathies.

Il s'efforcera aussi de connaître les *antécédents personnels* : Naissance à terme. — Incidents de la naissance, convulsions. — Date de la première dentition. — Date du début de la marche, des habitudes de propreté, du langage. Il s'informera des maladies chroniques ou contagieuses, des infirmités, des affections nerveuses de l'enfant; des maladies aiguës et des accidents survenus pendant l'enfance; du régime, des médications, des interventions chirurgicales auxquelles ces accidents ont pu donner lieu, des revaccinations subies, etc.

Pour constituer cette première partie du dossier, il est évident que le concours des parents est indispensable et voilà pourquoi la loi a prévu leur présence.

Ce que la loi n'a pas dit, et ce qui est une lacune facile à combler, c'est que les instituteurs qui font partie des commissions et même tous ceux qui enseignent dans les Écoles spéciales devraient être astreints au *secret professionnel*. De cette façon non seulement les maîtres pourront assister à l'examen, mais le médecin pourra, sans encourir de responsabilité, leur confier le dossier des élèves arriérés, dossier qu'ils seront peut-être amenés par la suite à compléter ou à reviser.

Les renseignements pédagogiques fournis par l'instituteur sur l'intelligence, les aptitudes et les goûts particuliers, la durée du retard, les absences, la conduite et l'application seront vérifiés par la commission.

Celle-ci se fera présenter autant que possible les cahiers, les dessins, les travaux personnels de l'enfant, les ébauches de rédactions.

Elle interrogera l'élève afin d'apprécier par elle-même ses lacunes et son degré d'éducabilité. Pour cela elle lui posera non seulement des questions relatives au programme scolaire, mais des questions de bon sens sur sa vie, sur le prix et l'origine des aliments et des objets les plus courants, sur le chemin qu'il suit pour aller de l'école à la maison de ses parents, etc.

L'enquête portera enfin sur l'état moral, le caractère, l'ardeur au travail de l'élève soumis à l'examen.

Est-il impulsif, méchant, voleur, menteur, etc. ?

Est-il doux, difficile, obéissant, régulier, affectueux ?

Travaille-t-il régulièrement, est-il attentif, serviable ?

Toutes ces questions permettront à des examinateurs consciencieux de faire un choix judicieux des enfants dont l'état nécessite l'envoi dans une école de perfectionnement.

Si d'aventure, un doute subsistait, ne serait-il pas préférable, si les crédits le permettent, d'envoyer le candidat passer un an, par exemple, dans une classe spéciale où l'enfant aura vite fait de montrer s'il est digne de reprendre sa place parmi les camarades de son âge.

Les familles possédant un tel enfant considéreront comme une faveur son envoi dans une classe où le nombre des élèves est très réduit, où les procédés les meilleurs sont mis en usage pour remettre au plus tôt l'enfant à la place que normalement il doit occuper dans son école.

Nous signalerons à cette place les efforts faits par un groupe de pédagogues dirigés par M. Binet pour composer des tests permettant dans une certaine mesure de déterminer l'état du développement intellectuel des enfants à un âge donné.

Supposons que la Commission ait terminé son examen et arrêté la liste des enfants à admettre dans l'école ou la classe de perfectionnement.

Dès leur arrivée dans un tel établissement, ils seront soumis à un *examen physique complet* qui comprendra notamment la pesée et les mensurations de l'élève (taille, diamètre thoracique), des observations relatives à l'état des divers organes, l'indication du régime, des médications et des opérations chirurgicales nécessaires.

A cette pièce du dossier viendra s'en ajouter une autre contenant les *observations* relatives à *l'état mental et moral* du nouvel arrivant.

1° Comment fait-il les commissions?

2° Quels sont ses défauts (menteur, voleur, etc.)?

3° Son degré de sociabilité (caractère, sentiments altruistes, politesse), etc.

4° Est-il crédule, facile à persuader, suggestible?

5° Degré de développement de ses perceptions.

6° Degré d'intelligence et d'instruction scolaire.

7° Précision de sa mémoire visuelle.

8° Comment l'enfant s'oriente-t-il dans les dates et les lieux qu'il connaît?

9° Son esprit pratique et son esprit d'observation.

Ces deux pièces sont tenues à jour au moins tous les semestres, ainsi d'ailleurs que les notes de travail et de conduite.

L'étude même sommaire de ces divers documents indiquera aux candidats au certificat d'aptitude dans quel esprit ils doivent observer les enfants soumis à leur attention. Ils arriveront ainsi à opérer, entre tous ces arriérés scolaires, un classement nécessaire en vue de leur répartition dans les diverses classes de l'École autonome.

Ils discerneront le faux arriéré du vrai, les arriérés pédagogiques des arriérés d'asile, les instables et agités, les tranquilles des apathiques. Dans ces deux derniers groupes, il verra qu'il y a lieu de former des divisions correspondant au degré d'instruction des sujets. Ainsi se constitueront d'une façon rationnelle les groupements de 15 à 20 élèves prévus par la loi.

Du bon classement des élèves dépend le succès à venir; il serait à désirer qu'on n'introduisît jamais de nouveaux éléments au cours de l'année scolaire, dans une classe bien composée et bien disciplinée.

Qu'il soit apathique ou instable, l'enfant arriéré est un être à qui manque une volonté réglée. Il en résulte une absence de l'attention qui l'empêche de voir, d'entendre, de comprendre ce qui se passe autour de lui. Même lorsqu'il est attentif, ses organes des sens, son cerveau ne lui rendent pas les mêmes services qu'aux autres enfants.

Réveiller cette énergie ou la discipliner; l'appliquer à l'observation de lui-même et du monde extérieur ; l'employer aux actes les plus concrets de la vie individuelle et collective; tel est l'objectif de l'éducateur d'arriérés.

L'éducation physique bien comprise sera la méthode de choix, tout au moins dans les premières années : l'existence au grand air, la vie simple, primitive et frugale de la campagne, à proximité des grands bois, les excursions, les jeux, donneront à l'enfant les premières leçons de vie pratique : il deviendra le sauvageon vigoureux que l'on pourra, dans la suite, instruire, suivant ses aptitudes et ses tendances.

La pratique nous fournit les enseignements suivants :

1° Autant les progrès sont réguliers chez les enfants normaux dont on s'occupe sérieusement, autant ils sont irréguliers chez les arriérés.

La pédagogie devra donc tenir compte de tous les facteurs antagonistes; mais elle saura aussi profiter du moment favorable pour fixer l'attention de l'élève, et lui demander l'effort nécessaire à l'obtention d'un résultat positif.

Il est évident que ce qui amuse, divertit, étonne, peut réussir à fixer une attention fugitive. Tout ce qui frappe les sens, qui fait ouvrir de grands yeux, charme l'oreille, attire la main, doit d'abord être soumis à l'observation de ces primitifs.

C'est donc la *méthode intuitive*, avec ses applications si variées, qui doit être la première et longtemps la seule employée.

2° Dans l'éducation des enfants normaux, il semble que l'on puisse aller sans cesse de l'avant ; dans celle des enfants anormaux il y a comme un flux et un reflux : il faut revenir sans cesse en arrière pour consolider les connaissances acquises, pour reprendre de nouvelles forces avant de livrer de nouveau bataille au bloc compact qui oppose incessamment sa masse à l'effort du moment.

En définitive, il n'y a pas de ligne de conduite précise, de méthode générale capables d'amener sûrement des résultats identiques avec tous les enfants. Il y a pour ainsi dire autant de problèmes à résoudre qu'il y a d'enfants arriérés ; *chacun constitue une équation dont il importe de résoudre les inconnues*; c'est ce qui a conduit les éducateurs à envisager la question de l'individualisation de l'enseignement.

Il est nécessaire qu'en sus des explications fournies à tout un groupe, chacun soit amené à prouver par des exercices nombreux et individuels qu'il a bien compris et qu'il sait vaincre la difficulté proposée à ses efforts.

Il est nécessaire de grouper les élèves présentant les mêmes défauts, les mêmes faiblesses pour les amener au point où les autres arrivent plus facilement. Il faut que le maître veille de très près à ce que chacun réalise, chaque jour, dans les diverses matières enseignées, un effort en rapport avec ses moyens; pour cela il met les hésitants sur la voie, il redonne aux uns une explication complémentaire; il exige des mieux doués plus de fini, plus de précision qu'ils ne sont tentés d'en mettre.

Il ne s'agit pas dans une classe d'enfants arriérés de parler beaucoup : tout ce que dit, tout ce que fait le maître n'a qu'un but: *provoquer l'effort utile, coordonné, afin d'obtenir un résultat déterminé dans un temps donné.*

Ce résultat sera, surtout au début, proportionné à la capacité des enfants : ce qui importe c'est de faire naître l'effort, c'est de provoquer l'attention, de discipliner les mouvements, d'obtenir de la propreté, de l'adresse, de l'activité volontaire, de l'ordre; il faut surtout que l'enfant aperçoive la raison d'être de l'activité et des efforts qu'on exige de lui. Il faut qu'il fasse beaucoup d'expériences personnelles et qu'on lui apprenne à juger les conséquences de ses actes lorsqu'elles paraissent échapper à son entendement.

Pendant longtemps il faudra que le maître considère ses enfants comme des forces isolées, incapables de se régler les unes sur les autres ; c'est par la marche, la gymnastique, que peu à peu il les amènera à pratiquer des exercices d'ensemble sans cesser pour cela d'apporter à la correction des attitudes individuelles une attention toujours soutenue. C'est au cours des excursions qu'il donnera des explications que tout le monde pourra écouter et retenir, qu'il organisera des jeux auxquels chacun pourra prendre part. C'est peu à peu qu'il fera naître le sentiment de responsabilité, d'émulation collective et qu'il arrivera ainsi à créer une petite société où les uns et les autres sauront tenir une conduite convenable.

Emploi du temps.

La journée de tout écolier comprend naturellement trois parties : le temps du sommeil, celui du travail et celui des jeux et du repos.

Les arriérés affectionnent le lit. « Quand je serai grand, répétait l'un d'eux, je fonderai une école où les élèves dormiront jusqu'à ce que la grande aiguille ait fait le tour du cadran. » Douze heures ! Certains enfants, surtout au moment de la croissance, s'accommoderaient volontiers de ce régime.

Le sommeil prolongé est un calmant incontestable, il procure aux nerveux un grand bien-être, surtout aux grands émotifs, sujets aux cauchemars nocturnes. Ce qui importe, c'est que l'enfant dorme le plus tôt possible et qu'il ne reste pas éveillé le matin dans son lit.

Nous pensons qu'un service de survéillance doit être exercé effectivement la nuit par un personnel spécial; il ne faut pas que le silence du dortoir soit troublé par celui-ci ou celui-là; que certaines amitiés donnent lieu à des abus intolérables; il faut que les incontinents d'urine soient éveillés régulièrement, il faut que les agités soient rebordés; que les ronfleurs et les tousseurs soient signalés au service médical afin d'enrayer toute maladie; que les rêveurs qui pleurent soient consolés et calmés.

En été, quand les fortes chaleurs sévissent, les élèves peuvent sans inconvénient rester couchés une partie de l'après-midi dans un endroit frais et bien aéré, soit dans des hamacs, soit sur des chaises longues, soit même dans leurs lits. Il faudra toujours à ce moment exercer une surveillance étroite pour éviter les taquineries des uns et les sottises des autres.

Le travail dans les classes, au début, n'occupe guère qu'un quart de la journée, soit six heures. Il consiste en séances d'une demi-heure ou de trois quarts d'heure consacrées soit à l'orthopédie mentale, soit à l'instruction proprement dite.

Les maîtres devront organiser leur emploi du temps de façon à donner satisfaction à tous les besoins de leurs élèves. Il faudra qu'ils soient libres de prendre telle ou telle initiative et qu'ils la prennent. Il sera nécessaire qu'ils sortent souvent du milieu scolaire où l'air est confiné, l'horizon restreint, les objets connus, la vie conventionnelle.

Quand le temps le permettra, la classe aura lieu en plein air et comprendra, outre la gymnastique et les jeux, l'arpentage, le calcul visuel, l'appréciation des distances, la description orale, la botanique et la géologie, la géographie et la prévision du temps, le chant, etc.

En été, la classe pourra n'avoir lieu que le matin, à l'époque des vacances, les exercices pratiques auront le pas sur les notions théoriques et abstraites; pourtant les enfants arriérés ne sauraient sans inconvénients rester deux mois sans études.

Les classes devront être courtes; elles se divisent en plusieurs parties de dix minutes environ chacune; les questions alterneront avec les explications; les exercices écrits avec les exercices oraux.

L'arrêté du 17 août 1909 dit que chaque classe est coupée par un court repos. On en profitera pour faire moucher les élèves; pour envoyer les incontinents d'urine aux cabinets; pour faire exécuter des respirations profondes. Entre les classes, surtout si les locaux sont au rez-de-chaussée, il sera utile de sortir un instant.

Ces considérations générales passées en revue pénétrons dans une Ecole de perfectionnement pour y passer une journée, ce sera le meilleur moyen de nous initier à la vie de ces enfants et à l'emploi de leur temps.

Il est six heures et demie. Les enfants dorment encore. Le surveillant siffle le réveil, tout doucement d'abord, puis un peu plus fort.

Dressés sur leur séant, ils s'étirent un instant, les yeux encore lourds de sommeil. Les rideaux tirés laissent pénétrer le jour.

Chacun se lève, découvre son lit. En chemise de nuit, les enfants passent au vestiaire voisin où ils se préparent pour la douche et pour le savonnage.

La femme ou le valet de chambre surveillent cet important service, se prodiguant auprès des petits et leur donnant les soins matériels qui leur sont nécessaires.

On s'habille. On fait le lit. L'infirmière passe et signale les malades au service médical.

On descend à la cordonnerie. Les chaussures ont été cirées la veille au soir. Comme on est gauche pour les lacer! En voici un qui a cassé son cordon et qui pleure.

Il faut lui apprendre à en remettre un neuf. Tous ceux qui sont dans son cas doivent écouter cette leçon de vie pratique; en voici un qui se plaint d'avoir un clou qui traverse la semelle; vite le marteau et sur le pied de fer un bon coup qui mettra fin au supplice.

C'est l'heure de la selle. Il faut qu'on veille attentivement à ce que chacun accomplisse bien sa fonction et mettre au régime ceux qui auraient quelque difficulté à le faire. Les enfants se boutonnent seuls; la tenue des water-closets avant et après leur passage fait l'objet des observations nécessaires.

On passe au lavabo; les mains sont lavées, la cloche

sonne le déjeuner que surveille la femme du directeur aidée des filles de service.

Les serviettes sont pliées; plusieurs le sont mal, il
faut recommencer et les ranger par ordre de numéro;
les enfants sortent du réfectoire en chantant un air gai
et entraînant.

Il est 8 heures.

La cour est divisée en secteurs; chaque division occupe à tour de rôle l'un des secteurs où sont réunis des
jeux différents. Il est défendu de s'asseoir à ce moment.

Les uns grimpent à la perche, d'autres jouent à la
balle; ceux-ci envoient des palets dans les trous du
tonneau. On crie, on discute sous l'œil du maître de
jeux qui va de groupe en groupe, donnant son avis,
stimulant les apathiques, félicitant les adroits, se donnant beaucoup de mal pour que chacun s'amuse, développe ses forces ou son adresse, selon les cas.

8 heures 1/2. Les maîtres des classes sont arrivés.
La cloche sonne. Par groupes de quinze à vingt les
élèves se rassemblent sans cri, dans un alignement suffisant. Au signal, chaque groupe prend la direction de sa
classe, au pas cadencé.

Le maître a disposé sur sa chaise plusieurs assiettes,
une tasse, un plat, une soupière. L'exercice d'observation
commence.

Voici une assiette. Quelle est sa forme, sa couleur?

Est-elle aussi creuse que cette autre ? Pourquoi ? Est-elle aussi grande ? Si je laissais tomber mon assiette qu'arriverait-il ?

Avec quoi fabrique-t-on les assiettes ?

Le maître laisse tomber comme par mégarde une assiette déjà fêlée.

Il regarde attentivement la cassure comme étonné. Les enfants se penchent et veulent regarder à leur tour. Ils voient que la cassure est grise et ils distinguent bientôt la couche d'émail.

Le maître continue à interroger. Pourquoi ai-je mis sur mon bureau, à côté des assiettes, un plat, une tasse, une soupière ? — Parce qu'ils sont de même matière, parce qu'ils sont en terre, en faïence.

Et les ardoises sortent de la case sur un signal du maître. On dessine l'assiette, le bol, tous les objets en faïence qui sont là, devant les yeux. Le maître sourit en voyant ces croquis inexpérimentés. Il fait poser les crayons. Il dessine à son tour au tableau. Il ne s'y prend pas comme les enfants. Il trace un axe; il prend des mesures. Les élèves recommencent en l'imitant et refont de nouveaux dessins sur la même feuille. Ils obtiennent de meilleurs résultats. Ils ornent l'assiette, le plat, avec des feuilles et des fleurs. Les bons points sont largement distribués.

Il est 9 heures 1/4. Le maître fait lire l'heure par les élèves qui ont encore quelque difficulté à s'y reconnaître. Il demande s'il est partout la même heure. Puis il rassemble les enfants dans un coin de la classe et il fait exécuter quelques mouvements respiratoires, face aux fenêtres grandes ouvertes.

Il chante en exécutant des mouvements : ceux du jardinier qui ratisse, du paysan qui fauche, du charretier qui fait claquer son fouet, du rémouleur qui aiguise des ciseaux, du potier qui travaille au tour.

Les enfants l'imitent. Mais cinq minutes sont tôt passées.

Le travail reprend. Le maître fait distribuer à chaque enfant une feuille blanche sur laquelle chaque élève écrit la date, son nom, son prénom et son âge.

L'exercice de vocabulaire commence. — Les noms d'abord : assiette, plat, soupière, bol, tasse, faïence, émail, argile, moule, potier. Le maître les écrit et interroge sur le genre et le nombre.

Puis il fait transcrire en deux colonnes : les masculins à gauche, les féminins à droite.

Les adjectifs : creuse, plate, ovale, décorée, blanche, opaque, fêlée, ébréchée, cassée, fragile ; les verbes tourner, mouler, cuire, émailler, tremper, remplir, servir, boire ; les adjectifs de nombre : *quatre* assiettes, *deux* plats, etc. Tous les mots sont copiés. Il s'agit maintenant de les employer. A la rédaction orale succède la rédaction écrite, dictée ou libre. « L'assiette, le plat, la soupière, la tasse sont en faïence. L'assiette est blanche et ronde. Le plat est ovale et décoré, le bol est profond mais ébréché. Tous ces objets sont fragiles parce que la faïence est de la terre grise, cuite au four et recouverte d'une mince couche d'émail brillant.

« On prend le café dans un bol, la soupe, la viande, le dessert dans des assiettes. On met le potage dans la soupière et le rôti sur un plat. »

Les enfants ont collaboré à la recherche des petites phrases qui composent cette rédaction sans grandes difficultés grammaticales. Leur attention a été attirée sur les *deux pluriels* qu'elle renferme : sur la *lettre finale* des adjectifs ; sur le tréma de *faïence*.

Le maître l'a écrite au tableau noir en belles lettres moulées. Les enfants lisent à haute voix le texte, puis le recopient au net en évitant les fautes. Le maître supprime quelques mots faciles à retrouver et les remplace par des points. Il trace des modèles aux enfants qui écrivent mal. Les devoirs terminés, il les note non par comparaison, mais selon l'effort fait par chacun et par rapport à son travail habituel.

Il est 10 heures. C'est la récréation. Le surveillant conduit les enfants aux cabinets. Il remet le groupe au maître de jeux qui veille à ce que les enfants ne s'isolent pas, ne se taquinent et ne se maltraitent pas ; à ce qu'ils n'emploient pas en jouant d'expressions triviales ou grossières.

Pendant ce temps, le surveillant a réuni tous les débiles et tous ceux qui suivent un régime (bromure, etc.), il les conduit au réfectoire pour leur faire prendre leurs médicaments ou leurs aliments supplémentaires.

10 heures 1/2. Chaque maître rassemble ses élèves autour de lui. Il fait examiner le ciel ; observer la girouette,

la fumée, le baromètre, le thermomètre, l'horloge. On parle du temps probable. On évalue à l'œil des distances, des surfaces, des volumes. On prête l'oreille aux bruits du dehors. On cherche à deviner ce qu'on ne voit pas.

Puis on rentre pour la leçon de calcul.

Le maître tire une pile d'assiettes du placard.

Quelqu'un les compte. On compte par douzaines, par demi-douzaines. Il demande le prix d'une assiette, d'une tasse, du plat, de la soupière. On cherche le prix total de la douzaine d'assiettes, de la demi-douzaine de tasses, du plat et de la soupière. On remplit la tasse d'eau et on la verse dans la soupière autant de fois qu'il le faut pour la remplir. La tasse est dix fois plus petite que la soupière, elle en est le : 1/10. Un service de faïence a coûté 28 fr. 75. On paie avec un billet de 50 francs. Rendez la monnaie. Qu'est-ce qu'un service? De quoi se compose-t-il?

Le maître fait chercher des énoncés de problèmes par les enfants qui écrivent sur l'ardoise. Il les lit à haute voix. En voici un :

J'achète 3 douzaines d'assiettes à 1 franc la douzaine; 5 bols à 0 fr. 20 l'un; 2 plats de 1 fr. 20 chacun et une soupière de 2 fr. 50. Combien ai-je dépensé? Avec quelles pièces pourrai-je payer ?

Il est 11 heures 1/2. La cloche sonne. Les affaires sont bien rangées et un petit chant termine la matinée.

C'est le déjeuner. Le surveillant conduit aux water-closets les enfants qui seraient obligés de sortir pendant le repas si cette précaution n'était pas prise; puis au lavabo afin que les taches d'encre disparaissent et que les ongles soient bien propres.

Le repas de midi est le principal de la journée ; les enfants ont le temps suffisant pour bien mastiquer leurs aliments. Le directeur est passé dans les cuisines pour s'assurer que tout est bien cuit et peu épicé. Pour des pensionnaires il faut une cuisine variée et soignée, des mets frais, une boisson claire, une vaisselle nette, des locaux aérés et chauds, des réfectoires pourvus de nattes en hiver, à moins que les enfants ne soient chaussés de sabots, ce qui est bien préférable par les temps de pluie ou de neige. Les aliments des petits sont coupés d'avance en menus morceaux.

Les surveillants et surveillantes passent pour donner des conseils aux enfants gloutons ; font essuyer la bouche de ceux qui mangent malproprement, font ramasser les miettes, servent à boire, surveillent les incontinents d'urine, modèrent les fanfarons qui veulent étonner leurs camarades en mangeant plus de pain qu'eux, essuient les tables où par accident un enfant à répandu sa timbale, apprennent aux plus grands à couper leur viande, à casser leurs noix. Ils font en sorte que les enfants ne laissent pas de croûtons et qu'ils ne jettent pas leurs os à terre.

L'été, quand le temps le permet, le déjeuner a lieu dans le jardin sous les grands arbres ou dans le réfectoire de verdure.

Après le déjeuner les enfants prennent la brosse à dents et leur timbale et passent au lavabo se rincer la bouche et se nettoyer les dents ; ils se lavent les mains au savon, reviennent à leur place et enferment la brosse dans la serviette pour l'utiliser une fois encore après le repas du soir.

Ceux qui ronflent sont invités à se laver le nez et à se moucher énergiquement afin de se débarrasser des mucosités qui l'encombrent.

Enfin les précautions sont prises une fois encore. (Les enfants qui demandent à aller aux water-closets pendant ou aussitôt après le repas sont signalés au médecin qui les met en observation).

L'heure du repas est comme on le voit une heure très chargée ; c'est pourquoi nous estimons qu'elle nécessite un personnel spécial. D'ailleurs le personnel enseignant a besoin de repos ; il ne saurait faire une bonne classe l'après-midi, s'il doit veiller à tous ces détails de vie pratique.

Le progrès de ces enfants est intimement lié à leur bonne santé ; il ne saurait y avoir de bonne santé sans repas réguliers et surveillés, comme nous venons de l'indiquer, dans tous leurs détails.

Le surveillant de jeux prend alors possession de tout le groupe. Il fait marcher doucement deux à deux, dans le parc, en autorisant les conversations. Puis il fait rompre les rangs et chacun selon sa fantaisie joue, court, se repose. Il empêche les disputes et les rixes ; il exerce une surveillance discrète et laisse aux enfants le maximum de liberté et d'initiative compatible avec la discipline ; il n'intervient que si des accidents sont à craindre.

Si certaines classes possèdent des épileptiques, il veille à ce que ceux-ci jouent sur le terrain ensablé qui leur est réservé afin de rendre leurs chutes inoffensives.

Un bouton d'appel est à portée de sa main pour prévenir l'infirmerie en cas de besoin.

Le dernier quart d'heure est employé à remettre tous les jeux en ordre, à ramasser les papiers et les feuilles et à faire quelques exercices d'ensemble de marche et de saut qui réveillent l'activité physique et même l'attention de chacun.

1 heure 1/2. La cloche sonne.

Tous les groupes se rassemblent et se dirigent vers la salle de projections.

Peu à peu l'obscurité se fait dans la salle; certains enfants craintifs réclament de la lumière. On la leur rend et on recommence ainsi plusieurs fois jusqu'à ce qu'ils s'y soient habitués.

D'ailleurs leur attention est attirée par l'écran; les enfants lisent tout bas :

FABRICATION DES ASSIETTES

Et les divers tableaux cinématographiques se déroulent devant leurs yeux intéressés : Extraction de l'argile. Broyage de la terre. La pâte à modeler. Le moulage des assiettes. Les fours. Arrivée des cassettes. La sortie du four. Émaillage. Décoration. Autres objets en faïence. Faïences artistiques. Types d'assiettes décorées (vues en couleurs). Les enfants sont dans la joie, ils n'oublieront plus maintenant l'histoire si intéressante de cette assiette dont ils se servent chaque jour et qui a nécessité tant d'efforts.

La salle s'éclaire. Le directeur ou l'un des professeurs est à sa chaire.

Il parle du travail persévérant qui permet de vaincre tant de difficultés. Il raconte la vie d'un potier de génie, de Bernard Palissy, qui parvint à fabriquer des plats et des coupes émaillés que les musées collectionnent.

Et sur l'écran voici que Palissy apparaît, à l'heure décisive de sa vie, au moment où il jette dans la gueule ardente du four ses meubles et jusqu'au plancher de sa maison. Les petites mains applaudissent. D'un mot le Directeur tire la conclusion. « Mes enfants, travaillons de tout notre cœur sans nous décourager. »

Alors, c'est une envie d'imiter Bernard Palissy. Pourquoi la contrarier? Il y a dans le jardin une terre fortement argileuse. On passe les blouses de modelage et chaque classe fabrique de petits objets en terre se rapprochant plus ou moins de ceux qui, depuis le matin, ont défilé devant ses yeux.

Le maître a distribué quelques moules et un peu de terre glaise aux moins habiles et voilà tout un lot d'assiettes minuscules, de plats qu'il faudrait faire cuire : on les laissera sécher.

Tout n'est point fini — Où fabrique-t-on les assiettes? où trouve-t-on l'argile? où naquit Palissy? où voyagea-t-il? On prend la carte, et l'on rentre en classe. Voici Mon-

tereau, Limoges, Choisy-le-Roi. Voici les régions d'Ar-
cueil, de la Somme, du Limousin où l'on rencontre l'argile. Voici la Saintonge et les villes où l'on fabriqua jadis
tant de jolies faïences : Rouen, Strasbourg, Nevers.

Voici le planisphère et le maître montre les pays qui
eux aussi ont produit de belles faïences : la Hollande et
Delft, la Perse, la Chine, le Japon où le travail des potiers
a été en si grand honneur.

L'après midi s'écoule ainsi : de 1 heure 1/2 à 2 heures 1/2,
projections et morale. De 2 heures 1/2 à 3 heures 1/4,
travail manuel ; de 3 heures 1/4 à 4 heures, géographie
et histoire.

C'est l'heure du repos intellectuel bien gagné pour
tous ; c'est l'heure du goûter, de la promenade, du jardinage, de l'arrosage et de la toilette pour le dîner.

Il est 6 heures 1/2. Après le dîner, le Directeur
rassemble tout le monde et raconte une histoire qui
donne à penser, résume les incidents de la journée, puis
on chante et on récite en chœur et individuellement.

Tout d'un coup, le bâtiment s'illumine de la cordonnerie aux dortoirs ; les précautions prises, chacun
chausse ses pantoufles et s'en va dormir dans la paix
de sa petite conscience en songeant encore au potier de
la Saintonge.

C'est à dessein que nous avons décrit l'emploi du
temps dans une classe de l'école de perfectionnement
telle que nous l'avons réalisée.

C'est un moyen concret de fixer une bonne fois le caractère d'une institution nouvelle où il s'agit de voir peu mais bien, de regagner le temps perdu, de prendre des habitudes multiples, de corriger des tendances et de faire naître et de développer des sentiments, en un mot, de mettre tout en œuvre pour rapprocher de la normale les arriérés perfectibles dont se préoccupe la loi du 15 avril 1909.

A cet égard disons que le programme qui figure dans l'arrêté du 18 août 1909 nous paraît meilleur dans son esprit que dans sa lettre. Il convient surtout d'en retenir le premier alinéa de l'Instruction générale qui la complète et qui dit notamment :

« Les maîtres suivront le programme *des écoles primaires* dans la mesure où le comporteront les aptitudes des élèves. Ils devront le plus souvent se contenter de la lecture, de l'écriture et des éléments de calcul.

« Ils s'attacheront à provoquer et à retenir l'attention par l'attrait de ce qu'ils montrent et disent, par la variété et l'imprévu des exercices. Ils n'useront qu'avec discrétion de la récitation littérale. Ils éviteront les définitions, les règles, les formules. Ils ne feront réciter et copier que des mots et des phrases dont ils s'assureront que les enfants comprennent le sens. Ils auront le plus souvent recours à la leçon de choses. L'enseignement sera donné par la vue directe des objets et des êtres, par des images, par des causeries familières dirigeant l'attention de l'enfant vers l'observation de l'action et de la vie. »

Le même programme s'applique aux enfants qui ont

dépassé l'âge de la scolarité et sont versés dans les classes des écoles autonomes fréquentées par des jeunes gens âgés de 13 à 20 ans. Seulement les exercices seront plus développés, plus étendus et les maîtres s'efforceront de les rapprocher le plus possible de ceux qui sont en usage dans les classes élémentaires d'enfants normaux.

Cependant la moitié du temps et quelquefois davantage sera occupée par les exercices de travail manuel.

Types d'écoles. — La loi a prévu des classes annexées aux écoles publiques et des écoles autonomes de perfectionnement.

Les classes annexées ont été créées à Paris, à Lyon, à Bordeaux, à Poitiers, à Tours, à Reims. Elles réunissent les enfants arriérés d'un arrondissement ou d'un quartier. L'éloignement de la classe oblige les parents ou les personnes responsables à faire matin et soir une course assez longue pour accompagner des enfants que leur intelligence débile expose aux dangers de la rue.

Elles reçoivent de nouveaux élèves pendant toute l'année : il en résulte de graves inconvénients pour tous, sans profit d'ailleurs pour l'intéressé. Elles imposent aux éducateurs une tâche ardue, car, du matin au soir, il leur faut instruire et surveiller les enfants de la classe ; de huit heures et demie à cinq heures, ils sont de service, sans un moment de répit. On ne tardera pas à voir les inconvénients d'un tel surmenage imposé à des maîtres qui consacrent encore une partie de leur soirée à la préparation de leur cours du lendemain.

Chaque soir, le jeudi et le dimanche, les enfants rentrent dans leur famille, retrouvant souvent dans leur milieu les causes mêmes qui ont contribué à les retarder, les exemples mauvais, les conditions d'hygiène défectueuses, l'alimentation mauvaise, etc.

Aussi dès maintenant tous les bons esprits s'accordent-ils à voir, dans ces classes annexées, l'étape nécessaire à l'observation des arriérés avant leur placement définitif dans une école autonome ou leur renvoi dans une école ordinaire.

C'est dans ce milieu que le médecin scolaire pourra utilement travailler au recrutement des éléments destinés à alimenter les diverses cellules de cette grande ruche, qu'est l'école de perfectionnement, où nous avons pénétré tout à l'heure pour vous initier à la vie des élèves qui la fréquentent.

Si les départements le veulent bien, il leur sera facile d'obéir à la loi. Ils possèdent actuellement des locaux disponibles, des ressources destinées à des œuvres d'assistance ou de bienfaisance. La loi leur laisse la faculté de s'unir pour créer et entretenir ces institutions destinées à rendre les plus grands services au pays, en réduisant le nombre des non valeurs qu'il faut assister et des délinquants qu'il faut surveiller et punir.

Souhaitons donc que dans leur sollicitude éclairée les administrations compétentes s'engagent dans la voie généreuse qui leur est tracée par le législateur.

Les instituteurs ne manqueront pas à la tâche nouvelle qui leur incombera. Je n'en veux pour preuve que l'empressement avec lequel vous avez répondu à notre appel et les centaines de lettres qui nous sont parvenues des quatre coins de la France.

DOUZIÈME LEÇON

ÉDUCATION PHYSIQUE

Éducation des sens, des mouvements. — Gymnastique rythmée au son de la musique. — Jeux et récréations. — Excursions. — Hydrothérapie. — Natation. — Régimes. — Entraînement et adaptation à la vie pratique.

L'éducation physique des enfants arriérés comprend non seulement tous les exercices qui peuvent contribuer au développement harmonieux des diverses parties du corps, mais encore ceux qui permettent la rééducation des organes dont le fonctionnement laisse à désirer.

Le programme de cette éducation physique est formulé dans l'arrêté du 18 août 1909; il comprend :

a) *Exercices spéciaux de gymnastique.*

b) *Promenades et soins de jardin.*

c) *Jeux scolaires dirigés.*

d) *Exercices de prononciation et d'articulation.*

Il est indéniable également que les travaux de pliage, de cartonnage, les jeux de constructions et d'assemblages contribuent à donner aux mains des qualités précieuses et que le dessin, le moulage, les leçons de choses aident à l'éducation de l'œil.

L'instruction générale qui accompagne ce programme insiste sur l'utilité de ces exercices. Il y est dit en effet :

On donnera un développement particulier aux exercices suivants :

1° Le chant et la musique, généralement bien goûtés des enfants anormaux.

2° Les exercices de langage et d'articulation pour corriger les vices de prononciation généralement fréquents chez cette catégorie d'enfants.

3° La gymnastique simple et rationnelle, expurgée de tout exercice d'athlétisme, avec, s'il se peut, accompagnement de musique pour rythmer les mouvements.

4° Les jeux scolaires de course et d'adresse, organisés et dirigés par les maîtres qui veilleront à ce que les élèves apathiques et rétifs ne s'isolent pas de leurs camarades.

5° Des leçons de vie pratique, afin de mettre les anormaux en mesure de se suffire et de s'adapter à leur milieu. Aux enfants les plus petits, on apprendra à se laver, à s'habiller, à manger proprement. Aux plus âgés on apprendra à se présenter, à écrire une lettre, à compter leur argent, à l'économiser, à voyager ; aux plus intelligents, on enseignera des notions élémentaires d'hygiène et surtout des règles de morale particulièrement précieuses à des jeunes filles d'intelligence débile, partant plus exposées.

Le programme est donc parfaitement explicite ; hygiène, entraînement physique méthodique et progressif, exercices d'adresse, exercices d'endurance tout est prévu hormis un point : l'hydrothérapie et la natation ; cette même lacune se retrouve dans le rapport si remarquable de la commission chargée d'établir ce programme. Nous nous permettrons d'y revenir ultérieurement.

Reprenant l'ordre établi au début de cet entretien, voyons ce que peut avoir de spécial l'enseignement de la gymnastique dans les classes annexées et dans les Écoles de perfectionnement.

Sans insister sur son utilité hygiénique et sur son influence bienfaisante (ampliation des mouvements thoraciques ; bon fonctionnement de tous les organes ; harmonie dans le développement corporel), il faut voir dans la gymnastique rationnelle, sans appareils, rythmée et cadencée au commandement, la meilleure école de l'attention et de la discipline.

Des élèves moyennement doués éprouvent déjà quelque difficulté à exécuter des mouvements individuels à une cadence donnée, des mouvements à plusieurs temps qu'il s'agit de répéter sans erreur cinq ou six fois. Pour un instable ou un apathique, écouter des explications, faire attention aux mouvements exécutés par le moniteur, les reproduire à une cadence déterminée, représentent une tâche difficile, qui nécessite de longs efforts d'adaptation. Que de fois l'enfant compte sans que ses bras ou ses jambes n'obéissent ; que de fois le mouvement est en retard sur la voix qui indique la mesure ? Que d'efforts ne doit-il pas faire pour reproduire l'exercice exécuté une seconde fois, après démonstration puis une troisième sans le secours du moniteur.

Il ne suffit pas que l'enfant singe les mouvements comme cela arrive si souvent; il faut qu'il les exécute sérieusement, non seulement pour que ses muscles en profitent, mais aussi pour que ces manifestations motrices coordonnées franchissent le seuil de la conscience et par leur répétition gravent dans l'esprit une image kinésique durable, une stéréotypie définitivement acquise.

L'enfant arriéré se distingue des autres par l'affaissement de ses épaules, le dodelinement de la tête, la nonchalence, le balancement caractéristique de sa marche, s'il est un apathique; si c'est un instable par sa pétulance singulière, les tics de la face, les mouvements brusques, saccadés, dysharmoniques ; la gymnastique seule peut corriger ce maintien et ces attitudes qui donnent à l'enfant un abord antipathique.

Par quels exercices obtiendra-t-on ce résultat ? Au début, par des actes simples : lever une main, étendre les bras, les croiser ; lever une jambe. Tourner la tête, venir se placer à côté d'un camarade. Partir à un signal. S'arrêter de même. Marcher en se redressant, en fixant des yeux un point déterminé.

Puis, distinction du côté droit et du côté gauche; de l'avant et de l'arrière. Exercices divers : lever le bras droit, lever le bras gauche, etc.

Réciproquement le moniteur exécute un de ces mouvements et l'élève indique si c'est le bras droit ou le gauche qui a été baissé, le moniteur occupant successi-

vement la position directe, puis la position symétrique.

On a recommandé l'emploi d'une glace pour la correction des tics. Il nous a été permis de constater
l'heureuse influence du miroir sur la tenue extérieure d'un groupe d'enfants devenus plus propres, plus
coquets même à la suite d'une expérience de ce genre.

C'est seulement quand l'enfant arriéré saura reproduire par imitation certains mouvements simples à une
cadence donnée, que l'on essayera du commandement.

Il ne faudra pas être trop exigeant et savoir faire
crédit à ces arriérés ; il faudra s'ingénier à leur faciliter
la tâche en ne leur donnant à vaincre que des difficultés
bien graduées.

L'immobilité, par exemple, est désirable, mais on ne
saurait dès le début l'imposer aux instables pendant
plus de quelques minutes ; mieux vaut au contraire satisfaire leur besoin d'activité physique par des rondes,
des courses avec ou sans obstacles, des jeux variés ;
loin de refréner d'emblée ce débordement d'activité physique il convient de le laisser se manifester
pendant quelques jours afin d'en mesurer l'intensité,
d'en apprécier le caractère ; celui-ci se balance pendant des
heures sur son banc, un doigt dans sa bouche avec un
rictus de satisfaction ; celui-là remue les pieds tandis
que ses mains cherchent pendant des heures à nouer les
extrémités d'un bout de fil ; un troisième se dérange
continuellement de sa place, sous tous les prétextes ; cet
autre construit, sans se rebuter, avec des morceaux de

bois, des pompes qui ne fonctionneront jamais et des sifflets qui ne siffleront pas. Vous deviendrez rapidement leur ami si vous donnez satisfaction à ces instincts dont les parents refrènent parfois brutalement les effets sans en rechercher la cause, qu'il s'agit avant tout d'atteindre. L'observation montre, en effet, que cet état d'excitation varie avec les jours de la semaine et avec les heures du jour.

Dans nos faubourgs parisiens, le samedi soir après la paie, combien de parents et d'enfants dînent au restaurant, boivent du café et de l'alcool, et regagnent après minuit leur chambre mal aérée, les petits sur les bras de leur mère. Toute la nuit, le silence est troublé par les pas des voisins attardés, par les querelles et les cris des ivrognes. Le matin, on se lève tard à l'heure de l'apéritif; le père descend et chacun le suit s'il a conservé l'argent dans sa poche; les petits boivent l'absinthe qui reste au fond des verres; on mange de la charcuterie indigeste, et la journée se passe dans l'atmosphère lourde d'un estaminet.

Le soir, on va au cinématographe du quartier aux places les moins chères. Au bout d'une demi-heure on y étouffe, cependant que défilent des tableaux obscènes ou terrifiants qui affolent le système nerveux déjà si maltraité de ces pauvres enfants. On se couche encore après minuit, le ventre creux, la tête lourde.

Dans quelles conditions d'attention se trouve alors l'élève instable d'une classe de perfectionnement? Il bâille, il s'agite sur son banc, comme s'il avait des fourmis dans les jambes. La classe ne l'intéresse pas et cela se conçoit.

On n'est guère plus sage dans la classe aisée. Du samedi soir au lundi matin, on voyage, on fait bonne chère et l'enfant a sa part des mets épicés, du gibier, du café et des liqueurs, des sucreries et des gâteaux ; on sort, on rend des visites et le résultat est le même. Le lundi est donc un jour détestable pour l'éducateur. L'expérience le convainc rapidement qu'il ne saurait obtenir ni exiger des enfants une attention soutenue. Il prend le sage parti d'attendre, au lieu de punir et de gronder des irresponsables.

Le mercredi soir, le samedi soir, à l'approche des congés, souvent on dirait que l'atmosphère de la classe est chargée d'électricité ; les instables deviennent plus agités, les apathiques plus stupides ; toute l'attention semble évanouie, l'enfant ne songe plus qu'aux promesses de ses parents, au plaisir qui l'attend. Toutes ces perturbations, déjà flagrantes dans une classe ordinaire, sont plus sensibles encore à l'école de perfectionnement; la défiance des parents vis-à-vis de cette école, défiance qui s'exprime souvent à haute voix, en présence des enfants, diminue encore l'autorité morale et le prestige du maître.

Si l'administration a longtemps hésité à créer ces classes annexées aux écoles publiques de Paris et d'ailleurs, ce n'est pas parce qu'elle ignore le mal, mais c'est au contraire parce qu'elle le connaît trop et qu'elle en a depuis longtemp mesuré la profondeur. Elle connaît le zèle des instituteurs, mais elle sait quels obstacles ils rencontreront dans l'accomplissement de leur tâche, obstacles inhérents à ce milieu social qu'on ne peut améliorer qu'en portant atteinte à des libertés et à des usages auxquels il est difficile de s'attaquer.

On voit donc avec quelle prudence, avec quel tact il faudra procéder pour établir l'ordre dans la classe, la discipline dans les rangs, la bonne conduite dans les rues avec les éléments rassemblés dans la classe annexée. Il faudra plusieurs semaines, un mois peut-être d'exercices pratiques, fréquemment répétés pour obtenir un tel résultat. On vient de voir à quels brusques retours en arrière on est encore exposé.

Et d'ailleurs cette préoccupation primordiale n'est-elle pas la même dans une classe ordinaire et sur ce point, comme dans beaucoup d'autres, comme l'étude biologique des enfants arriérés vient éclairer notre pédagogie générale! Est-ce que dans une classe quelle qu'elle soit, un maître applique dès le premier jour ou même dès la première semaine l'emploi du temps qui lui est imposé? Ne commence-t-il pas au contraire à étudier ses élèves, à savoir ce qu'ils sont, d'où ils viennent; à les discipliner en leur faisant adopter certaines règles de conduite, certaines habitudes de travail qu'une longue expérience lui a fait reconnaître comme bonnes. C'est après travail préliminaire que la classe possède l'allure qui lui est propre et en quelque sorte la physionomie qui la distingue des autres classes de l'école.

Il en est de même dans une classe annexée avec cette aggravation qu'il s'agit d'enfants notoirement insubordonnés, puisqu'on les retire précisément pour cette raison des classes ordinaires.

D'ailleurs, le but de ces exercices n'est pas de militariser la classe ou d'affirmer une autorité, il est d'ordre plus élevé : il tend à provoquer constamment chez l'élève une obéissance qui, par la répétition, deviendra passive, irraisonnée, automatique ; c'est d'un mot, le réflexe de l'obéissance, décrit par le docteur Thulié.

Chez les excités, ces exercices préliminaires créent des habitudes d'ordre, de régularité, de subordination. Chez les apathiques ils ne sont pas moins utiles en excitant ces enfants à l'effort, en les entraînant par le rythme à l'esprit d'imitation.

La liste détaillée des mouvements à exécuter n'ayant pas été établie jusqu'ici, nous voulons essayer de dégager d'abord les conditions dans lesquelles ils devront être exécutés et les caractères qu'ils devront présenter pour satisfaire au vœu si bien établi par la commission, à savoir d'être à la fois « hygiéniques, physiologiques, esthétiques, et virils ».

Hygiénique, cette gymnastique le sera si elle est faite à ces heures bien choisies ne précédant ou ne suivant pas immédiatement les repas, le plus souvent en plein air ; si, dans les préaux, on évite la formation de poussières nuisibles qui s'élèvent toujours dès qu'on fait courir ou frapper du pied dans un endroit clos ; si les séances sont de courte durée ; si les efforts exigés des muscles partent de 0 pour atteindre progressivement le maximum exigible et reviennent graduellement au 0 ; si elle ne comporte que

des mouvements simples et non des exercices d'acro-
batie. Elle donnera de bons résultats si tous les muscles
fournissent un travail suivi ; si les poumons exécutent
régulièrement ces mouvements d'inspiration lents et
profonds que comporte la gymnastique du docteur
Rosenthal si elle entraîne progressivement l'organisme
vers un état de résistance maxima.

Esthétique elle, le sera si elle donne l'aisance au maintien ; si elle vise à corriger les déformations et les attitudes
vicieuses ; si elle permet aux divers groupes musculaires
d'accomplir des mouvements d'ensemble harmonieux
et plastiques, rythmés, si possible, par une musique,
simple et vibrante.

Virile, si cette gymnastique prépare l'enfant aux
rudes secousses de l'existence ; si elle les met en mesure
de se suffire à lui-même dans les circonstances de la
vie ; si elle constitue comme une réserve d'énergie
qui lui permettra de résister à un surmenage momen-
tané ou aux maladies qui viendront l'assaillir ; si elle
lui donne assez de forces pour parer aux aléas de sa
propre existence et même pour contribuer, le cas échéant,
à secourir de plus malheureux.

Certes, nous savons combien il sera difficile d'obtenir tous ces résultats dans une classe de perfectionnement annexée à une école publique ; pourtant on y
dispose d'un matériel déjà suffisant ; ce qui manque
surtout c'est l'espace, l'air pur, l'imprévu, et ce dont
il faut tenir compte ce sont les contingences qui em-
pêchent de tenir les élèves aussi souvent, aussi long-

temps qu'il le faudrait dans cette cour unique d'où les bruits montent pour aller distraire les autres enfants.

La leçon de gymnastique commencera par un rassemblement : les élèves devront s'habituer à se placer par rang de taille, assez loin du maître pour que celui-ci puisse embrasser d'un seul coup d'œil la longueur du rang. Il y aura lieu dans les premiers mois de faire des rassemblements fréquents afin que chacun connaisse bien la place qu'il doit occuper.

Puis on fera exécuter quelques mouvements de gymnastique respiratoire. Il ne sera pas mauvais de temps à autre d'habituer les enfants à souffler dans le spiromètre ; ils auront une idée de la valeur fonctionnelle de leurs poumons, de la différence qui existe à cet égard entre eux et leurs voisins et peut-être le désir d'augmenter leur puissance respiratoire et de faire avancer sur le cadran la flèche de l'appareil.

On fera marcher à des allures vouées : A petits pas pressés : pas du chasseur à pied. A longues enjambées : pas du cavalier. En fléchissant les cuisses : pas du gendarme. En sautant et en lançant les poings : pas de l'ogre courant après Petit-Poucet. Sur un pied, les pieds réunis, à quatre pattes. En arrière, les yeux bandés, en se dirigeant vers un point donné. Peu à peu on pourra disposer des obstacles sur le parcours : corde à sauter, perche, etc.

On dessinera sur le sol des carrés ou des cercles de plus en plus petits et on fera marcher de plus en plus vite sans mettre le pied hors du carré ou du cercle. On placera des quilles sur les angles des carrés : et il faudra éviter de les abattre en marchant. Pour habituer les enfants à une marche régulière on tracera sur le sol des lignes à la craie espacées de $0^m,50$ par exemple et on fera marcher en posant alternativement les pieds sur ces lignes. On fera courir doucement en observant attentivement si les enfants respirent par le nez et de quelle manière.

Les arriérés ne savent pas respirer en courant et ils s'essoufflent facilement, surtout les apathiques. Le saut est une épreuve des plus instructives. En voici un qui recule, s'élance comme s'il devait sauter un mètre de hauteur ; or, la corde n'est qu'à $0^m,10$ du sol et quelquefois moins. Qu'elle repose à terre ou qu'elle soit à $0^m,50$ du sol il prend le même élan, écarte les bras, court et s'arrête à quelques pas de l'obstacle.

En voici un qui est monté avec l'aide du maître sur un escabeau de $0^m,30$ de hauteur, il n'ose pas sauter à terre. Beaucoup sautent sans fléchir les jambes, en raidissant le corps et tout d'une pièce. Ils retombent à terre dans la même position sans fléchir leurs jambes.

Le saut permettra donc au maître d'intervenir pendant longtemps, de rectifier des erreurs de jugement, de vaincre des craintes chimériques et, par un entraînement régulier, de rendre à l'élève une certaine confiance en lui-même.

Le saut en tournant la corde donne aussi de bons résultats, il provoque une certaine émulation. Il y aura lieu de tenir compte de l'habileté de ceux qui tournent.

On fera imiter les mouvements des artisans en chantant des chansons de métier : du jardinier qui ratisse, du moissonneur qui fauche, du cardeur qui bat sa laine, du forgeron qui martelle le fer, du cordonnier qui tire le fil de poix, du rameur, du batteur de pieux, du scieur de long :

> La une s'en va
> Ça ira !
> La deux revient.
> Ça va bien !

Cette partie est la partie récréative de la leçon, l'instant de détente.

Les sauts en hauteur par deux, par trois, par quatre sont aussi très goûtés, ils obligent les équipes à s'entendre et à partir du même train. Des exercices respiratoires terminent la leçon.

Quand la discipline sera établie et les défauts individuels corrigés, quand les attitudes n'exigeront plus l'attention continuelle du maître, celui-ci, disposant d'un harmonium, d'un piston ou d'un clairon, pourra faire accompagner les enfants.

Nous avons expérimenté ces divers modes : le piston et le clairon donnent d'excellents résultats avec les garçons ; l'harmonium est surtout utile pour la danse qui plaît tant aux petites filles. Mais là encore, dans la classe annexée, nous nous heurtons à des difficultés matérielles. Si, tout à coup, le préau retentissait d'un air entraînant ce serait une véritable révolution.

Et pourtant c'est le programme qui impose cette façon

de faire et c'est lui qui a raison. Le temps et la bonne volonté aplaniront toutes ces difficultés du début, difficultés qui n'existent pas à l'École autonome, organisée à la campagne, à proximité des bois.

C'est là évidemment qu'est le bonheur à venir pour tous ces enfants privés d'air, de soleil et de mouvement. C'est dans le retour aux conditions de vie primitives qui ont affiné les instincts de nos ancêtres, qu'est peut-être le secret du développement rapide des facultés de ces malheureux, qui paient injustement le lourd tribut de nos fautes accumulées.

Ce n'est pas en suivant la grande route jalonnée de poteaux indicateurs que nous lisons pour eux, qu'ils apprendront à se guider, à s'orienter, à retrouver le chemin perdu, à se sentir en sûreté là même où il n'auront jamais mis le pied. L'enfant arriéré ne saurait avoir de meilleur maître que la *nécessité*. Il s'agit de graduer les difficultés qu'il aura à vaincre, sans cependant lui éviter les conséquences de ses actes; son adaptation ne se fera qu'au prix de nombreuses expériences : mieux que les raisonnements les plus subtils, elles lui donneront l'Expérience dont il a besoin dans la vie.

Qu'il suive donc les sentiers des bois, qu'il lutte avec la ronce hostile qui s'accroche à ses vêtements, qu'il évite la branche flexible qui menace son visage; qu'il choisisse entre ce chemin plus court mais malaisé et cet autre plus long mais plus accessible.

Qu'il souffre de la faim, s'il a mangé son goûter, qu'il pâtisse de la soif, s'il a bu toute sa gourde avant la fin de la promenade. Les occasions sont légion, grâce auxquelles il fera ainsi heure par heure l'apprentissage de la vie tout en acquérant cette force, cette souplesse, ce coup d'œil, cette assurance qui caractérisent les races élevées à l'école de la nature.

Promenades et soins du jardin. — C'est surtout dans l'école autonome qu'on peut organiser des promenades et s'occuper du jardin.

A Paris, il est possible de se promener si la classe est à proximité d'un bois ; il est possible, quand la discipline est établie, d'aller visiter un musée, de descendre ou de remonter la Seine en bateau ; peut-être même de se rendre à quelque usine voisine. Nous l'avons fait maintes fois, mais, à vrai dire, il en résulte pour le maître une grande tension d'esprit, s'il veut éviter les accidents. D'ailleurs, il faut le dire, beaucoup d'enfants arriérés ne retirent pas de ces promenades dans Paris, tout le bénéfice qu'on pourrait en attendre, tout en faisant encourir de grosses responsabilités au directeur d'école.

Pour qu'un enfant visite avec fruit un musée, il faut qu'il n'y vienne voir que les objets dont on lui a récemment parlé. Si on lui fait parcourir, le même jour, toutes les galeries du Muséum, il sort fatigué, sans conserver autre chose qu'une vague idée des nombreux animaux qui ont sollicité son attention. Si on lui a parlé des oiseaux et si on ne lui montre que la galerie d'ornithologie le plaisir est plus vif, le profit certain et la fatigue réduite.

Pour beaucoup de jeunes enfants le musée est un bâtiment d'où l'on sort harassé et où l'on s'ennuie. Un musée, représente une collection de documents qu'on ne saurait utiliser le même jour.

Avec un groupe de quinze enfants, il est possible de se rendre dans certaines usines; mais, là encore, il faut faire un choix; il faut que l'enfant soit mis en état de s'intéresser aux travaux qui s'y effectuent. Nous avons visité un grand nombre d'établissements : brasserie de la Meuse, à Sèvres; chocolaterie Trébucien; bloc Persan; usine des fils Piat; fonderie de bronze Bulteau; imprimerie Vanwalscappel, articles de caves Thirion; fonderie de bronze d'aluminium; jouets de Paris; établissements économiques de la Vigneronne, les carrières à plâtre de Montreuil, etc.

Jamais nous n'avons eu d'accident à regretter et voici pourquoi : c'est que nous avons toujours eu soin de faire quitter les vêtements, les tabliers, les cache-nez, tout ce qui pouvait être happé par les courroies; c'est qu'au cours des visites nous n'avons jamais quitté des yeux le petit groupe et surtout les mains, qui, dans les endroits dangereux, devaient rester dans les poches; c'est que les imprudences faisaient l'objet de remontrances très énergiques au retour de la promenade.

Il est donc possible de sortir de la classe, mais il est bon aussi de choisir son heure et son jour. Le jeudi et le dimanche sont de mauvais jours à cause de la foule.

Les promenades ne sont pas seulement instructives,

elles sont un excellent moyen de récompenser la classe
d'un effort collectif ; elles permettent au maître de connaître mieux encore la nature et le tempérament des
enfants, de faire naître ces sentiments d'affectueuse
sympathie qui ont tant de mal à éclore dans l'atmosphère même de la classe.

Les classes-promenades peuvent contribuer largement
à exciter et à discipliner l'énergie musculaire des élèves
et à faire naître entre eux ces liens de camaraderie si
précieux pour l'avenir.

Les écoles de Paris n'ont pas de jardin. Ce n'est pourtant pas la place qui fait défaut dans certains arrondissements ; c'est l'initiative qui manque et la complicité bien-
veillante de l'administration. Lorsqu'on répare une maison, on voit surgir une palissade qu'utilise immédiatement une entreprise de publicité. Lorsqu'un terrain est
vacant dans un coin de ce Paris si dur pour les petits
enfants, pourquoi ne pas y installer aussitôt des jeux ?
ne pas faire un peu la place pour y conduire chaque
jour les enfants de l'école voisine ? Dans une ville où
s'étalent des inscriptions en faveur des animaux, où l'on
a institué des refuges, des hôpitaux, un service de
transport, un cimetière pour les bêtes, comment suppo-
ser un instant qu'avec un peu de bonne volonté on ne
pourrait pas trouver les terrains suffisants pour recevoir les élèves de nos classes de perfectionnement et
les voir s'y distraire ?

Dans l'école de perfectionnement installée à la campagne, on distinguera la classe-promenade qui a surtout

pour but l'instruction des élèves, de la marche-promenade qui vise surtout à leur entraînement, et de l'excursion qui répond à la fois à ces deux indications.

Tout en ayant le plus grand souci de la santé des élèves, il est bon de les faire sortir par tous les temps. S'ils ont de bonnes chaussures, des guêtres et une pèlerine-capuchon, ils n'ont rien à craindre, surtout en pays boisé.

Au cours des marches-promenades, le pas accéléré et le pas de gymnastique alterneront. Tantôt elles auront lieu le matin, tantôt l'après-midi et même le soir. Tous ces enfants sont peureux ; ceux qui nous préoccupent le sont davantage. On n'hésitera pas, en été surtout, à organiser quelques promenades nocturnes qui familiariseront les élèves avec les réalités que l'imagination transforme si facilement en épouvantails.

Les exercices particuliers aux boy-scouts pourront aussi être exécutés par les plus avancés, auxquels on apprendra à reconnaître leur route sur une carte ; à se renseigner et à exprimer en un langage correct ce qu'ils voient et ce qu'ils entendent dans la campagne.

Ce qui serait intéressant à refaire, c'est l'essai tenté en 1907 au château de V... Imaginez une grande villa entourée d'un parc abandonné, qu'il s'agissait de rendre habitable.

Il fallut tout installer dans la maison, de la cave au grenier ; mettre en état les allées, défricher le potager, nettoyer les communs, redresser les palissades, abattre des arbres pour consolider les ponceaux ; vivre en un mot

de cette existence primitive qui oblige l'homme à con
quérir à la sueur de son front tout ce qui est nécessaire
à sa vie. Nous avons acquis là cette certitude, que la
meilleure école de perfectionnement était celle qui me
l'enfant aux prises avec les réalités.

Travaux du jardin. — Les travaux du jardin comprennent l'entretien des allées, du jardinet particulier,
du potager et du verger de la maison.

Les allées sont divisées en plusieurs lots dont chacun
est entretenu à tour de rôle par les élèves de telle ou telle
classe; les feuilles sont mises en tas pour le terreau;
chaque enfant a la jouissance de quelques centiares de
terre où il plante les graines ou les plants qui lui sont
donnés. Il les surveille, les arrose et assiste ainsi dans
le courant de l'année à la germination, à la floraison,
à la fructification des diverses plantes qu'il a réussi à
obtenir.

Les plus grands sont initiés à la connaissance des bonnes
et des mauvaises herbes; ils peuvent désherber, arroser,
bêcher; récolter les légumes, cueillir les fruits, trans-
porter le terreau, aider en un mot le jardinier dans la
mesure du possible.

Chacun est habitué à respecter tout ce qui pousse dans
le jardin; les maraudeurs sont signalés et punis. Pour
un grand nombre, le travail de la terre, le jardinage en particulier peuvent être le salut. Ceux qui
témoigneront d'aptitudes et de goût pour cette occupa-
tion devront être encouragés par tous les moyens, à per-

16

sévérer dans cette voie. L'agriculture ne nécessite pas de tous ceux qui s'y adonnent une vaste intelligence; l'horticulture se développe avec le morcellement de la propriété. La culture des plantes médicinales et leur récolte par les élèves de l'École de perfectionnement pourraient à elles seules suffire à leur entretien. C'est donc du côté des travaux champêtres qu'il faut s'efforcer d'orienter l'activité des enfants arriérés; loin des cités malsaines ils retrouveront, avec la santé, un emploi judicieux de leurs facultés.

Jeux scolaires dirigés. — Avec juste raison l'on a indiqué que les jeux scolaires, auxquels doivent se livrer les élèves des classes de perfectionnement, doivent être dirigés. Le jeu est nécessaire; il fortifie le corps, aiguise l'esprit, forme le caractère. C'est grâce au jeu que l'on peut attirer à l'école ces éléments qui détestent toute autorité; c'est par lui qu'on les y retiendra.

Les jeux dirigés ne sont pas seulement un amusement; ils exercent la plus heureuse influence sur le développement intellectuel, moral et social des enfants; ils ont cet avantage d'exciter l'activité, l'émulation et d'exiger une certaine discipline. Quels seront ces jeux? On les trouvera dans les manuels spéciaux, nous n'en citerons que quelques-uns.

I. — Le jeu du chat et de la souris.

Les élèves se donnent la main et forment un grand cercle. Le maître désigne le chat, puis la souris. Celle-ci part en tournant autour des camarades. Le chat doit suivre le même chemin et attraper la souris. Ce jeu oblige le chat à bien observer le jeu de la souris.

II. — La chandelle.

Les enfants, placés en cercle comme précédemment, l'un d'eux circule à l'extérieur et dépose son mouchoir au pied de celui qu'il choisit. Aussitôt, ce dernier s'empare du mouchoir et poursuit le premier. S'il l'attrape, celui-ci se place au centre du cercle où il reste prisonnier jusqu'à ce qu'un autre vienne le délivrer.

III. — Les jeux de quilles, de tonneaux, de raquettes, nécessitent un matériel que toutes les classes ne possèdent pas et cependant les jeux sont au début plus nécessaires peut-être que les livres pour faire prendre aux élèves l'habitude de régularité, d'exactitude qui sont indispensables à leurs progrès futurs.

IV. — Pour le jeu de tonneaux, on remplacera les nombres par d'autres d'un seul chiffre ; ensuite par des nombres plus grands.

V. — Le jeu des trois pierres a l'avantage de fixer les idées concernant certaines unités de mesure.

On trace sur le sol, au moyen de la chaîne d'arpenteur et d'une poignée de plâtre, un carré d'un décamètre de côté. A l'un des coins se placent les deux concurrents. Aux autres coins, on dispose un tas de pierres. Au signal donné, les concurrents, partant dans des directions opposées, vont chercher une pierre au premier coin et l'apportent au maître ; puis ils s'élancent vers le second et reviennent chacun portant sa pierre ; puis ils repartent et le premier revenu a gagné la partie. Ils ont parcouru ainsi : $(10 + 10^m) \times (20 + 20) + 30\,(10 \times 2^m) + (20 \times 2)$ $+ 30 \times 2 = 120^m$ autour d'un carré d'un are de superficie. Ces notions fondamentales de décamètre et d'are trouveront ainsi une application qui servira à fixer les idées de chacun sur ce point.

Les maîtres de jeux de l'École de perfectionnement auront plus de ressources que ceux des classes annexées. Dans un pensionnat d'arriérés, où les enfants sont en somme privés d'une année à l'autre des joies de la famille, la question des jeux présente une grande importance. Ce n'est pas un des moindres problèmes à résoudre que celui d'amuser ces classes d'apathiques que rien ne semble intéresser ou de régler la turbulence de ces instables si faciles à rebuter.

Le maître de jeux doit donc avoir un grand terrain à sa disposition. Voici les bornes du stade où les courses ont lieu. Voici les obstacles dont on peut disposer à volonté; voici le tremplin pour le saut en longueur ; l'échelle pour le saut en hauteur. Voici le portique avec ses agrès ; l'espace réservé à ceux qui jouent aux barres ou à l'épervier.

Voici un petit manège de chevaux de bois que les plus grands mettent en mouvement. Voici le théâtre Guignol : Guignol qui sait tout et fait souvent la morale aux tout petits. Voici le petit théâtre de verdure où, l'été, a lieu chaque dimanche une petite fête organisée par les élèves les mieux doués; voici les montagnes russes, c'est-à-dire une levée de terre où circulent les chariots fabriqués par les enfants eux-mêmes, à l'atelier. Le jeu des balançoires, la piste pour les cerceaux et celle pour les petites bicyclettes en bois, pour les patins à roulettes. Voici le dynamomètre et le ballon fixe sur lequel on peut frapper à tour de bras. Les jeux de tonneaux, de boules; le tas de sable pour les plus petits qui s'amusent à creuser des tunnels et à construire des forts, des châteaux, tout ce que la fantaisie leur dicte.

Quand il pleut, il y a, dans le préau couvert, des placards qui contiennent des livres d'images d'Épinal, des jeux de diverses sortes (lotos numériques, alphabétiques de couleurs et de formes variées ; les jeux de construction ; des moteurs, des mécanos, des scies à découper). Chaque division a les siens. Avant que l'heure du jeu ne soit complètement écoulée, le maître fait remettre tout en ordre. Chaque semaine, une séance est consacrée à l'entretien du terrain et des jeux. Les jeux dangereux, les querelles et les rixes sont interdits. Une bonne surveillance prévient tout désordre. Les élèves maladroits, les méchants, les taquins, sont au besoin isolés pendant quelque temps, avant d'être admis à jouer avec leurs condisciples.

Les coups et blessures sont immédiatement l'objet de soins. Il y aura lieu de ne jamais négliger une piqûre, une coupure, une contusion quelconques. Les enfants qui ont tendance à transpirer devront être modérés dans leurs ébats. Après une bonne partie il faut faire couvrir les élèves et les habituer à prendre toutes sortes de précautions (éviter de boire froid, etc.).

D'ailleurs, la question des jeux nous amène à parler

de la responsabilité civile, qui devra toujours être garantie par une assurance, si on ne veut pas priver les enfants des exercices variés dont nous venons d'énumérer les principaux.

Les excursions bien organisées sont en quelque sorte un moyen de reviser et d'appliquer toutes les notions acquises à l'école. Ces excursions permettent de juger l'entraînement, la résistance, l'énergie; de développer la mémoire des lieux, l'interroger sur tout ce qui se rapporte à l'orientation, à la géologie, à l'évaluation des distances, de corriger les erreurs de la vue et de l'ouïe.

Hydrothérapie. — Sauf exception, il est impossible d'administrer aux élèves des classes de perfection les douches ou les bains parfois indispensables à leur traitement.

L'eau ne doit cependant pas leur être marchandée. Plus que leurs camarades des autres classes, les arriérés sont malpropres; ils plongent volontiers leurs doigts dans l'encre et s'en barbouillent la figure, se font des moustaches avec leur bâton de réglisse pour amuser leurs voisins, etc.

La visite réglementaire de propreté ne devra pas être avec eux une simple formalité. Avant chaque classe, les oreilles, le cou, les poignets, les mains seront inspectés, les efforts récompensés.

Il est un certain nombre d'écoles où le savon, les serviettes ne sortent jamais des armoires. Les maîtres des classes de perfectionnement doivent les réclamer et surtout habituer les enfants à s'en servir. Ils n'hésiteront pas, le cas échéant, à retrousser leurs manches et à donner avec bienveillance à ceux de leurs disciples que leur mère négligerait ou qui seraient orphelins les soins d'hygiène que leur état nécessite. La tête sera vérifiée. On peut facilement la débarrasser des poux avec quelques frictions à l'alcool camphré. Ceux qui, de propos délibéré, acceptent la mission de parfaire l'éducation des arriérés doivent s'attendre à accomplir des besognes parfois répugnantes. Lorsqu'un homme ou une femme instruits acceptent la tutelle d'enfants souvent moralement abandonnés, ils ne s'abaissent pas en leur donnant volontairement tous les soins que leur état nécessite.

Bains-douches. — Si l'école est située à proximité d'une piscine, il faudra y conduire régulièrement les élèves, aux heures les plus propices, c'est-à-dire quand il y a peu de baigneurs. Prenez votre temps. Laissez vos garçons ou vos fillettes se déshabiller et mettre leur costume. Ayez soin de vous munir de savon et de crochets à bottine.

Puis donnez-leur une douche de propreté. Les enfants arriérés sont des êtres instinctifs qui n'ont pas toujours rencontré des gens qui les aiment et qui les comprennent; plus que les autres ils sont sensibles aux égards qu'on a pour eux; à moins d'être des fous moraux, ils reconnaissent bientôt ceux qui leur font du bien, ceux qui apportent un soulagement réel à leurs maux.

Là encore vous aurez à payer de votre personne, encore et toujours. Mais quel enseignement pour vous !

On ne connaît pas un enfant arriéré si on ne l'a vu déshabillé ; mieux que tous les discours l'examen de son corps vous décélera bien des choses : poitrine en bréchet, thorax déformé, infantilisme des organes, dissymétrie, vous apprécierez d'un coup d'œil l'utilité de votre rôle.

Quand tous les élèves seront habitués à recevoir la douche sans pleurer, sans crier ; quand leur crainte sera dissipée, le moment sera venu de leur apprendre à nager.

Mesdames et messieurs, je suis heureux de vous signaler ici les résultats que nous avons obtenus cette année en appliquant à nos élèves la méthode préconisée par un professeur de natation, M. Authors, méthode qui permet de faire des exercices collectifs de natation.

L'épreuve de l'eau est très caractéristique : en général, nos élèves sont hydropbobes, l'instinct de conservation est plus fort que leur faible raison.

D'autres, au contraire, paraissent ignorer qu'ils peuvent courir un danger en s'avançant dans la piscine ou en s'y plongeant ; ils imitent sans réfléchir ceux qu'ils ont devant les yeux.

Il importe que la première impression soit bonne. Pour cela les taquineries, les projections d'eau sont formellement proscrites. Les enfants descendent là où ils ont de l'eau à hauteur du genou, ils s'assoient en ligne dans la partie la moins profonde. Au signal, les enfants se retournent et, le corps allongé, les mains à plat sur le sol, ils imitent le maître qui plonge sa tête dans l'eau et la retire sans se presser : c'est ce que nous appelons faire le caïman.

Plusieurs séances sont parfois nécessaires pour obtenir que toute la division plonge sa tête au signal donné.

La seconde figure, c'est la *torpille*. L'élève, appuyé à la paroi, aspire, puis d'un vigoureux coup de jarret se lance, les bras allongés dans la direction du corps. Il constate ainsi qu'il flotte pendant toute la durée de son inspiration.

Quand il sait flotter, il fait la *grenouille*, c'est-à-dire qu'il progresse entre deux eaux, les bras allongés, mais les jambes agissant vigoureusement.

Quand ce résultat est obtenu, il reste bien peu à faire pour que l'enfant sache nager ; le plus difficile est souvent d'obtenir que les bras et les jambes agissent synergiquement.

Les premières séances sont de courte durée. Certes, ce n'est pas un repos pour l'instituteur que de conduire quinze enfants à la piscine et de leur apprendre à nager ; mais c'est un moyen encore d'atteindre le but que nous nous proposons et nous ne saurions vraiment nous en priver.

Il y a là encore des responsabilités à encourir, et plus d'une fois, après être resté dans l'eau une demi-heure ou plus, il vous arrivera de ressentir une grande fatigue et parfois quelques douleurs ; tout cela ne saurait arrêter celui qui a foi dans sa mission.

Messieurs nous avons passé en revue tout ce qui concerne l'éducation physique des arriérés telle que nous la comprenons et l'appliquons depuis plusieurs années en communion d'idées avec le législateur et la commission instituée au Ministère.

Le médecin scolaire et la famille devraient être vos collaborateurs naturels.

Le médecin a seul qualité pour fixer à chacun son régime alimentaire, son hygiène individuelle, sa formule hydrothérapique ou sportive; il aura plus que vous l'oreille des familles et, à cet égard, pourra leur parler avec plus d'autorité.

Souhaitons que nos efforts réunis transforment les élèves qui nous sont confiés, que ceux-ci deviennent des êtres sociables, capables de vivre dans la famille sans être un objet de répulsion pour les uns et de chagrin continuel pour les autres.

TREIZIÈME LEÇON

ÉDUCATION INTELLECTUELLE ET MORALE

Éducation des sens. — Gymnastique de la parole. — Procédés capables de fixer l'attention des enfants instables. — Leçons de choses. — Centres d'intérêts. — Projections. — Représentation des objets (modelage, dessin). — Travail manuel. — Aberrations mentales. — Culture de la volonté, du jugement et du sentiment. — Sanctions.

L'éducation physique, telle que nous l'avons formulée précédemment avec ses jeux, ses promenades et ses excursions, est à la fois la préface et le complément de l'éducation intellectuelle et morale. Le cycle de cette dernière comprend trois stades :

1º Le stade de l'observation.

2º   —   de l'initiation.

3º   —   de l'application.

Stade de l'observation. — Les enfants désignés pour la classe de perfectionnement sont pourvus d'un dossier contenant des renseignements de tous ordres, grâce auxquels le maître peut se faire une idée approximative de chacun des sujets qui lui sont confiés. — Ces données sont généralement insuffisantes et le premier devoir du maître est de résoudre, par lui-même et dans toutes ses inconnues, l'équation personnelle de chacun de ses élèves.

Ce n'est pas en quelques minutes qu'une telle discrimination est possible : les premières semaines, essentiellement consacrées à l'établissement de la discipline, vous permettront d'établir les diagnostics individuels, et, d'après eux, d'assigner à chaque enfant la place qu'il occupera en classe. Près du tableau, ceux qui ont la vue faible ; près du maître, les taquins et les distraits ; à droite, ceux qui n'entendent pas très bien ; au fond, ceux qui ont plus d'initiative et de volonté.

Gardez-vous de porter trop vite un jugement définitif : si vous examinez vos élèves, eux aussi vous examinent ; plus ils sont vicieux, moins vite ils livrent leur secret ; observez-les non seulement en classe mais surtout hors de la classe, dans leurs jeux, sur les rangs, quand ils vous croient absents. C'est durant cette période que vous pourrez, dans une certaine mesure, vous inspirer des tests proposés par divers auteurs pour évaluer le degré d'arriération d'après le retard dans les études.

Stade d'initiation. — Les élèves suffisamment connus et disciplinés, le maître commence la série des exercices destinés à l'éducation des sens, à la correction des tics et des troubles du langage, de façon à mettre les enfants en état d'acquérir des idées et de les exprimer en un langage débarrassé des imperfections qui font sourire ou des défauts qui le rendent incompréhensible.

Dans la pratique, il est bien rare que ces exercices préliminaires ne s'adressent qu'à l'un seulement de nos sens. Pour la commodité cependant nous les classerons de la façon suivante.

Éducation de la vue. — Les notions fournies à l'entendement par l'intermédiaire de la vue sont : la couleur, la forme, le nombre, la distance (impressions simples) ; l'harmonie, la symétrie, le fini et à l'infini (impressions d'ensemble).

Le maître se procurera des objets de couleurs vives : étoffes, papier. Il les classera dans l'ordre des couleurs de l'arc-en-ciel, par exemple. Il fera nommer et reconnaître les diverses couleurs. Il distribuera à chaque enfant une collection de 7 papiers ou de 7 morceaux d'étoffes, afin que chaque enfant reproduise un ensemble qu'il a devant les yeux. Cet exercice sera répété plusieurs fois par imitation, puis de mémoire.

Un autre ordre de classement pourra être ensuite adopté et la même série d'exercices recommencera. Comme applications, les élèves composeront les divers drapeaux, des cocardes, des disques qui en tournant et mélangeant leurs couleurs fondamentales donnent naissance à d'autres couleurs. Les petites filles pourront avec des mousses et des lichens composer de jolis tapis sur le sable.

On pourra faire cueillir à l'un des fleurs blanches, à l'autre des violettes, à l'autre des boutons d'or, des coquelicots, des bluets et organiser une bataille de fleurs, des concours de paniers fleuris, de bouquets, etc. L'imagination des éducateurs se donnera libre cours.

Ils se procureront encore des verres colorés, et des carrés de terre cuite et émaillée employés pour la mosaïque. Ils les feront coller sur des feuilles divisées, dans un ordre déterminé, d'abord en ne donnant que deux couleurs, puis davantage ; à défaut de mosaïque, ils pourront distribuer des cartons, du papier gommé de couleur.

Ils feront collectionner et coller des timbres français et étrangers, dans un ordre donné, par rangées concentriques de même couleur par exemple. Il existe aussi des pains à cacheter de couleurs variées, qui peuvent servir à d'excellents exercices, sans occasionner grande dépense.

On mélange des haricots blancs (flageolets) avec des rouges (suisses) et on les fait trier avec une certaine célérité.

Sur une toile cirée divisée en carrés rouges et blancs on pose des bouchons sur tous les rouges ou sur tous les blancs.

On fera un Kaléidoscope et on le fera examiner par chaque enfant. Au cours des promenades on récoltera divers fruits avec lesquels on composera des encres variées : avec la noix de galle, avec le sureau, le tournesol ; on mettra dans de petits flacons des sables et des terres variés (sables blancs, jaunes, rouges ; terre rouge, silex bleu, craie blanche), etc.

Lorsque les couleurs simples seront bien connus on étudiera chaque couleur et l'on collectionnera des étoffes et des papiers donnant toute la gamme des nuances,

depuis le clair jusqu'au foncé. Les maisons d'échantillon-
nage fourniront des déchets de papiers ou d'étoffes que
l'on fera coudre ou coller dans l'ordre de leur gradation
chromatique. La flore champêtre sera encore utilisée
dans les mêmes conditions.

On se procurera des perles, des écheveaux de laines,
que l'on classera par couleur, on collera respectivement
sur chacune des 6 faces d'un jeu de cubes des papiers de
même nuance et on fera rassembler ces divers cubes,
en tournant en haut les faces de même couleur.

Selon les classes on pourra alors faire colorier avec
des crayons de couleurs ou des pastels, des carrelages,
des fleurs, des personnages; enfin on laissera les enfants
colorier librement les dessins qui leur seront remis. Ces
exercices sont amusants quand ils sont bien dirigés; ils
nécessitent un effort d'attention facile à provoquer et à
entretenir; ils auront sur l'enseignement scolaire proprement dit, lecture, orthographe, la plus heureuse
influence, surtout si les lettres employées avec les com-
mençants sont de couleurs différentes. Ainsi le B et l'R
sont difficiles à distinguer. Si les B sont imprimés en bleu
et les R en rouge la confusion ne durera pas longtemps,
car la notion de couleur définie viendra s'ajouter à la
notion de forme.

La nature nous a donné l'idée des figures régulières
avec ses cristaux, ses fleurs, les cellules des abeilles,
et la coquille des mollusques. Tous les objets que l'industrie moderne produit sont réguliers; leur étude, leur
comparaison nous amène à les classer : objets ronds

(seau), objets à angles (moulin à café); objets bombés, objets plans.

L'étude des figures et de leurs éléments nous conduit à la conception des divers polygones et du cercle qui en est la limite. L'enfant possède quelques objets qui lui sont familiers : une toupie, un crayon, un plumier. Il faut partir de ces objets pour classer les corps qui l'entourent : livres, poêle, compendium, armoire, tuyau, verre de lampe; abat-jour, éteignoir, etc.

Taillez dans un saumon de plâtre des corps réguliers à bases différentes : carrée, hexagonale, circulaire et distribuez aux enfants des cartons de même base qu'ils auront à empiler sur les premiers corps.

On vend aujourd'hui des jeux de construction qui familiarisent les enfants avec les figures régulières.

Le modelage permettra d'appliquer les idées acquises relativement à la forme des objets.

Le souvenir de la forme est peut-être moins durable que celui de la couleur, il est moins précis; aussi multipliera-t-on les exercices destinés à fortifier cette mémoire particulière.

Distribuez aux enfants des sachets contenant plusieurs sortes de graines : haricots, lentilles, pois, et triage de plus en plus rapide.

Donner un petit cadenas et un trousseau de clés et les habituer à reconnaître la clé qui ouvre ce cadenas; distribuer des feuilles d'arbres différents et les leur faire classer dans un ordre déterminé.

Classer des timbres de même valeur, des coquillages

identiques, des soldats de plomb ayant le même uniforme, des perles de même grosseur, des clous de même
sorte, des fils de fer de même diamètre, des boutons.
A l'idée de forme et de couleur s'ajoute l'idée de volume.

Les images des livres sont toutes de même dimension, elles n'instruisent que parce qu'il se fait dans
notre esprit un travail d'agrandissement ou de réduction
des formes. L'enfant arriéré fait-il ce travail?

Pour le vérifier remettons-lui des images découpées
dans un catalogue d'articles de ménage, par exemple, et
donnons-les-lui à classer selon la grandeur réelle des
objets. Voici des images représentant des insectes, des
oiseaux, des mammifères; qu'il les classe par ordre de
grosseurs. Nous serons édifiés.

L'étude de la couleur, de la forme et des proportions
des objets qui entourent l'enfant nous conduit à leur
représentation par le modelage et le dessin.

Ce n'est pas seulement la mémoire visuelle, mais le
jugement de l'enfant, qui se fortifiera par ces exercices.
Les erreurs de représentation ne sont pas seulement
dues à l'inhabileté de la main, elles dénotent encore un
manque d'observation et de jugement.

L'étude des raisons qui ont déterminé à adopter telle
forme plutôt que telle autre pour les objets, dont nous
nous servons, est excellente pour provoquer la réflexion
après l'observation. Pourquoi le goulot des bouteilles
est-il renforcé à son extrémité? pourquoi les liquides
sont-ils conservés dans des verres cylindriques? pourquoi les roues qui servent à remonter la mèche de la

lampe Pigeon sont-elles dentées? pourquoi la boîte au lait n'est-elle pas cylindrique? pourquoi les bouchons sont-ils légèrement coniques?

Pourquoi les assiettes à dessert ont-elles des dessins et des légendes et les assiettes à potage n'en ont-elles pas?

Pourquoi la table de l'écolier est-elle inclinée et celle de la salle à manger est-elle plate? Pourquoi le poêle de cuisine est-il muni d'une barre en cuivre?

Aujourd'hui le développement du machinisme permet à l'homme de fabriquer des milliers d'objets à bon marché. Chacun d'eux est étudié au double point de vue de son utilité et de sa beauté; la lanterne de nos grands-pères et le phare de nos automobiles dérivent de la même nécessité : il est intéressant de faire découvrir aux enfants les raisons qui ont fait modifier l'une et fait concevoir et exécuter l'autre.

Un enfant normal s'intéresse spontanément à tout ce qui l'entoure. Il nous presse de questions; il devine ce que nous ne lui expliquons pas; il démonte ses jouets, il est naturellement curieux. L'enfant apathique a besoin qu'on stimule sa curiosité, l'instable casse son jouet par caprice, rarement par curiosité. C'est pourquoi ils restent ignorants de tout ce qu'un enfant de leur âge apprend lui-même, au jour le jour, en regardant ce qui se passe autour de lui.

Il est très important de donner de bonne heure cette habitude de l'observation : il faut que l'élève s'étonne, qu'il questionne, qu'il cherche et trouve à son tour les raisons qui ont déterminé les hommes à construire, à fabriquer, à travailler comme ils le font non seulement ici, mais ailleurs.

Il faut qu'en lui mettant sous les yeux des édifices de l'Angleterre, de l'Espagne et de l'Algérie, il s'aperçoive que ces édifices ont des toits très différents : inclinés ici, en terrasse là. Il faut que cela le surprenne et qu'il vous interroge et qu'il arrive à comprendre les raisons qui déterminent les habitants à adopter des toitures de modèles si différents.

Messieurs, il ne s'agit plus de rester dans les généralités et de dire toujours : développons chez nos enfants l'esprit d'observation; tous les inventeurs sont des hommes qui ont été surpris par des phénomènes que tout le monde connaissait avant eux. On avait vu le couvercle de la marmite se soulever avant que Papin ne découvrît la raison de ce phénomène et n'en déduisît des applications; des milliers d'humains avaient vu tomber des pommes avant que Newton n'en trouvât la raison dans la pesanteur et n'en déduisît les lois de la gravitation universelle.

Il faut que l'enfant passe les premières années de sa vie à observer pour connaitre et surtout pour savoir observer : nous lui faisons beaucoup de tort en lui évitant ce travail si naturel de découvrir le monde où il vit et en le privant de la joie qu'éprouve celui qui cherche et qui trouve.

Pour qu'un enfant arriéré puisse rattraper la moyenne des enfants de son âge il faut évidemment recourir à des procédés pédagogiques spéciaux, applicables dans une classe peu chargée et comparables à ceux que nous venons d'indiquer.

Ajoutons que tous les exercices précités permettent de doter l'enfant du vocabulaire nécessaire et qu'ils le préparent à définir avec précision, car la définition d'un mot suppose la faculté de distinguer dans l'objet défini ce qui le caractérise, ce qui lui est particulier. Est-il rien de plus caractéristique que la couleur, la forme, les proportions de cet objet?

Cette idée de proportion nous conduit naturellement à l'idée de nombre: idée si imparfaite dans la tête de tant d'enfants.

Ce plumier est plus long que haut, mais combien de fois? Que votre élève cherche lui-même, gardez-vous bien de lui donner des nombres à combiner; un nombre est un symbole, le résultat d'une suite d'opérations qui échappent par notre faute à l'entendement des enfants, d'où leur dégoût pour le calcul, pourtant si amusant. Choix de l'unité, c'est-à-dire de la commune mesure adoptée; réalisation concrète de cette grandeur au moyen d'une règle, d'un fil de fer; comparaison par transport et application de cette mesure effective entre la première quantité et la seconde; représentation graphique de cette opération : voilà tout le travail que l'enfant doit faire pour arriver à l'idée du nombre.

Qu'il écrive au début ses résultats au moyen de bâtons.

| | | | | | | |

Qu'il en arrive à concevoir l'idée d'une simplification.

s'il le peut; qu'il identifie dans sa tête ce résultat ainsi figuré à cet autre :

7

voilà qui suppose de sa part de longs et pénibles efforts, mais efforts profitables pour un enfant arriéré.

Faisons-le compter : les doigts de sa main, les tables de la classe, les carreaux de la fenêtre et faisons-lui représenter chaque objet par un trait avant de lui faire représenter par un chiffre

Il dira : Il y a dans la classe : une, deux, trois,....... dix tables par exemple :

écrira

puis 10

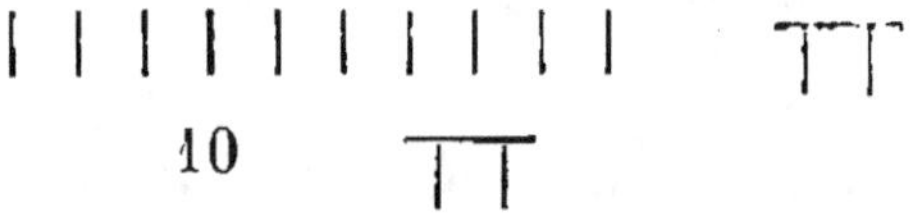

En promenade, faisons-lui compter les barreaux d'une grille, les arbres de l'avenue, les becs de gaz, les wagons d'un train, les voitures, les passants.

En revenant, faisons-lui représenter ce qu'il a vu et compté.

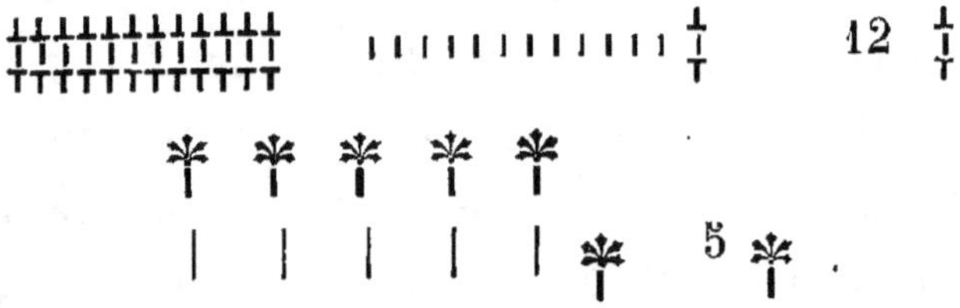

12

5

L'initiation mathématique précède d'autres enseignements, parce qu'elle peut se faire avec des objets que chaque enfant voit.

Pourtant on verra quelles difficultés on éprouvera avec certains enfants arriérés, avec ceux notamment qui sont à la limite du groupe perfectible et qui ont bénéficié d'un doute de la commission.

A la campagne, on peut se servir de marrons, de glands, de graines de fusain pour faire de petits bouliers compteurs; l'enfant identifie, peu à peu, chacune des grandeurs qui l'entourent à l'un de ces objets.

On fait confectionner de petits fagots contenant dix bûchettes et l'on compte ces fagots.

1.   1. †   1.   3.

Il faut, au début, que l'élève figure par un gros chiffre l'ensemble des dix bûchettes et qu'il place un petit point à côté du signe dont il comprendra l'utilité plus tard.

Il lit ainsi ce que nous avons figuré plus haut.

1 fagot de dix bûchettes

et 1   —   —   font 2 fagots

1   —   —   font 3 fagots

Au début les nombres

11   12   13   s'écriront donc

1_1 1_2 etc.

et l'enfant dira :

J'ai un fagot 1 et 1 bûchette

et il écrira 1_1

Par ce procédé il ne confondra pas.

      1_1 qui est 2 pommes.

avec 1_1 qui est 11 pommes.

Le premier 1 lui rappellera l'idée du fagot et le second 1 l'idée de la bûchette.

Nous considérons l'initiation terminée quand l'enfant saura compter lui-même les billes de son sac, les plumes de son étui, les pages de son cahier, de son livre, les boutons de ses vêtements, les élèves de sa classe, qu'il saura énoncer et représenter de la manière que nous venons d'indiquer les objets qui lui sont présentés.

L'enfant normal est naturellement porté à se servir de son petit seau, à le remplir de sable bien tassé et à en faire des pâtés qu'il aligne. Nous aussi nous avons notre *Tas de sable* et nous y conduisons nos arriérés, non seulement pour qu'ils s'y amusent, mais surtout pour qu'ils s'y instruisent. A leur portée voici des seaux de diverses grandeurs, ils s'en servent pour faire des pâtés ; mais chacun de ces petits monticules est la moitié ou le quart des plus gros ; l'enfant voit qu'il y en a de plus petits, il en entoure les gros qui ont l'air d'une mère entourée de ses enfants ; si par hasard il remplit le grand avec le petit, il découvre qu'il y est contenu exactement deux fois ; il recommence et l'idée se précise ; il y a désormais un lien de parenté entre les deux seaux ; il le proclame et cela devient bientôt une lumière universelle.

Si on apporte le lendemain d'autres seaux plus grands encore, une caisse, il y a gros à parier que l'un des enfants l'emplira de sable à l'aide du premier.

A l'idée de *plus grand*, de *plus petit* viendra s'ajouter une lueur de précision ; en répétant chaque jour ces exercices pratiques l'idée d'un rapport simple, défini, de moitié, de quart, de tiers apparaîtra plus claire; on pourra se servir à cet effet de matières sèches comme le son, les graines, ou liquides comme l'eau claire ou teintée.

On habituera l'enfant à représenter au moyen de signes conventionnels, puis de nombres, les nombreux résultats de ses observations personnelles ou collectives.

Pendant de longues semaines, il faut, dans les classes d'initiation, multiplier ces exercices de comparaison et d'évaluation orale puis figurée.

Dans la cour même où ont lieu ces travaux pratiques le mur est pourvu d'un long tableau noir où ces figurations peuvent être faites debout et en plein air, ce qui est tout profit pour l'organisme et ce qui facilite le contrôle rapide du professeur.

Nous y reviendrons en parlant du matériel.

L'étude des figures et de leur déformation ou de leur réduction nous conduit à l'idée de distance. C'est parce qu'il est très éloigné de notre œil que ce soldat paraît si petit; c'est parce que nous sommes montés très haut que les voitures ont l'air de jouets d'enfants.

Dès le début de l'existence, l'enfant tend le bras pour attraper tout ce qui brille autour de lui; il a une idée très vague des distances, de même que l'homme mûr se fait difficilement l'idée de l'étendue même relative qui sépare la terre des astres du firmament. Pendant cette période d'initiation, l'enfant évaluera tout d'abord la distance qui le sépare du bureau, de la fenêtre de la classe, de la porte. On peut prendre comme terme de comparaison son pas. Il dira : je suis à 8 pas du bureau, à 5 pas de la porte et il vérifiera.

Les mêmes exercices auront lieu dans le préau, dans la cour ; les évaluations varieront selon la taille des élèves et il faudra attendre que ceux-ci s'en aperçoivent avant de leur donner l'idée de la mesure commune.

Quand ils s'en apercevront, on leur distribuera à chacun une canne que l'on coupera à la longueur du pas d'un élève de taille moyenne et ce sera pendant quelque temps la mesure effective grâce à laquelle on vérifiera les résultats trouvés par les uns et les autres.

Bientôt, comme les distances iront grandissant, les enfants se fatigueront de mesurer avec une aussi petite baguette et, la nécessité d'une mesure plus grande se faisant sentir, le maître dira : « Comme votre petit seau était contenu plusieurs fois dans le grand, de même nous pouvons couper une baguette qui contienne 5, 6, 7, 8, 10 fois celle-ci, 10 fois si vous voulez, cela nous permettra de représenter notre grande baguette par un gros 1 et la petite par un petit, comme lorsqu'il s'agissait des fagots.

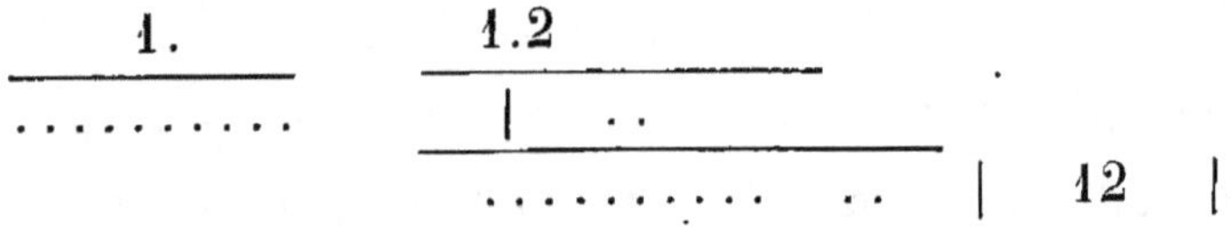

Se concertant avec le maître d'une autre classe, on organisera un jour une sorte de concours.

Chaque classe donnera son appréciation et pour vérifier chacune se servira de son étalon, en suivant deux lignes droites voisines et parallèles que les maîtres auront tracées.

Alors, on entendra bientôt des protestations:

« Votre bâton est plus long que le nôtre ; cela ne peut aller. »

Alors, le maître fera comprendre que pour vérifier il faut en effet une même baguette.

Le lendemain il apportera donc deux baguettes nouvelles qui auront un mètre de longueur, mais l'instituteur ne procédera au *baptême* de la nouvelle mesure et cela avec quelque solennité que lorsque la classe se sera déjà familiarisée avec elle. Alors la difficulté de se procurer et de manier une baguette de dix mètres donnera l'idée d'employer une ficelle un peu grosse à laquelle on fera un nœud, tous les mètres, si l'on veut. Tout cela préparera d'une façon amusante l'étude du système métrique, et l'évaluation métrique des distances.

L'étude des formes, des couleurs et des proportions peut s'appliquer aussi aux pièces de monnaie qui sont d'un usage si courant.

La monnaie de bronze et celle d'argent seront donc étudiées. Des exercices fréquents, soit avec les pièces elles-mêmes, soit avec des cartons spéciaux les représentant sur les deux faces seront de la plus grande utilité.

Le maître pourra s'en servir comme bons points en

utilisant la valeur numérique que chacun comporte et en se faisant rendre la monnaie, en habituant tous les soirs les élèves à compter leur petite fortune et en l'inscrivant au besoin sur un cahier de notes.

Ainsi l'éducation de l'œil conduira non seulement à l'étude des couleurs et des formes, au modelage et au dessin qui en sont la conséquence, mais à l'étude des proportions entre les diverses parties des corps et par suite au calcul des longueurs, des contenances et à l'évaluation des distances.

Tout ce programme peut s'exécuter avec des enfants ne sachant encore ni lire ni écrire. Pour un certain nombre d'arriérés, il sera peut-être un maximum, mais il aura du moins cet avantage d'avoir intéressé l'enfant à un certain nombre d'objets familiers dont il peut se servir; l'arriéré aura appris à traduire en paroles ses besoins et ses désirs et prendra part à la conversation courante des enfants de son âge.

L'œil est capable de sentir le besoin de la symétrie qui n'est autre chose que l'ordre, l'équilibre dans la disposition des parties d'un tout; on habituera l'enfant soit dans la classe, soit dans le préau, soit dans la maison à remettre en ordre les objets qui auront été déplacés à dessein. On lui fera dessiner sur le sable de l'allée un carré qu'il s'agira de décorer avec de la mousse et des fleurs; on lui fera composer des bouquets destinés à orner une cheminée.

L'œil n'est pas seulement capable de fournir des notions élémentaires, il perçoit des ensembles qui par leurs couleurs, leurs contours lui procurent des sensations agréables ou désagréables ; il est possible de provoquer en lui ces premières émotions que tout être ressent en présence de certains spectacles de la nature, et d'exciter en son être ce sentiment instinctif que le sauvage lui-même éprouve pour ce qui est sublime ou infini, quoiqu'il soit incapable de motiver son émotion.

Ouïe. — On accorde généralement moins d'attention à l'éducation de l'ouïe qu'à celle de la vue, ce qui est un grand tort.

Beaucoup d'enfants sont inattentifs ou paraissent l'être, parce qu'ils n'entendent pas bien, parce qu'ils éprouvent rapidement une fatigue, des bourdonnements, un malaise sérieux quand ils veulent s'appliquer à suivre des explications. On constate des troubles du langage chez les enfants qui entendent mal ; beaucoup sont incapables de chanter juste ou en mesure ; ils orthographient mal.

Voici une série d'exercices qui répétés contribueront à perfectionner le sens de l'ouïe dans une classe d'enfants arriérés :

L'enfant ayant les yeux bandés, le maître, qui dispose d'un timbre, d'un verre en cristal ou d'un grelot, frappe sur le timbre à une distance de plus en plus grande et à chaque coup les élèves indiquent la direction d'où vient le bruit, et l'objet qui l'a produit (sensation simple).

Le maître, frappant sur le verre en cristal, agite soudain le grelot et choque le timbre, les enfants indiquent s'ils ont perçu les deux autres sons (sensation composée).

Les fenêtres de la classe étant ouvertes, le maître fait prêter l'oreille et les élèves indiquent du doigt la direction des bruits qui viennent du dehors, leur provenance.

Le maître dispose sur son bureau plusieurs verres d'égale contenance dans lesquels il verse d'inégales quantités d'eau; il les fait disposer ensuite à tour de rôle selon la hauteur du son qu'ils émettent quand on les choque.

Le maître se procure quelques-uns de ces jouets : cri-cri, mirliton, coq, crécelle, tambour, trompette, flûte et les distribue aux élèves pendant la récréation; il fait venir tour à tour les enfants vers lui, leur bande les yeux et les envoie chercher tel ou tel instrument dont le son se perd au milieu des autres.

Au bois, il organise un jeu de cache-cache au cri. Les joueurs se cachent le mieux possible et font entendre de temps en temps un cri, l'élève qui tient le but court dans la direction d'où il présume que le cri est parti ; mais un autre cri éclate dans une direction opposée, puis dans une autre, cela l'oblige à chercher.

Ou bien on bande les yeux d'un élève, ses camarades sont rangés en cercle autour de lui, à une certaine distance; chacun prononce une phrase de sa voix naturelle, et le chercheur doit désigner le nom de celui qui vient de parler; cet exercice ne peut se faire que lorsque les enfants se connaissent suffisamment.

Il est très amusant aussi de leur faire chercher les grillons qui chantent dans les guérets ; découvrir les oiseaux qui sifflent dans les branches et leur faire répéter le chant de certains oiseaux.

On peut, au cours des excursions, organiser le jeu suivant. L'un des maîtres part en avant, porteur d'une trompe ou d'un cor ; il s'installe sur un point culminant et sonne de la trompe ou du cor. Dès que les élèves l'entendent, ils s'arrêtent. Puis l'un des surveillants donne le signal du départ. De temps à autre, l'appel retentit dans les bois et les élèves poursuivent leur course jusqu'à ce qu'ils aient atteint le joueur de trompe.

Le sens du rythme peut s'acquérir par l'imitation des bruits et des mouvements cadencés que l'enfant perçoit ou que le maître reproduit :

rythme de la cloche avec mouvement des bras ;

— du cardeur de laine —

— de la laveuse battant le linge —

— des forgerons battant le fer —

— des scieurs de long —

et par la reproduction de bruits émis à une cadence lente ou vive.

La classe d'arriérés possédant un piano ou un harmonium, le maître groupera autour de l'instrument les enfants dont le sens de l'ouïe est le plus obtus.

Voici quelques-uns des exercices qu'ils pourront faire :

1° Frapper l'une des touches du clavier, l'enfant ayant le dos tourné, et la lui faire chercher d'abord en limitant ses recherches, puis sans les limiter.

2° Frapper l'une des touches et faire reproduire par la voix le son de la note émise.

3° Frapper une note située au milieu du clavier, puis des notes des deux extrémités du piano, et expliquer le sens des expressions *grave* ou *bas* et *aigu* ou *haut*.

Série d'exercices en se rapprochant de plus en plus de la note du milieu, en diminuant progressivement la distance entre les sons.

4° Faire comparer le *la* du diapason au *la* du piano.

La reproduction par la voix des sons émis par les instruments nous conduit à la vocalisation dont les exercices sont excellents pour poser la voix et lui donner de la justesse. La vocalisation prépare l'enfant à chanter avec plaisir. Que chantera-t-il? Tout d'abord les rondes et les chants populaires les plus connus, les plus simples, les chants aux paroles faciles à comprendre et à retenir. Ces chants s'apprendront en marchant, en tournant, en jouant, selon les cas.

On apprend souvent les chants indirectement, c'est le jeu qui est en apparence le principal et le chant l'accessoire, mais peu à peu les paroles et l'air finissent par se combiner et se graver dans la mémoire.

Au début, il ne faut pas craindre d'être très simple :

Un, deux, trois,
J'irai dans les bois, etc.

La ronde des Compagons de la marjolaine; Plumons l'alouette; Tu sortiras, Biquette, de ce chou-là; A la volette; Gentil coquelicot, mesdames. Les marches, où l'on répète plusieurs fois la même ligne : Mon habit n'a qu'un bouton. Marchons... etc.

J'ai composé aussi quelques chants très simples sur

les mélodies les plus populaires. Ces airs connus et doux plaisent aux enfants. Nous publierons prochainement un recueil de ces petits chants.

Nous conseillons d'employer la période d'initiation à mettre tous les enfants en mesure de chanter : il n'y a qu'un moyen pour cela, beaucoup chanter et chanter doucement, sans crier ; l'enfant s'étourdit en criant, il ne peut travailler à son adaptation, il exagère ses défauts au lieu de les corriger. Les mélodies pourront n'être apprises que dans la période suivante ; elles seront seulement vocalisées pendant le temps de l'initiation.

Odorat et goût. — L'odorat et le goût devront être surtout développés dans le sens de la protection de l'enfant contre l'absorption de substances vénéneuses ou caustiques que sa gloutonnerie pourrait lui faire avaler.

On lui apprendra à reconnaître par l'odorat les substances comestibles : (café, chicorée, vinaigre,) des matières nocives (pétrole, ammoniaque, alcool à brûler) ou très inflammables (essence de pétrole.)

On lui apprendra à distinguer par le goût des substances d'apparence et de consistance voisines : du sel, du sucre râpé, de l'alun, de la farine, de la fécule, par exemple.

On lui montrera l'étiquette rouge qui indique sur les bouteilles de pharmacie les toxiques.

Au cours des classes-promenades, il sera facile d'exercer le sens de l'odorat par les plantes qui croissent au bord du chemin : fenouil, thym, absinthe, ail des chiens,

carotte sauvage, etc. Il est nécessaire aussi de mettre
en garde les enfants contre le danger de cueillir et de
manger les graines et les baies des haies et des buis-
sons. Ils distingueront les prunelles des graines de rue, etc.

On pourra aussi faire distinguer les fleurs à odeurs
pénétrantes comme la rose, le lis, le lilas, le muguet, la
violette et reconnaître les plantes aromatique et médi·
cinales : ache, lavande, serpolet.

Éducation de la main. — Pendant la période d'ini
tiation, il s'agit surtout de développer le sens tactile,
d'assouplir les articulations des membres supérieurs, de
donner aux doigts l'agilité qui leur fait défaut ; à la main,
la force qui lui manque pour saisir, soulever, maintenir
un outil ainsi que l'adresse nécessaire au nettoyage, au
polissage, au dessin.

Déjà, l'éducation de la vue oblige le sujet à dessiner et
à modeler, c'est-à-dire à rendre plus ou moins habilement l'image plastique des objets.

Parallèlement à ces exercices en voici d'autres destinés à affirmer le sens du toucher.

Faire toucher du bout des doigts la table vernie, la
vitre polie, la lime rugueuse, le poêle chaud, le globe froid.

Faire collectionner des objets divers ayant ces caractères et les distribuer aux enfants qui les font circuler.

Faire reconnaître au toucher les yeux fermés certains
objets familiers, etc. ; faire reconnaître au toucher des
échantillons de tulle, de toile, de velours, de soie, de
bure, etc.

Les enfants ayant les yeux bandés, les faire circuler dans la classe à tâtons, les entraîner au jeu de colin-maillard.

Collectionner des plumes de taille différente et les faire placer par ordre de grandeur. Recommencer à tâtons.

Collectionner des planchettes de bois d'essences différentes et les faire ranger d'après leur dureté, leur épaisseur, leur densité approximatives, recommencer les yeux bandés.

Faire la gymnastique des doigts : faire tambouriner et jouer des castagnettes pour l'assouplissement du poignet. Faire casser des baguettes de plus en plus grosses ; déchirer des cartons de plus en plus épais, pétrir de l'argile quelque peu résistant ; grimper à la perche et à la corde lisse ; lancer des pierres le plus loin ou le plus haut possible ; faire les mouvements de bras avec des haltères légères.

Puis commencez les exercices de pliage, de tissage, de découpage, de collage, prévus au programme des écoles maternelles.

Joignez-y d'autres travaux manuels ; utilisez tous les matériaux recueillis au cours des excursions : coquillages et fossiles qui serviront à orner un dessus de coffret ; écorces destinées à fabriquer des bateaux, des encriers, des bougeoirs, des porte-allumettes ; plumes qui pareront un minuscule chef peau-rouge ; branches d'orme pour confectionner des porte-plumes et des coupe-papier ; crin, pour chaînes et pour lignes de pêcheur ; marrons, pour colliers ; branches en sève pour sifflets et cornemuses ; apprenez aux plus habiles la sté-

réotomie au moyen de saumons en plâtre, le filet avec
de la ficelle ; les filles et même les garçons travailleront
à l'aiguille et coudront sur une pièce d'étoffe des boutons de diverses sortes, assembleront des brins de paille
de seigle pour en faire des cadres, apprendront à clouer,
à visser, à ficeler.

Donnez libre cours à votre initiative, variez de votre
mieux les exercices de travail manuel en vous efforçant
de proposer toujours à l'activité des enfants un objet
utile ou surtout un jouet. Vous réaliserez ainsi l'indication fondamentale de toute cette période : fortifier et
instruire en amusant.

Nous avons à dessein attiré l'attention sur l'importance
de l'éducation des sens dans la préparation des enfants
arriérés à l'école proprement dite.

Dès leur arrivée, le médecin aura relevé et traité les
imperfections sensorielles si fréquentes chez les arriérés.

Son investigation aura porté également sur les défectuosités du langage, qu'il vous apprendra à corriger ou
tout au moins à atténuer. Il n'est pas possible de laisser
les enfants zézayer, bégayer ou bredouiller sans essayer
de redresser ces défauts dont l'étiologie est souvent
complexe (milieu familial, troubles respiratoires, troubles
de la volonté, de l'émotivité, etc.) Il faut leur appliquer
un traitement approprié (orthopédie mentale, exercices
devant le miroir, mouvements antagonistes, etc.).

Ajoutons que les tics sont souvent contagieux et qu'il
y aura lieu de surveiller à cet égard l'ensemble de la
classe prédisposée à les contracter.

QUATORZIÈME LEÇON

ORGANISATION INTÉRIEURE DES ÉCOLES

Organisation intérieure des écoles. — Matériel. — Horaires. — Repos. — Récréations. — Nombre d'enfants par classe. — Recrutement du personnel enseignant. — Qualités d'un bon instituteur d'arriérés.

La loi du 15 avril 1909 a prévu deux sortes d'établissements destinés à recevoir les enfants arriérés :

1º Les classes de perfectionnement annexées aux écoles élémentaires publiques.

2º Les écoles autonomes de perfectionnement qui pourront comprendre un demi-pensionnat et un internat.

Classes de perfectionnement. — Avant même la promulgation de la loi, pour donner en quelque sorte la preuve des bienfaits qu'on pouvait en attendre, plusieurs municipalités avaient créé des classes spéciales pour les arriérés : à Lyon, à Paris, à Bordeaux, à Levallois-Perret, à Poitiers, à Tours, à Angers.

En 1912, sept classes nouvelles ont été ouvertes à Paris tant pour les garçons que pour les filles.

Ces classes sont installées dans des groupes situés généralement au centre de l'arrondissement ; les heures d'entrée et de sortie coïncident avec le mouvement général de l'école ; elles sont meublées et disposées comme les autres ; pour jouer et s'exercer les enfants ont la cour et le préau communs ; l'emploi du temps, le programme, les méthodes et procédés sont conformes aux instructions de la loi ; quelques-uns des maîtres possèdent le certificat d'aptitude à l'enseignement spécial, ils restent sous le contrôle du Directeur du groupe scolaire auquel la classe est incorporée.

On voit aisément les avantages d'une telle classe : elle permet d'utiliser les salles vacantes ; elle n'entraîne aucune dépense supplémentaire, sauf dans le cas où l'instituteur, titulaire du certificat, reçoit les 300 francs de supplément prévus par l'article 8 de la loi ; elle n'oblige en aucune façon les autorités scolaires à un surcroît de travail ; elles peuvent rapidement se multiplier.

Elles présentent cependant des inconvénients et, à certains égards, elles sont insuffisantes pour obtenir des résultats définitifs.

En effet, si la présence d'un ou deux enfants arriérés dans une école peut passer inaperçue, la réunion de quinze ou vingt enfants ne saurait échapper à l'œil des parents ; dans certains cas, cela suffira pour créer une atmosphère de mécontentement et de crainte dont certaines écoles concurrentes pourront profiter ; d'autre part, il peut y avoir danger à laisser certains enfants vicieux ou méchants jouer dans la cour commune aux heures de récréations ; leur présence n'est pas pour rassurer les maîtres de service qui assument, de ce fait, une bien lourde responsabilité ; il en résulte, de la part de ces maîtres, une certaine prévention contre la classe de perfectionnement, qui, sans compensation aucune, accroît les difficultés déjà très grandes du service des cantines et de la surveillance des récréations. On ne saurait prévoir jusqu'à quel point ils voudront accepter la garde de tels enfants.

D'autre part, malgré toute la bonne volonté des maîtres, il est difficile de soustraire ces enfants aux sarcasmes des élèves normaux, plus curieux que méchants, plus taquins que cruels.

Nous avons signalé ailleurs les inconvénients qui pourraient résulter de l'admission en cours d'année de nouveaux éléments dans la classe de perfectionnement ; il faudrait que ce point fût bien établi afin de prévenir tout conflit entre les Directeurs d'École qui désirent envoyer un enfant apathique ou instable dans la classe de perfectionnement et le maître spécialisé qui en a la charge et la responsabilité.

Pour notre part, nous pensons que les classes spéciales devraient être aménagées dans des locaux isolés, ayant pour dépendances une cour et un jardin ; pour matériel tout ce qui est nécessaire à un enseignement concret, pour personnel un instituteur et un surveillant, en l'espèce un instituteur accomplissant ou ayant accompli le stage prévu par la loi.

Une cour particulière permettra de sortir aux heures les plus favorables, d'exécuter des mouvements et des évolutions sans troubler le travail de plusieurs centaines d'enfants déjà distraits par les bruits de la rue; l'été, la classe se fera en plein air; grâce aux tableaux noirs disposés sur les murs d'enceinte, on remplacera avec avantage par la station debout, la station assise et courbée; on pourra jouer à l'aise à tous les jeux et laisser à demeure le matériel indispensable, sans crainte de le trouver détérioré par les enfants des autres classes; les enfants et les maîtres seront ainsi à l'abri des sarcasmes de personnes étrangères à un enseignement aussi spécial.

Chaque classe devrait donc posséder un petit jardin qui permettrait aux élèves de faire mille observations relatives aux végétaux et aux insectes.

La classe elle-même devrait être vaste, pourvue de tables à une seule place et disposées de façon à permettre au maître de circuler facilement entre elles; il faut que la salle d'études puisse se transformer rapidement en chambre noire et posséder un poste de projections fixe ou mobile et un musée que compléteraient des objets apportés à l'occasion par les enfants, des collections d'images, de cartes postales, de vues stéréoscopiques, un compendium des mesures effectives.

Le matériel comporterait en outre un certain nombre de chaises longues, de pliants, de tables légères, de chevalets permettant de travailler, d'écrire, de déjeuner même en plein air.

Cette classe aura pour complément : 1° un petit laboratoire où le maître pourra, sans inconvénient, exécuter des expériences très simples ; 2° un atelier où les enfants trouveront réunis tous les matériaux nécessaires à la confection de jouets, à l'exécution de petits travaux en carton, en papier, en bois ou en terre; où seront rangés les jeux et les outils de jardinage, les blouses et tabliers; '3° un petit cabinet médical où seront rassemblés les instruments de mensuration (toise, bascule, spiromètre, dynamomètre, etc.), les fiches des élèves ainsi que les boîtes à pansement.

Deux maîtres sont nécessaires à l'instruction et à la surveillance d'une classe de vingt enfants arriérés; dans un même arrondissement plusieurs classes pourraient être groupées dans un local bien aménagé qui posséderait en outre une cantine et une salle de douches où les enfants passeraient chaque jour. Dans une telle école, chaque classe correspondrait à des divisions essentiellement souples qui rassembleraient sous une même direction des groupes d'enfants aussi homogènes que les circonstances le permettraient.

En Algérie, en Tunisie, dans les colonies où le climat s'y prête, nous avons déjà préconisé l'installation peu coûteuse, grâce à la bienveillance du ministre de la guerre, d'écoles sous la tente ou même en plein air, où, pendant quelques heures par jour, il serait possible de dispenser aux enfants retardés de ces départements une instruction pratique et nécessaire.

Ces classes, dit l'arrêté du 17 août 1909, seront ouvertes pendant une durée de trois heures et demie le matin et pendant une durée de trois heures et demie dans l'après-midi. Les heures d'entrée et de sortie sont fixées pour chaque établissemont suivant les convenances locales, sur la demande du maire, par l'inspecteur d'Académie.

L'emploi du temps est ainsi distribué :

De 8 heures à 9 heures et demie.......... *Classe.*
De 9 heures et demie à 10 heures....... *Récréation.*
De 10 heures à 11 heures et demie..... *Classe.*
De 1 heure et demie à 3 heures........ *Classe.*
De 3 heures à 4 heures............... *Récréation.*
De 4 heures à 5 heures............... *Classe.*

Il est entendu que les heures de classe sont occupées soit à des exercices de travail intellectuel, soit à des exercices de travail manuel. Chaque classe est coupée par un court repos.

Le nombre des élèves à admettre dans une même division est normalement de quinze, mais il peut être exceptionnellement porté à vingt sans pourtant que ce chiffre ne puisse être dépassé. Cependant, il pourra être dérogé à cette règle pour certains exercices pratiques et travaux manuels.

L'enseignement sera donné tous les jours, sauf le dimanche et la demi-journée du jeudi : et ceci pour permettre aux parents, qui le désirent, de faire donner l'instruction religieuse à leurs enfants.

Écoles autonomes. — Les divers inconvénients que présentent les classes de perfectionnement, les lacunes

qu'elles laissent subsister dans un traitement rationnel
et complet des petits malades, l'impossibilité où se trouvent certaines familles de pouvoir conserver leurs
enfants chez elles, ont donné l'idée de créer des écoles
autonomes de perfectionnement qui pourront continuer
la scolarité jusqu'à seize ans, et donner à la fois
l'instruction primaire et l'enseignement professionnel
(article 2).

Ces écoles recevront naturellement les élèves des
classes annexées qui, vers quinze ans, seront reconnus
incapables d'apprendre une profession au dehors ou les
enfants trop gravement atteints pour que leur éducation
puisse se faire dans le milieu familial.

Deux sections, une de garçons, l'autre de filles, peuvent
être réunies sous une même direction sans que jamais
cependant il n'y ait ni cohabitation ni coéducation ; on
ne saurait trop se méfier à cet égard des enfants anormaux.

Jusqu'ici, aucun département, aucune commune ne
se sont décidés encore à construire ou à organiser un
tel établissement pourtant si nécessaire.

Deux solutions peuvent être envisagées : ou bien l'école
autonome sera construite sur terrain neuf ou bien elle
sera installée dans un local qu'il faudra aménager en
conséquence.

De toute façon, il est désirable que cette école puisse
recevoir un nombre suffisant d'élèves pour organiser les
divers groupes indiqués plus haut, sans cependant que
le Directeur ne cesse de *surveiller* utilement et con-

naître individuellement les élèves qui lui sont confiés.

Supposons le problème résolu et pénétrons dans l'École-type interdépartementale. — Elle comprend :

A) Le pavillon administratif qui comporte :

1° Une salle d'attente.

2° Le cabinet du Directeur.

3° Le parloir et la salle d'exposition.

4° Le bureau du comptable.

5° La salle de réunion.

6° L'appartement du Directeur.

B) Une vaste cour autour de laquelle seront disposés :

a. Un *pavillon d'isolement* ou d'observation où sont conduits les nouveaux élèves pour y être examinés par le médecin et retenus assez longtemps pour écarter tout danger de contagion.

Il comprend :

1° Une salle d'attente.

2° Le cabinet médical pourvu de tous les instruments nécessaires à l'observation biologique des élèves : toise, glissières, balances, ruban métrique, échelle pour mesurer l'acuité visuelle, dynamomètre, spiromètre, sphygmomanomètre, etc.

3° Des chambres d'isolement munies d'un lavabo.

4° Une salle de bain.

5° Une lingerie.

6° Un logement pour la personne chargée de soigner et de surveiller les arrivants.

b. Les pavillons destinés aux élèves.

Ces pavillons sont de plusieurs types correspondant à l'âge des enfants auxquels ils sont destinés : quatre à sept ans ; sept à treize ans ; treize ans et au-dessus.

Au rez-de-chaussée tous les pavillons possèdent un réfectoire, une salle d'études, un lavabo, un vestiaire.

Au premier, sont les dortoirs ou les chambrettes selon l'âge des occupants, les lavabos, la salle de douches, le vestiaire, le box du surveillant.

Chaque pavillon peut abriter 15 à 20 élèves, il a pour annexes un préau couvert, un réfectoire de verdure, la cour de récréation, une classe de plein air, des water-closets.

Les pavillons occupés par les élèves de 13 à 16 ans ont pour annexes : le potager et le verger ; une ferme, s'il y a lieu, des ateliers parfaitement aménagés pour l'apprentissage des divers métiers ; un atelier de couture et un atelier de repassage pour les filles.

c. Un pavillon spécial abritera les services généraux : cuisine, bains, lingerie, magasins.

L'infirmerie sera isolée des pavillons réservés aux élèves et au personnel.

Le matériel devra être simple et pratique ; des jeux nombreux devront être installés sur une vaste pelouse ; tous les jeux capables de provoquer l'émulation et le mouvement, de favoriser l'adresse et la décision devront figurer à l'École de perfectionnement, outre leur valeur éducative et récréative, ces jeux attachent l'élève à ce milieu scolaire, qui, grâce à l'affection, la sollicitude bien comprise du directeur et des maîtres, devient pour l'arriéré un milieu familial vivifiant, essentiellement favorable à son développement physique, affectif et intellectuel.

Il est évident que les communes ou départements fondateurs peuvent procéder par étapes et utiliser les locaux mis à leur disposition par de récentes lois ; nous avons indiqué le but à atteindre, il peut être sage de travailler progressivement à la réalisation d'une idée généreuse et pratique, mais dispendieuse à la fois par ses frais d'installation et ses frais d'entretien.

L'École autonome sera-t-elle dirigée par un pédagogue ou par un médecin ? La question est de trouver un homme énergique, connaissant parfaitement les enfants arriérés et ayant foi en sa mission, un homme robuste capable de surveiller de près son établissement, de veiller à sa bonne tenue, et d'assurer, par une bonne administration, le confort de ceux qui l'entourent ; capable de provoquer et d'encourager l'initiative de son personnel enseignant, de guider les grands élèves dans le choix du métier qui conviendra le mieux à leurs goûts, à leurs aptitudes et à leur tempérament de tirer le meilleur parti possible des ressources mises à sa disposition.

C'est lui qui donnera à l'école cette physionomie, cette âme qui la distinguera des établissements similaires. Il devra être pénétré de l'importance de sa mission, non pour en tirer gloire, mais pour être prêt à en remplir toutes les obligations.

Le personnel enseignant se compose d'instituteurs et d'institutrices. Il est spécialement chargé :

De l'instruction et de l'éducation des enfants ; et,

concurremment avec les surveillants, du maintien de l'ordre et de la discipline. Nous ne pensons pas qu'il doive assurer la surveillance nocturne, car chacun a besoin de repos et les enfants arriérés doivent être surveillés de près pendant la nuit.

Les maîtres stagiaires pourront être adjoints aux titulaires des classes de perfectionnement. L'enseignement théorique et pratique devra être parfaitement coordonné.

Des maîtres-ouvriers donneront un enseignement professionnel complet et seront chargés de l'entretien des bâtiments et du matériel de l'établissement.

Le service de la surveillance pendant les récréations, les repas, le sommeil, les promenades est assuré par un personnel spécial ; l'infirmerie, la cuisine, la lingerie, le jardin, la ferme sont pourvus d'un personnel agréé par le Directeur et surveillé par lui.

Le médecin de l'établissement devra offrir des garanties sérieuses au point de vue des connaissances médico-pédagogiques et être familiarisé avec l'éducation des enfants arriérés.

L'école autonome pourra être administrée en régie directe au compte de la commune ou du département fondateurs ; elle peut être administrée au compte du directeur ou de la directrice en vertu d'un traité par lequel la gestion est remise au chef de l'établissement qui s'en charge à ses risques et périls.

« Les traités ou leurs modifications doivent être au préalable approuvés par le Ministre de l'Instruction publique sur l'avis du Préfet. Les tarifs maxima exigibles des familles et des fondateurs de bourses pour les frais de pension et demi-pension dans chaque établissement sont fixés par le Ministre de l'Instruction publique sur la proposition du conseil général ou du conseil municipal après avis du Préfet. »

Nous ne saurions trop mettre en garde les administrateurs contre cette idée que l'on peut obtenir des résultats sans argent. L'entretien, l'éducation, la surveillance des enfants arriérés nécessitent plus de frais que celle des autres élèves ; lésiner sur ce point serait aller à l'encontre du but poursuivi. Ce qui est désirable c'est que les sommes consacrées à cette éducation ne soient en aucune façon dérivées de leur destination primordiale, l'utilisation des enfants arriérés.

Messieurs, l'école autonome sera ce que vous en ferez lorsque demain vous serez appelés à collaborer à une œuvre dont vous connaissez dès maintenant les difficultés et l'importance sociale. Il importe donc que vous vous prépariez dès maintenant au rôle qui vous incombera ; votre humeur, votre caractère, vos habitudes auront sur l'humeur, le caractère et les habitudes d'enfants arriérés une influence décisive ; tâchez d'avoir une volonté agissante, soyez fermes et bons tout à la fois, craignez de porter des jugements trop hâtifs : revisez souvent ceux que vous avez déjà formulés.

En classe évitez les longs discours ; peu de mots, des choses ; des interrogations habilement conduites ; des revisions fréquentes ; des exercices pratiques nombreux ; un enseignement attrayant, illustré de projections et d'images, complété par des excursions et des visites, égayé d'anecdotes et de faits, agrémenté de croquis, avec des pauses pour le chant et les rondes.

Des conseils donnés à propos, des règles de conduite d'une application facile, mais dont l'observation soit exigée avec fermeté, sans brutalité mais sans défaillance, telles sont les caractéristiques d'un enseignement positif et utile.

Il importe que nos écoles publiques soient aidées par des œuvres de prévention et d'assistance qui se chargeront des enfants anémiés et des écoliers arriérés. Le corps enseignant réclame depuis longtemps ces institutions nécessaires ; les candidats ne manqueront pas, ainsi que prouvent de nombreuses lettres reçues par nous dans ces derniers mois.

Dès maintenant, le recrutement est assuré ; la loi de 1909, bien qu'elle ne vous apporte aucune amélioration matérielle notable, bien qu'elle vous impose 10 heures ou plus de présence, vous trouve prêt à assumer cette nouvelle tâche ; nous ne saurions trop admirer votre dévouement et votre désintéressement.

QUINZIÈME LEÇON

UTILISATION DES ARRIÉRÉS

Utilisation des arriérés. — Notices sur les résultats obtenus. Discussion des divers procédés de surveillance et d'utilisation. — Comité de patronage. — Conclusion.

Messieurs, après Séguin qui dut aller en Amérique **pour** appliquer son excellente méthode, c'est Bourneville **qui**, en France, s'est occupé de rechercher les **procédés** les meilleurs pour amener les anormaux à gagner **leur** vie par le travail.

Malheureusement, en recueillant surtout des anor**maux** d'asile, idiots, épileptiques, crétins, Bourneville se **heurtait** à des difficultés insurmontables et ses efforts **méritoires** n'ont servi qu'à nous amener à refléchir à ce **grand** problème de l'éducation professionnelle ou même **tout** simplement de l'utilisation des arriérés.

Il y a là en effet deux problèmes distincts. Tous ces **enfants** pourront-ils, comme ces aveugles ou ces sourds-**muets** que nous connaissons, apprendre et exercer un **métier** et produire assez pour se suffire à eux-mêmes?

Non, bien certainement. Un grand nombre devront **se** contenter d'une besogne mécanique stéréotypée;

ils pourront y acquérir une certaine dextérité qui leur permettra d'être employés à certains métiers.

D'autres seront inutilisables dans l'industrie ; ceux-là resteront à la campagne et seront placés chez des cultivateurs ou des horticulteurs ; certains seront, à l'école même, utilisés comme aides de cuisine, jardiniers, etc.

L'établissement pourra posséder lui-même une ferme, des ateliers d'assistance par le travail, comme ceux que nous avons vus fonctionner à Tourcoing, où M. le Dr Drond a si bien résolu le problème : des êtres dénués de toute intelligence gagnaient leur vie à polir et à brunir des dossiers et des barreaux de sièges divers.

Nous préconisons pour notre part la culture, la récolte et l'emballage des plantes médicinales. L'Assistance publique serait un débouché naturel à une telle industrie facile à réaliser, offrant cet avantage de laisser l'enfant au grand air et d'être très rémunératrice, puisque le kilogramme de fleurs séchées vaut 3, 4 et jusqu'à 8 ou 10 francs.

En somme, les enfants mis d'abord en état de se servir eux-mêmes, de s'habiller, de se laver, reçoivent un enseignement ménager complet qui les habitue à exécuter des ordres, à effectuer certains travaux faciles dans un temps donné. C'est là une première étape que beaucoup ne dépasseront pas.

Ensuite, ils sont habitués à travailler soit dans la ferme, soit à l'atelier. Ils font ici ou là toujours le même travail jusqu'à ce qu'ils aient acquis une certaine habileté manuelle.

S'ils sont capables d'attention, s'ils montrent du goût

pour telle ou telle profession, on pourra tenter l'apprentissage d'un métier qui convienne à leurs aptitudes.

A cet égard, voici ce que nous conseillons de faire en l'absence de maîtres d'ateliers et d'outillage. Il y a dans nos villages de braves gens, artisans ou cultivateurs, qui ne demandent pas mieux que de prêter leur concours. Forgerons, charrons, peintres en bâtiments, tailleurs, sabotiers, horticulteurs, fermiers peuvent se charger pendant tout ou partie de la journée d'initier à leur profession un ou deux apprentis choisis parmi les enfants de la troisième catégorie, c'est-à-dire parmi ceux qui font preuve de qualités déjà sérieuses.

Les apprentis sont conduits chaque jour au travail et ramenés à l'école pour déjeuner; dîner ou dormir ; des cours spéciaux complètent cette éducation professionnelle. Le dimanche, des fêtes et des jeux éducatifs sont organisés. L'apprenti conserve les habitudes de propreté qu'il a déjà acquises ; s'il est malade il reçoit tous les soins que nécessite son état et n'occasionne aucun frais ni aucun souci à son patron.

Ce procédé, que nous avons expérimenté, nous a donné de bons résultats. Il présente de grands avantages, il est à la fois économique et pratique. N'est-il pas à craindre en effet que l'adaptation au milieu social ne soit compromise à tout jamais si l'on garde trop longtemps dans ce milieu artificiel, qu'est l'école, des enfants qui sont destinés à fréquenter les ateliers et les usines, les fermes ou les chantiers ?

Ce qu'il faudra surtout éviter c'est de vouloir dépasser

le but ; notre seule ambition est qu'en sortant de l'école, l'enfant soit apte à entrer dans une maison, à y être employé et à y rester.

A vrai dire, les établissements médico-pédagogiques ne peuvent encore montrer de résultats d'ensemble ; ils sont d'ailleurs peu nombreux et ne se sont pas tous orientés dans cette voie.

D'après une enquête faite par Binet à Bicêtre et à la Salpêtrière, 4 à 5 p. 100 seulement des élèves auraient profité réellement des efforts faits en leur faveur.

En Allemagne, au contraire, Me Furster rapporte que 75 p. 100 des enfants fréquentant les Hilfsschulen, reçoivent là un enseignement professionnel qui leur permet de gagner leur vie.

Cette disparité des résultats nous amène à penser que l'on a fait en Allemagne un départ judicieux entre les arriérés pédagogiques, perfectibles et éducables, et les anormaux profonds que l'on dirige sur les asiles.

Ces 25 p. 100 d'enfants, qui n'ont pu profiter de l'enseignement des écoles de perfectionnement, représentent à peu près la proportion habituelle des cas douteux.

Fermes-écoles, ateliers-écoles, ces différents modes de placement supposent l'action parallèle de l'instituteur et de l'ouvrier, action qui doit s'exercer jusqu'au départ de l'élève. A ce moment, surgit une difficulté nouvelle : Qui voudra occuper cet enfant, ce jeune homme dont on connaît le passé ? Qui voudra faciliter son placement ? Qui, enfin, se chargera de veiller paternellement sur ce jeune apprenti ?

C'est la même pensée des dangers qui guettent, dans les villes, les jeunes filles et les jeunes gens arriérés, qui a fait songer à les diriger surtout vers les professions agricoles exigeant plus de force physique que d'intelligence.

De toute manière on a voulu que les jeunes gens conservent un lien avec l'école qui les a élevés, qu'ils soient protégés quelque temps encore contre les tentations, les mauvais exemples, les moqueries, le découragement même et c'est pour cela que la loi a institué auprès de chaque école, à côté du comité de surveillance, un comité de patronage dont les membres sont nommés par le ministre de l'Instruction publique et qui comporte nécessairement un comité de dames.

Il est à souhaiter que ce comité de patronage n'existe pas seulement sur le papier, mais qu'il se compose d'employeurs, d'amis de la jeunesse, de braves gens qui prennent leur rôle au sérieux et exercent sur leurs pupilles une action discrète mais efficace et aussi prolongée que possible.

SEIZIÈME LEÇON

Faite par M. GOBRON, docteur en droit.

LA LÉGISLATION FRANÇAISE RELATIVE AUX ENFANTS ARRIÉRÉS (1)

I. — Historique de la loi actuelle.

C'est la loi du 15 avril 1909 qui a institué pour la première fois dans notre pays des établissements publics d'instruction à l'usage des enfants *arriérés*.

Sous cette dénomination, la loi a entendu viser non les anormaux médicaux (idiots, crétins, épileptiques) qui ne peuvent être soignés et éduqués collectivement que sous la responsabilité d'un médecin, mais les anormaux d'école ou anormaux psychiques, qui se répartissent en deux catégories :

Les *arriérés*, dont l'intelligence n'est pas suffisamment ouverte pour qu'ils puissent suivre avec fruits l'éducation donnée dans les écoles ordinaires ; les *instables*,

---

(1) *Bibliographie.* — Législation des établissements spéciaux aux enfants arriérés (*Commentaire de la loi du 15 avril 1909, suivi du texte de la réglementation en vigueur*), par Louis Gobron, Paris, 1910, in-8, 32 pages.

dont l'intelligence est parfois très vive, mais dont le caractère est troublé par une excessive nervosité.

Après avoir constaté le double inconvénient qu'entraîne la présence de ces deux catégories d'enfants dans les écoles ordinaires, pour eux-mêmes qui ne profitent pas de l'instruction et constituent un poids mort pour l'école, pour les autres dont ils gênent les études, les pouvoirs publics ont reconnu qu'il était nécessaire d'instituer des établissements spéciaux pour y recevoir ces enfants.

La grande loi organique de l'enseignement primaire (30 octobre 1886) n'ayant prévu que des écoles ordinaires pour les enfants normaux, il fallait l'intervention d'une loi pour autoriser la création d'écoles ou de classes comportant une organisation particulière et une affectation spéciale. Tel a été l'objet de la loi du 15 avril 1909.

D'accord avec le Gouvernement, le Parlement a substitué dans le titre et dans le texte de la loi au terme d'*anormaux* celui d'*arriérés* qui, à la différence du premier, n'éveille pas l'idée d'une tare permanente et n'enlève pas aux familles l'espoir de voir l'enfant reprendre sa place à l'école ordinaire.

Les prescriptions de la loi se rattachent aux trois objets suivants :

Plan : 1° Organisation des établissements.

2° Réglementation du personnel.

3° Organisation pédagogique.

1° Organisation des établissements de perfectionnement.

Deux types d'établissements. — La loi prévoit deux types d'établissements dits de *perfectionnement* pour les enfants arriérés des deux sexes : les classes *annexées*, les écoles *autonomes*.

Classes annexées. — Les classes de perfectionnement sont *annexées* aux *écoles élémentaires* ouvertes aux enfants de 6 à 13 ans.

Ce mode d'instruction spécial aux arriérés est le *moins coûteux*, car il exige un minimum de frais d'installation et de matériel, mais, par contre, il ne peut être appliqué que dans les *grands centres* de population, c'est-à-dire là où il existe un nombre suffisant d'enfants arriérés pouvant former une ou plusieurs classes.

Écoles autonomes. — Les écoles autonomes, en raison de leur organisation spéciale, et par cela même qu'elles peuvent comporter un demi-pensionnat ou un internat, offrent une plus grande utilité.

D'une part, elles sont mieux à même de donner aux enfants arriérés une instruction appropriée à leurs besoins et aptitudes, en particulier, l'enseignement professionnel qui leur convient tout spécialement. En outre, elles peuvent continuer la scolarité jusqu'à 16 ans.

D'autre part, ces écoles sont en mesure de recevoir : 1° comme externes ou demi-pensionnaires, *les élèves de la région*, en particulier ceux qui ont suivi une classe de perfectionnement jusqu'à 13 ans ; 2° comme internes, les enfants dont les familles habitent loin de toute classe spéciale, ceux qui sont trop gravement atteints pour rester dans leur famille, ceux qu'il est utile de soustraire à un milieu familial dangereux.

Pour des raisons faciles à concevoir, la loi interdit formellement le mélange des enfants des deux sexes dans les classes d'arriérés.

Création des établissements. — La loi range les classes et écoles de perfectionnement au nombre des *établissements d'enseignement primaire* public.

Elle leur attribue d'ailleurs un *caractère facultatif* en décidant qu'ils ne peuvent être créés que sur la demande des communes et des départements.

La loi autorise les communes à se grouper pour l'établissement d'une classe annexée ou d'une école autonome ou à s'entendre pour la fondation d'une école par une commune sur le territoire d'une autre.

Pour la création de ces établissements, on suit la *procédure ordinaire*, telle qu'elle est déterminée par le décret du 7 avril 1887 : c'est par décision du conseil départemental approuvée par le Ministre que peuvent être créées les classes ou écoles.

Installation. — En principe, les frais d'installation incombent aux *communes* ou aux *départements fon-*

dateurs, mais l'*État* peut y participer par l'allocation d'une *subvention.*

D'après quelles règles cette subvention est-elle fixée ?

Il a paru au législateur qu'il y avait lieu pour les écoles autonomes de déroger aux principes de la loi du 20 juin 1885 qui fixent mathématiquement pour les écoles primaires le chiffre de la subvention d'après des maxima déterminés à l'avance.

Le législateur a préféré adopter la règle suivie par la loi de 1885 pour les lycées et collèges, aux termes de laquelle le Ministre est libre de fixer la part proportionnelle de l'État dans la dépense, pourvu qu'elle reste en deçà de 50 p. 100.

Ce système a paru préférable au premier pour deux motifs, d'abord parce que la loi du 20 juin 1885, en fixant des maxima de dépenses, n'a envisagé ni l'installation d'ateliers, ni l'achat d'outils, ni l'acquisition de jardins et de champs, toutes choses indispensables pour donner l'enseignement agricole ou professionnel indispensable dans ces écoles ; en second lieu, parce que c'est précisément dans les grandes villes que les écoles ont chance d'être créées, alors que la loi de 1885 interdit toute subvention, dès que la valeur du centime communal dépasse 6 000.

Dépenses d'entretien. — Suivant les règles ordinaires posées par la loi du 19 juillet 1889, les dépenses d'entretien des classes et écoles sont réparties entre les communes ou départements fondateurs et l'État, en ce sens que les premiers supportent toutes les dépenses visées par l'article 4 de la loi de 1889 et l'État, les dépenses afférentes aux émoluments du personnel que vise l'article 2 de la même loi.

Fonctionnement administratif. — Il est évident que pour répondre à leur destination spéciale les établissements de perfectionnement doivent être **dotés d'une** *organisation particulière* plus souple et plus variée que celle des écoles ordinaires.

Aussi la loi décide-t-elle avec raison que la décision ministérielle portant création de la classe ou de l'école déterminera *pour chacune* d'elles, les *conditions spéciales* de son organisation et de son fonctionnement, notamment en ce qui concerne : le nombre maximum d'élèves à admettre dans chaque division ;

Le nombre hebdomadaire de jours d'enseignement ;

La durée des exercices quotidiens ;

L'emploi d'institutrices dans ces établissements.

Pour la fixation du *nombre d'élèves*, l'expérience a démontré qu'il devait être très réduit dans les classes de perfectionnement, alors qu'il est de 50 en moyenne pour les classes ordinaires.

Il a paru également nécessaire de prévoir des dérogations aux prescriptions de l'article 2 de la loi du 28 mars 1882 qui prévoient que *l'école vaque* un jour entier outre le dimanche. Il peut être dangereux, en effet, de laisser des enfants arriérés toute une journée sans surveillance, pendant que leurs parents travaillent hors de chez eux.

Également il était indispensable de fixer pour ces établissements un *emploi du temps* différent de celui des écoles ordinaires.

Enfin il a paru opportun, étant donné l'utilité de confier à *des femmes* la surveillance et même la direction pour les établissements spéciaux aux garçons, de prévoir des dérogations à la réglementation très stricte de l'article 6 de la loi du 30 octobre 1886.

Arrêté du 17 août 1909 (modèle-type de réglementation particulière). — Le Ministre de l'Instruction publique a pris soin, par un arrêté du 17 août 1909, préalablement soumis au Conseil supérieur, d'édicter sur tous ces points une réglementation générale destinée à servir de modèle-type pour la réglementation particulière à chaque établissement.

Nombre d'élèves. — Quant au *nombre d'élèves*, l'arrêté décide que pour chaque classe il sera normalement *de 15* et exceptionnellement *de 20* au grand maximum. Toutefois, on pourra autoriser des groupements plus nombreux en vue de certains exercices pratiques et travaux manuels.

D'autre part, l'arrêté décide que l'enseignement sera donné tous les jours, sauf le dimanche et *la demi-journée du jeudi*; il ajoute que dans les classes annexées et dans les écoles non pourvues d'un service d'aumônerie, les classes vaqueront une demi-journée par semaine pour les enfants auxquels les parents veulent faire donner l'enseignement religieux.

La *durée des classes* sera fixée pour le matin et pour le soir à *3 heures 1/2*. L'arrêté fixe la distribution de l'emploi du temps, chaque classe devant être coupée par un court repos.

Gestion administrative. — La loi prévoit deux modes de gestion pour les internats et demi-pensionnats : la *régie directe* au compte du département ou de la commune, et la gestion *au compte du directeur ou de la directrice*, en vertu d'un traité. Mais dans ce dernier cas, pour prévenir les abus particulièrement à craindre lorsqu'il s'agit d'enfants arriérés, la loi exige que les *traités* ou *modifications des traités*, ainsi que les tarifs maxima des frais de pension, soient *approuvés* par le Ministre, après avis des Préfets.

Inspection des établissements. — En dehors de l'inspection réglementée par l'article 9 de la loi organique, la loi de 1909 prévoit une *inspection médicale* dont elle détermine avec soin le fonctionnement.

Recrutement des élèves. — La loi s'est préoccupée également des conditions dans lesquelles les élèves seraient recrutés.

Elle a institué à cet effet une *commission* composée de l'instituteur primaire, d'un directeur ou maître d'une école de perfectionnement et d'un médecin, et qui, après avoir examiné les enfants en présence d'un représentant de la famille, a qualité pour décider s'ils peuvent être *admis* ou *maintenus* à l'école ordinaire ou si au contraire ils doivent être *placés* dans une classe ou dans une école de perfectionnement, à moins toutefois que la famille, comme elle en a toujours le droit, préfère faire instruire l'enfant chez elle ou dans une école privée.

Conseil d'administration. Comité de patronage. — Auprès de chaque école autonome fonctionnent deux conseils : l'un, le conseil d'administration, qui a un rôle purement administratif et qui contrôle la gestion économique de l'établissement; l'autre, le comité de patronage, qui a une mission de contrôle et de surveillance sur les enfants tant qu'ils séjournent dans l'école et aussi après qu'ils en sont sortis.

2° RÉGLEMENTATION AFFÉRENTE AU PERSONNEL.

Assimilation du personnel. — La loi du 15 avril 1909 pose ce principe que le personnel exerçant dans les écoles ou classes de perfectionnement jouit des mêmes droits et avantages que les fonctionnaires des écoles élémentaires publiques.

Indemnités, avantages spéciaux. Supplément de traitement (300 francs). — Toutefois, en sus des émoluments légaux, ce personnel doit recevoir des *indemnités* ou *avantages* en nature à raison du service supplémentaire qui lui est imposé. En outre, les maîtres qui justifient du diplôme spécial reçoivent un *supplément de traitement* de *300* francs soumis à retenue, pendant qu'ils exercent dans les classes ou écoles de perfectionnement.

Certificat d'aptitude (Décret du 14 août 1909). Stage d'un an (Arrêté du 21 janvier 1910). — C'est le décret du 14 août 1909 qui a réglé les conditions d'obtention et le programme de l'examen du certificat d'aptitude à l'enseignement des arriérés. Les candidats doivent justifier, sans dispense possible, d'un stage *d'un an*, qui peut être accompli, aux termes de l'arrêté ministériel du 21 janvier 1910, soit dans *les classes ou écoles publiques de perfectionnement*, soit dans *les classes ou écoles privées de perfectionnement agréées* par décision ministérielle, enfin, dans les *instituts d'aveugles ou de sourds-muets* entretenus par l'État, le département ou la commune.

Il n'existe jusqu'à présent qu'une seule école privée agréée, c'est celle de **M. Durot, rue de Picpus, à Paris.**

Directeurs. Maîtres. — Les *directeurs* et *directrices* sont *nommés par* le ministre. Les *instituteurs* et *institutrices chargés de classe* sont nommés dans *la même forme* que les instituteurs des écoles élémentaires, mais ils sont choisis de *préférence parmi les maîtres* pourvus du certificat spécial.

Surveillants d'internats. — En ce qui concerne les *surveillants* dans les *internats*, la loi permet de les désigner parmi les instituteurs et institutrices qui sont alors détachés du cadre de l'enseignement public et payés par l'établissement.

Les surveillants des internats *départementaux* sont

nommés par *le préfet*, sur la proposition du chef d'établissement.

Quant aux surveillants des internats *municipaux,* ils sont *désignés* par le *maire.*

3° ORGANISATION PÉDAGOGIQUE.

Arrêté du 18 août 1909. Programmes et instructions. — En exécution de la loi du 15 avril 1909, un arrêté pris après avis du Conseil supérieur, à la date du 18 août 1890, a fixé les *programmes d'enseignement* dans les classes ou écoles de perfectionnement.

A cet arrêté sont annexées une *instruction générale* et des *instructions spéciales* aux écoles qui renferment des *directions pédagogiques* pour les *divers enseignements* inscrits aux programmes.

Ce qui a été fait jusqu'à présent. — En vue de devancer la loi et d'en démontrer par avance l'utilité, plusieurs villes avaient, avec l'agrément du Ministre, ouvert des classes de perfectionnement pour arriérés.

Lyon : quatre classes de garçons, trois de filles.

Paris, Bordeaux : deux classes de garçons, une de filles.

Levallois-Perret, Poitiers, Tours : une classe de garçons, une de filles.

Angers : une section de filles à l'école annexe de l'École normale.

Depuis la mise en vigueur de la loi de 1909 de nouvelles classes ont été créées ; d'après le rapport de M. Baudin au Sénat pour le budget de l'exercice 1912, le nombre de ces classes serait actuellement de 30 pour 720 élèves. — A Paris, le conseil municipal a voté la création de 7 nouvelles classes pour la rentrée prochaine, dans les 11e, 17e, 18e et 19e arrondissements (ce qui avec les 3 classes actuelles fera 10 classes).

Mais jusqu'à présent il n'a été procédé à aucune création régulière d'école autonome.

Ce qui doit être fait dans l'avenir. — Des pourparlers sont toutefois engagés pour obtenir des départements ou des communes la création d'établissements de ce genre. C'est ainsi que la ville de Lyon a récemment décidé la municipalisation d'une école privée qui compte 16 classes et 168 élèves.

D'autre part, un établissement départemental est en voie d'installation dans la Côte-d'Or et le conseil général de la Charente-Inférieure a décidé la création d'un internat pour 250 enfants arriérés.

Ce qui paraît retarder pour l'instant les projets de création d'écoles autonomes dans divers départements, c'est qu'ils attendent la nouvelle loi sur les aveugles et sourds-muets, qui doit rattacher ces catégories d'enfants au Ministère de l'Instruction publique, conformément au projet de loi voté le 22 mars 1910 par la Chambre et actuellement soumis au Sénat. Plusieurs départements ont, en effet, manifesté l'intention d'installer, dans les bâtiments dont ils peuvent disposer, non seulement les anormaux psychiques, mais les anormaux sensoriels, chaque catégorie, bien entendu, formant une section distincte.

Conclusion. — Il est à espérer que, dans un avenir prochain, tout département sera pourvu d'établissements spéciaux aux enfants arriérés. C'est à cette condition seulement que le principe de l'obligation inscrit dans nos lois ne restera pas lettre morte pour toute une catégorie d'enfants.

DIX-SEPTIÈME LEÇON

LES INSTITUTIONS POUR ANORMAUX SCOLAIRES A L'ÉTRANGER (1).

Par V-H. FRIEDEL,
Sous-Directeur du Musée pédagogique.

La question des anormaux a été discutée, ces temps derniers, avec beaucoup d'ardeur dans tous les pays. Elle a fait éclore une littérature copieuse et touffue (2). Se reconnaître dans cette littérature n'est pas chose

(1) Leçon faite au Musée pédagogique et publiée dans la *Revue pédagogique*, 1913.

(2) Les textes officiels seront cités à leur place au cours de notre étude. — Les principaux ouvrages généraux ont été énumérés par les auteurs suivants : F. Buisson, *Nouveau Dictionnaire de Pédagogie*, (Paris, Hachette, 1911), s. v. anormaux, arriérés, etc. — P. Munroe, *A Cyclopedia of Education* (New York, The Macmillan Co, 1911), sous l'article « defectives » et « Schools for defectives ». — *Hilfsschulen für Schwachbefähigte*, Otto Mayer, dans Rein, *Encyclopädisches Handbuch der Pädagogik* (2ᵉ éd., Langensalza, 1906), vol. 4, p. 385. On trouvera d'excellents travaux dans le vol. II, p. 715-845 des *Transactions* du deuxième Congrès international d'Hygiène scolaire (Londres, 1907) et dans les comptes rendus du troisième Congrès (Paris, 1910), vol. I, p. 533-590; vol. II, p. 456-471; vol. III, p. 741-811. Parmi les ouvrages qui donnent des résumés de la littérature, des statistiques, etc., il convient de mentionner : Fr. Frenzel, *Die Hilfsschulen für schwachbegabte Kinder* (L. Voss, Hamburg, 1903). — W. von Drigalski *Schulgesundheitspflege, ihre Organisation und Durchführung* (Stirzel, Leipzig 1912). — P. Stritter, *Die Heilerziehungs-und Pflegeanstalten, etc., in Deutschland und den übrigen europäischen Staaten*

facile. Selon que c'est un médecin ou un pédagogue qui parle, le terme fondamental, c'est-à-dire celui d'anormal, change de valeur (1). On croit avoir compris les pédagogues. Avec les médecins, on reste souvent dans le clair-obscur de la psycho-pathologie ; parfois même le clair-obscur s'assombrit jusqu'à l'obscurité totale sous les innombrables termes techniques dans lesquels certains

(Hamburg, 1902). En fait de Revues spéciales, nous avons consulté, entre autres, *l'Enfance anormale*, Rev. mens. des questions de médecine, de pédagogie et d'assistance, réd. par le Dr Courjon et L. Grandvilliers (Paris, Maloine et Nathan), Nouvelle série, 1912. Cette revue groupe les principales compétences françaises. — *L'Enfance anormale* (belge), Bulletin trim. de la Société protectrice de l'enfance anormale (Laeken-Bruxelles, Impr. A. Jonckheere), depuis 1906. — *Eos*, revue trim. pour l'étude et le traitement des enfants anormaux (Vienne, Autriche, Graeser et Cie), depuis 1905. Cette revue contient des renseignements très complets et très autorisés sur toutes les questions de la pédagogie des anormaux. — La *Zeitschrift für Schulgesundheitspflege* (Voss, Hamburg), 25e année; — La *Zeitschrift für pädagogische Psychologie und experimentelle Pädagogik* (Leipzig, Quelle et Meyer), 13e année. — *Le Pedagogical Seminary*, de M. Stanley Hall (Wowester, Mass), 18 vol.

(1) Au dernier Congrès de la médecine française, à Lyon (octobre 1911), était annexée une petite section fort intéressante pour « l'étude de l'enfance anormale ». Les pédagogues n'étaient pas nombreux à cette réunion, et les médecins qui se groupaient autour des Drs Beauvisage de Lyon et Régis de Bordeaux pouvaient à leur aise traiter la question des anormaux comme si elle ne regardait que les médecins. En une des séances, deux congressistes soumirent à l'assemblée des résultats d'un examen qu'ils avaient pratiqué sur plusieurs centaines d'enfants des écoles communales d'une importante ville du Midi. Leurs constatations très méticuleuses et hautement scientifiques avaient quelque chose d'effrayant. Pour schématiser le classement de toutes les anomalies, uniques et multiples, que les deux praticiens avaient découvertes dans l'intelligence, dans le caractère, dans la volonté, etc., etc... des écoliers considérés par eux comme des anormaux, l'énorme tableau noir de l'amphithéâtre suffisait à peine. Ce que voyant, le Recteur de l'Académie de Lyon, qui siégeait au bureau, devint inquiet. Il se demanda si, en vérité, il ne dirigeait pas une Académie d'anormaux.

d'entre eux se plaisent à envelopper leurs observations.

— Je ne pense pas qu'il soit absolument indispensable, ici, de répondre à la question préalable : qu'est-ce qu'un enfant anormal ? et de me risquer dans les arcanes de la psychiatrie pour en tirer une définition qui puisse satisfaire les médecins. Cette petite étude a pour but de mettre les membres de notre personnel primaire au courant de quelques organisations publiques destinées à l'instruction des anormaux dans les pays étrangers. Nous trouverons dans les documents officiels qui s'y rapportent des définitions et des descriptions qui nous suffiront, dès que nous nous déciderons à ne pas quitter le terrain de la pédagogie, et tout particulièrement celui de la pédagogie primaire (1).

Puisqu'il s'agira ici d'anormaux dont l'éducation et l'instruction demeurent, par la loi, l'affaire de l'école publique, je ne commettrai pas de contresens en appelant ces anormaux-là, d'un terme plus commode que scientifique, des *anormaux scolaires*. Ceux-là, je puis les énumérer par catégories, en expliquant pourquoi et comment on les maintient dans le contingent scolaire.

*
* *

Les deux principes qui ont le plus profondément modifié l'école publique sont la scolarité obligatoire, qui est un fait accompli, et l'hygiène scolaire, qui se généralise de plus en plus. Sans l'une et l'autre, l'éducation et l'ins-

______

(1) Sur les anormaux dans l'enseignement secondaire, voir *Eos*, (passim). — Dans la plupart des pays étrangers, la clientèle des écoles secondaires appartient à la classe bourgeoise, qui a les moyens de faire soigner et éduquer à part les enfants qui en ont besoin.

truction des enfants normaux et anormaux n'auraient pu faire les progrès dont se vante notre époque.

L'obligation réunit tous les enfants âgés de six ans en un vaste contingent scolaire, dont 90 p. 100 environ restent affectés, par choix ou par nécessité, à l'école primaire publique. Le régime de cette école et la somme de connaissances et d'aptitudes que les enfants doivent y acquérir, dans un nombre déterminé d'années, sont imposés par le besoin de plus en plus impérieux des nations modernes de faire des enfants des citoyens libres et des valeurs sociales effectives.

L'hygiène scolaire est venue déterminer les conditions dans lesquelles il devient possible à la majorité des enfants de subir ce régime, c'est-à-dire d'acquérir l'instruction indispensable sans dommage pour leur santé physique et intellectuelle. C'est, sans conteste, l'hygiène scolaire qui donnera à l'école de demain sa constitution définitive, en traçant les méthodes rationnelles qui assureront le plus grand rendement possible de l'instruction et de l'éducation en commun. L'inspection médicale des écoliers, et surtout des recrues scolaires, permettra à la pédagogie de s'affranchir des tâtonnements qu'entraînaient les traditions psycho-philosophiques, et de remplir plus aisément et plus sûrement toute la tâche sociale qui lui incombe. Aussi les législations scolaires promulguées ces temps derniers dans les pays étrangers ont-elles subi sans exception cette influence rénovatrice de l'hygiène scolaire.

Sans doute, la pédagogie n'a pas attendu les précisions

de la science médicale pour approprier ses moyens et ses procédés aux cas particuliers qu'elle observait chez les enfants. Les tendances philanthropiques au XVIIIe siècle et les recherches psychologiques au XIXe siècle ont amené les pédagogues à s'occuper de certaines catégories d'enfants que, jusque-là, la religion de la Charité elle-même abandonnait à leur triste sort, parce qu'elle voyait dans leur mal un châtiment du ciel ou l'œuvre des mauvais esprits. Ce sont — soit dit en passant — des Français, les Itard et les Séguin, l'abbé de l'Epée et les Haüy, qui ont dirigé dans des voies nouvelles et fécondes les pédagogues du monde entier.

Les progrès de la science médicale et l'intervention directe des médecins dans le fonctionnement de l'école en vue de la préservation de l'enfance auront eu pour effet de modifier les procédés pédagogiques, mais ils n'ont presque rien changé encore dans l'organisation administrative de l'école. C'est aux pédagogues, surtout aux instituteurs, que demeurent confiées l'éducation et l'instruction mêmes des enfants qui, pour une raison ou pour une autre, doivent être éduqués et instruits à part, voire en dehors de l'école. Comme les enfants normaux, les anormaux dont nous nous occupons ici, ressortissent toujours à l'administration de l'instruction publique, non pas à celle de l'assistance publique ou de la santé publique.

Le contingent scolaire soumis à l'instruction obligatoire comprend donc tous les enfants d'un pays; il se divise *grosso modo* en deux catégories : les enfants qui possèdent les qualités physiques et intellectuelles suffisantes pour subir, non seulement sans inconvénient, mais avec avantage, le régime scolaire, et ceux qui ne remplissent pas ces conditions. Quelle est la situation faite à ces derniers par les législations scolaires à l'étranger ? Pour répondre à cette question, le mieux est de citer des textes.

Voici *in extenso* l'article sur l'obligation scolaire d'un pays qui passe pour avoir donné les meilleurs modèles de législation et d'organisation relatives à l'enseignement primaire, le royaume de Saxe. Cette loi est la plus récente qu'il y ait : elle n'est même pas définitivement votée encore, mais elle le sera quand paraîtra notre étude. Elle est aussi la plus explicite et la plus exacte :

« Tout enfant est tenu de fréquenter l'école primaire (*Volksschule*) pendant huit ans sans interruption, en général de la sixième année d'âge jusqu'à la quatorzième révolue, dans l'arrondissement scolaire de son domicile. Cette obligation n'existe pas si la personne responsable de l'instruction de l'enfant prouve qu'elle instruit ou fait instruire l'enfant en famille ou hors de la maison, d'une façon autre, mais suffisante.

« Au commencement de l'année scolaire doivent être amenés à l'école tous les enfants qui viennent d'accomplir leur sixième année d'âge. Peuvent être admis, sur le désir des personnes responsables, des enfants qui atteignent l'âge de six ans jusqu'au 30 juin de la même année et dont on peut préjuger qu'ils pourront satisfaire aux exigences intellectuelles et physiques de la fréquentation scolaire.

« Pour les enfants débiles, maladifs, insuffisamment développés au point de vue intellectuel *(geistig unreif)*, l'entrée à l'école à un âge plus tardif ou l'interruption momentanée de la fréquentation déjà commencée peuvent être accordées ou ordonnées.

« Les sourds-muets, y compris les sourds et les muets, les aveugles et les enfants ayant la vue si faible qu'on peut les considérer comme tels, enfin les enfants faibles d'esprit et idiots sont à placer dans des institutions spéciales destinées à cet effet, à moins que les personnes responsables de ces enfants en prennent soin autremen d'une manière qui réponde aux nécessités particulières.

« Des classes ou des écoles de perfectionnement doivent être instituées pour les enfants *faiblement doués*, auxquels la participation profitable à l'enseignement de l'école primaire est impossible. Là où les institutions nécessaires ne peuvent être organisées, la commune scolaire fera donner à ces enfants, avec l'aide financière de l'État, si besoin, des répétitions particulières (*Nachhil-feunterricht*).

« Les enfants moralement abandonnés (le terme *verwahrloss* en dit plus) et ceux qui montrent des penchants criminels, doivent être exclus de la fréquentation de l'école, si leur présence à l'école met en danger le bien-être moral ou physique de leurs condisciples.

« Si l'éducation tutélaire n'est pas ordonnée à leur égard, les personnes responsables auront soin de leur procurer autrement l'instruction convenable.

« La même obligation incombe aux personnes responsables d'enfants qui ne peuvent participer à l'instruction générale à cause de maladie persistante ou d'infirmité corporelle. Si les personnes responsables sont indigentes, c'est à la commune scolaire de s'en charger, avec l'aide de l'État, si besoin est.

« Les enfants qui n'ont pas atteint le degré d'instruction de l'école primaire élémentaire dans les principales matières du programme, à la huitième année de fréquentation, notamment en religion, langue allemande, lecture, écriture, calcul, continueront à fréquenter l'école pendant un an encore.

« Cependant, l'inspecteur du district peut ordonner la libération si, à l'avis des maîtres et du directeur, la faiblesse intellectuelle d'un enfant fait prévoir qu'une fréquentation ultérieure resterait sans résultats. Dans les cas douteux, le médecin de l'arrondissement ou le médecin du district doivent être consultés. »

Toutes les lois scolaires qui ont été faites dans les pays étrangers pendant les vingt dernières années, comportent des dispositions relatives aux enfants anormaux. Ces dispositions sont semblables partout, quoique inégalement explicites. Notons-en un ou deux exemples de la

Suisse offrant quelque particularité administrative ou quelque définition intéressante.

La loi sur l'enseignement public que le grand Conseil du canton de Lucerne a mise en application le 30 novembre 1910 (*Annuaire* (1) 1910, 11 et 12), énumère parmi les établissements *spéciaux* ressortissant au Département de l'Instruction publique, en même temps que l'École Normale d'instituteurs et les écoles et cours agricoles, l'établissement *des sourds-muets*, celui *des aveugles*, celui *pour enfants moralement abandonnés*, enfin l'établissement destiné *aux enfants « faibles d'esprit »* et les *classes que les communes peuvent juger nécessaire d'organiser pour les enfants « faiblement doués »*.

Dans ce canton, les établissements pour anormaux sont tous des établissements primaires publics. Vu l'obligation générale, les mesures sont prises pour que les enfants indigents y soient placés soit aux frais de l'Assistance publique, soit aux frais de la commune ou du canton.

En exécution de la loi sur l'enseignement primaire du canton de Vaud, qui date de 1906, le règlement de 1907 consacre un chapitre à part à l'instruction des enfants *arriérés, aveugles* et *sourds-muets* (art. 2. al. 3. *Ann.* 1906, p. 22 et 1907, p. 55). Je le cite ici à cause des définitions et des particularités administratives qu'il contient. « Un enseignement spécial est donné aux

____

(1) Je cite ainsi le *Jahrbuch des gesammten Unterrichtswesens in der Schweiz*. (Zurich, Orell Fussli, 24 vol.).

enfants *arriérés* qui, en étant susceptibles de développement, sont dans l'impossibilité de suivre avec fruit l'enseignement ordinaire. La demande d'admission à l'enseignement spécial doit être adressée au Département par les parents ou, à leur défaut, par la commission scolaire. Le Département statue après avoir pris l'avis d'un médecin. Dans les localités pourvues d'un médecin des écoles, celui-ci doit être consulté. Lorsque l'enfant est admis à suivre l'enseignement spécial, il est astreint, selon les prescriptions habituelles de la loi, à la fréquentation des leçons qui lui sont destinées. Cet enseignement est organisé par le Département. L'État prend à sa charge une partie des frais à déterminer dans chaque cas. Le Département et les commissions scolaires surveillent les progrès de l'enfant qui reçoit l'enseignement spécial, et décident de son admission dans les classes ordinaires dès que son développement le permet. Les aveugles peuvent être admis dans un établissement spécial et les sourds-muets à l'institut de Moudon. La demande d'admission dans ces établissements est adressée au Département. Il pourra être créé des classes spéciales pour les enfants *retardés*. Ces enfants sont réintégrés dans les classes ordinaires aussitôt que leur développement le permet. La création de ces classes est soumise à l'approbation du Département. » C'est donc le Département de l'instruction publique qui, en vertu de la loi sur l'enseignement primaire, s'occupe des enfants arriérés, aveugles, sourds et muets. Remarquons aussi qu'une différence est faite entre les enfants *arriérés* et *retardés*. On perçoit aisément le sens de cette distinction.

La Loi scolaire (primaire) du canton de Neufchâtel (1905) énumère dans son art. 7 les *écoles spéciales destinées aux enfants anormaux* comme des « établissements publics d'instruction primaire ». Dans la circulaire, que le Département de l'instruction publique du même canton a envoyée aux communes pour connaître le nombre des enfants *arriérés*, il est recommandé tout particulièrement aux agents chargés de ce recensement de faire abstraction des *enfants aveugles et sourds-muets* ; les enfants arriérés y sont définis comme des enfants qui, « tout en étant susceptibles de développement sont dans l'impossibilité de suivre avec fruit l'enseignement ordinaire » (*Annuaire* 1908, pp. 24 et 30).

La législation scolaire anglaise définit avec netteté, d'une part, les catégories des anormaux susceptibles de recevoir l'instruction primaire en partie ou en totalité et, d'autre part, les organisations où, sous la direction des services de l'enseignement public, ils doivent recevoir cette instruction. Elle spécifie expressément que les incurables et les enfants moralement abandonnés ne relèvent pas des institutions scolaires. Cette législation procède directement de la loi sur l'obligation scolaire de 1876, qui établit le devoir des parents de faire donner à chaque enfant une instruction élémentaire suffisante en lecture, écriture et calcul sous peine de sanctions pénales. Cette loi a été complétée en 1893 par une loi relative aux enfants aveugles et sourds, et en 1899 par une autre relative au enfants « défectifs et épileptiques ». Il est dit, en propres termes, dans le paragraphe final de chacune de ces deux lois, qu'on doit les citer l'une et l'autre comme lois sur l'enseignement primaire : Elementary Education (Blind and Deaf Children) Act. 1893, Elementary Education (Defective and Epilectic Children) Act. 1899, et qu'on doit les « lire ensemble avec les autres lois sur l'enseignement primaire depuis 1870 ». Le service d'État auquel le Parlement a confié l'application de ces lois, en lui fournissant les pouvoirs et les moyens budgétaires nécessaires, est le Ministère de l'Intruction Publique (*Board of Education*). Et pour qu'il soit bien entendu que l'instruction et l'éducation de ces catégories d'enfants sont exclusivement du ressort de l'autorité scolaire, la loi sur les aveugles et les sourds abolit les pouvoirs des comités tutélaires (*boards of guardians*), qui jusque-là s'en étaient occupés. Cette loi, ainsi que celle de 1899 sur les enfants « défectifs et épileptiques », stipule, en outre, non moins expressément, que les enfants idiots et imbéciles et ceux que les « guardians » envoyent dans les « *workhouses* » (maison de travail ou de correction), c'est-à-dire les enfants moralement abandonnés, vicieux et criminels précoces, ne sont pas justiciables de l'autorité scolaire quelle qu'elle soit, mais resteront confiés, comme par le passé, aux soins des organisations judiciaires tutélaires (1). Cette différenciation

(1) Cependant les Comités tutélaires peuvent, dans certains cas, se

est à noter. L'exclusion du domaine scolaire des infirmes
incurables est naturelle. On peut trouver moins naturelle celle des enfants moralement anormaux, si j'ose
dire ainsi. Comme toutes les lois anglaises, celles qui
nous intéressent sont accompagnées d'explications des
termes qu'elles emploient.

La loi de 1893 spécifie ce qu'elle veut qu'on entende
par « aveugles » et « sourds » :

« L'expression « aveugle » signifie trop aveugle
(c'est-à-dire ayant la vue trop faible) pour lire les
livres ordinairement utilisés en classe par les enfants.
L'expression « sourd » signifie « trop sourd pour être
instruit dans une classe d'enfants entendants d'une
école primaire ». Les aveugles et les sourds sont
donc considérés comme n'entrant pas dans la contingent scolaire (1). On les abandonne aux institutions
créées à leur intention par la charité ou les autorités
administratives générales (Local Government Board)..

Celle de 1889 enjoint aux autorités scolaires locales,
constituées comme telles par la loi, de s'assurer « quels
enfants de leur ressort, n'étant pas imbéciles et n'étant pas
simplement ternes (*dull*) ou arriérés, sont « défectifs »,
c'est-à-dire quels enfants, pour cause de défectuosité
mentale ou physique, sont incapables de tirer un bénéfice
réel de l'instruction dans les écoles élémentaires

servir des organisations scolaires, pour faire instruire des enfants dont
ils ont la charge, en s'entendant avec l'autorité scolaire et en la désin-
téressant.

(1) Il est curieux qu'il ne soit question nulle part dans ces lois des
enfants « muets », comme dans celles qui se rapportent à l'Écosse.

publiques ordinaires, mais ne sont pas incapables, à la suite de cette défectuosité, de tirer profit de l'instruction dans des classes ou écoles spéciales telles que les prévoit la présente loi » ; puis de s'assurer « quels enfants de leur ressort sont épileptiques, c'est-à dire quels enfants, n'étant pas idiots ou imbéciles, ne sont pas aptes, pour cause d'épilepsie aiguë, à fréquenter les écoles primaires publiques ordinaires. »

L'examen des enfants visés par ces lois se fait par un médecin agréé par le Ministère de l'Instruction publique. Les parents sont obligés, sous peine d'amende (jusqu'à 125 francs, prononcée sur « conviction sommaire »), de présenter leurs enfants à l'examen, si l'autorité scolaire les y invite ; dans le cas où ils les y présenteraient d'eux-mêmes, les autorités ont le devoir, de leur côté, de les soumettre à cet examen. Notons ici que les enfants caractérisés de « dull », *ternes, apathiques*, et de « backward », *arriérés, en retard*, ne sont pas compris parmi les « défectifs ». La loi anglaise ne les considère donc pas comme des anormaux.

Ayant ainsi défini le contingent d'anormaux confiés aux autorités scolaires locales sous la haute direction de l'Administration centrale de l'Instruction Publique, les lois font un devoir à ces autorités de pourvoir à l'instruction des enfants « par tous les moyens » nécessaires et convenables, classes spéciales ou écoles, et aux parents, c'est-à-dire aux personnes responsables d'eux, d'en profiter. La cécité, la surdité, « la défectuosité» et l'épilepsie ne sont pas, lorsqu'il s'agit d'un enfant d'âge scolaire, une « excuse raisonnable pour empêcher l'enfant de recevoir l'instruction ». Les autorités scolaires doivent même procurer des guides et des véhicules là où c'est nécessaire, afin d'ôter aux parents toute excuse de tenir leurs enfants loin de la classe ou de l'école.

J'aurais à revenir tout à l'heure sur la Suisse et l'Angleterre. J'arrête ici mes citations, par lesquelles j'ai voulu circonscrire la part que, de nos jours, les législations de l'étranger laissent à la pédagogie scolaire dans l'éducation et l'instruction des anormaux. Elles nous apprennent ceci : les catégories qui sont mentionnées dans les textes cités, appartiennent administrativement au contingent scolaire, mais tous ne sont *plus* aujourd'hui envoyés et instruits à l'école primaire publique.

* *
*

Ce n'est pas d'hier qu'on éloigne de l'école publique, comme il n'est que naturel d'ailleurs, les enfants idiots, les aveugles et les sourds-muets. Les législations modernes ont placé au même degré les enfants ayant la vue si faible qu'ils peuvent être assimilés aux aveugles, les sourds qui parlent, et les muets qui entendent. Depuis longtemps d'ailleurs on a reconnu que ces malheureux enfants ne sont pas un déchet absolument perdu pour la société humaine. Les pouvoirs publics de tous les pays ont compris leur devoir d'aider la philanthropie et la pédagogie qui ont pris soin et pitié d'eux. On soigne donc dans les hôpitaux-asiles ceux pour lesquels il n'y a que cela à faire. Ceux qui sont éducables et aux-

quels on peut même donner une certaine instruction,
sont recueillis dans des institutions spéciales fondées à
leur intention. On leur apprend, par des moyens ou
d'après des méthodes inventées pour eux, à développer
et à utiliser les capacités qui leur restent ou qu'on arrive
à leur restituer. Ils arrivent à n'être plus une charge
absolument inutile pour leurs parents et leurs conci-
toyens. La disgrâce de la nature ne devient plus pour
eux une infortune imméritée.

Mais, c'est en les traitant en *dehors de l'école* que ces
anormaux profitent dans les mesures de leurs moyens
de la pédagogie. Ceux-là nous ne les compterons donc
pas parmi les anormaux scolaires proprement dits (ou
que je voudrais désigner comme tels), pas plus que ceux
qu'une infirmité grave ou une maladie persistante confine à la chambre de malade. Ne doivent pas davantage
être admis ou maintenus dans une classe de l'école
publique les enfants que l'abandon moral a dépravés ou
rendus vicieux. Ceux-là ont fait récemment, un peu
partout, l'objet de mesures réclamées par les sociologues.
Ce n'est pas ici le lieu de parler des tribunaux d'enfants,
des institutions tutélaires ou des établissements de correction qui ont été créés pour les sauver. Je me borne
à faire observer qu'il y a dans les pays étrangers une
tendance, de plus en plus accentuée, à les soustraire
entièrement à l'administration pénitentiaire pour les
confier à la tutelle familiale et à la pédagogie.

La place de ces anormaux n'est donc pas à l'école
ordinaire. Les pédagogues de tous les pays sont d'accord

à cet égard. Partout les pouvoirs publics se préoccupent de créer en nombre suffisant les établissements spéciaux qui leur conviennent. Nous devons considérer comme un état de transition celui qui existe encore dans certains pays, où les anormaux de cette catégorie fréquentent l'école ordinaire parce qu'on ne peut les mettre ailleurs.

Supposons qu'on puisse, dès maintenant, les retrancher partout et totalement du contingent que l'autorité administrative doit envoyer annuellement à l'instituteur ou à l'institutrice. Le contingent, qui reste affecté à l'école publique, ne comprend-il plus d'autres éléments anormaux? La réponse n'est pas douteuse. Tout instituteur s'aperçoit, dès qu'il met en train une classe d'élèves nouveaux, qu'il y a dans le nombre des enfants qui lui « donneront de la besogne ».

Pendant des semaines, il fera des tentatives ingrates, pénibles pour lui et pour les enfants, afin de stimuler la réceptivité limitée des uns, d'éveiller et de concentrer les énergies des autres. Il dépensera beaucoup de patience, d'habileté, de dévouement pour aboutir à quoi? à abandonner à leur sort ces moindres valeurs, et à veiller à ce que « ce poids mort de sa classe » ne cause pas un trop grand préjudice aux élèves plus dociles. Or, il est inadmissible que l'école primaire publique réduise ses exigences sous prétexte que celles-ci dépassent les facultés d'une faible minorité; il est inadmissible aussi qu'elle soit gênée par cette minorité dans l'exécution de toute sa tâche. D'autre part, il y a un danger réel à abandonner ces enfants à eux-mêmes, à les laisser ridiculiser par leurs camarades plus éveillés; non seulement ils n'apprennent rien, mais ce qui leur reste de volonté s'émousse, leur caractère s'aigrit, leurs tendances vicieuses s'accentuent dans l'isolement. Ces enfants-là, qu'on traitait naguère de cancres, sont presque tous des anormaux ou, comme on dit encore, des arriérés, chez lesquels, cependant, le retard et l'infériorité n'ont pas pour cause une fréquentation de l'école volontairement et négligemment différée ou irrégulière, mais une tare cachée de leur constitution physique. Ce sont ceux-là à qui je voudrais qu'on réservât l'appellation d'*anormaux scolaires*.

Dans les pays où les élèves sont soumis à l'inspection médicale au moment de leur première apparition à l'école, le médecin signalera, dès le début, la plupart de ces anormaux à l'attention du maître; il ajournera leur entrée en classe ou il recommandera un traitement spécial. Cet examen préalable par le médecin est à l'école exactement ce qu'est à l'armée le conseil de revision.

Je n'ai pas à énumérer ici les anomalies variées que présentent les anormaux scolaires. Un enfant dont le développement physique est resté inférieur à celui qui, d'ordinaire, convient à son âge, un enfant rachitique, scrofuleux, un enfant qui bégaye ou zézaye, qui a la vue très basse ou l'oreille très dure, un enfant affligé d'un mal nerveux, voilà les cas les plus fréquents. Médecins et pédagogues peuvent différer dans leurs appréciations quant aux possibilités ou impossibilités de les améliorer ou de les corriger ; les uns et les autres sont d'accord qu'il n'y a pas lieu d'exclure ces enfants-là de l'école publique, mais de les éduquer et de les instruire « spécialement », comme on dit. On a donc imaginé, à leur intention, un *organisme scolaire nouveau : la classe ou l'école de perfectionnement.*

Puisque cet organisme s'est développé, d'une façon systématique, en Allemagne avant et plus que dans d'autres pays étrangers, étudions-en quelques types intéressants.

*
* *

En Allemagne, les classes et les écoles de perfectionnement sont l'œuvre des municipalités. Les administrations centrales des divers pays allemands les ont « reconnues », mais elles interviennent dans leur fonctionnement autant que pour d'autres compléments de l'école publique.

C'est à la ville de Dresde que revient l'honneur d'avoir inauguré, en 1867, la première *classe* de perfectionnement. En 1894, on comptait déjà dans l'empire allemand trente écoles de perfectionnement avec cent dix classes. En 1903, cent trente municipalités avaient créé des institutions du même genre ; on y comptait cinq cent quatre-vingt-trois classes recevant environ 12 000 enfants, presque par moitiés égales garçons et filles. En 1894, le Ministère de l'Instruction Publique et des cultes de Prusse demanda aux gouvernements des provinces de la monarchie des renseignements sur le nombre, sur l'organisation et sur la fréquentation des classes insti-

tuées pour les enfants « faiblement doués », c'est-à-dire
les enfants qui, après une fréquentation d'un ou de deux
ans à l'école primaire, avaient été jugés susceptibles de
recevoir l'instruction, mais incapables de suivre une
classe d'élèves normalement doués. A part Berlin, où
les anormaux scolaires étaient alors instruits dans des
cours privés ou bien demeuraient mêlés aux enfants des
écoles ordinaires, 18 municipalités avaient suivi l'exemple
de Dresde. Le Ministre recommandait alors l'intervention
des médecins, afin qu'on n'envoyât pas dans des classes
d'anormaux trop d'enfants, en considérant, par exemple,
comme des anormaux des élèves qu'une maladie ou un
accident quelconque avaient momentanément affaiblis
ou retardés. Vu les résultats favorables qu'on lui signa-
lait, il promit les moyens budgétaires nécessaires, autant
pour multiplier les classes et pour éviter qu'on y réunît
plus de 25 enfants, que pour assurer à des maîtres qui
voudraient s'y consacrer un supplément de traitement
convenable. Par égard pour les parents, le Ministre
proposa d'appeler ces classes « classes auxiliaires » ou
tout au plus « classes auxiliaires pour enfants faiblement
doués (1) ». Il se prononça en faveur des classes d'une
demi-heure. Lorsque différentes classes pourront être

---

(1) Les enfants eux-mêmes avaient baptisé ces classes « Dummen-
schule », « écoles des élèves bêtes », et les parents n'étaient pas fiers
d'y voir leurs enfants. Dans certaines villes les parents ont le droit
de s'opposer à l'envoi de leur enfant à la classe spéciale. On cherche
à obtenir pour les autorités scolaires ordinaires le pouvoir absolu de
l'ordonner, même contre le gré des parents, tout comme elles ont le
droit de faire avancer ou de retenir un élève quelconque selon ses
progrès.

réunies en une sorte d'école, le niveau de la classe supérieure ne devra pas dépasser le degré moyen de l'école primaire ordinaire. Le Ministre approuva également la méthode suivie, qui consiste à donner la préférence à l'instruction basée sur le développement des aptitudes physiques et du savoir-faire pratique. En 1901, le Ministère revint sur sa circulaire de 1894. Il constata avec satisfaction les nouveaux progrès des classes et écoles auxiliaires dans la monarchie prussienne : leur nombre était monté dans l'espace de sept ans à quatre-vingt-onze institutions comportant deux cent trente-trois classes et recevant 4 728 enfants de quarante-deux municipalités. Mais le Ministre regretta que sa recommandation de 1894, relative à la collaboration d'un médecin, n'eût pas été suivie partout ; il insista tout particulièrement sur la nécessité de faire faire par un praticien la sélection des élèves destinés aux classes de perfectionnement (1). Le Ministre déconseilla, cette fois, de faire repasser dans l'école ordinaire un élève instruit dans les classes de perfectionnement ; les élèves de cette catégorie sont généralement plus âgés que le sont les enfants de la classe ordinaire dans laquelle, d'après leur degré d'instruction, on pourra les placer ; il y a donc non seulement un inconvénient très sérieux qui résulte de la différence d'âge, mais un danger que ces enfants

(1) Presque partout en Allemagne un élève signalé par son instituteur comme devant être envoyé à l'école de perfectionnement, est examiné par le médecin scolaire et par le directeur de l'école ou de la classe de perfectionnement, en présence du directeur et de l'instituteur de l'école ordinaire. Les parents sont avertis, et souvent conseillés oralement, sur la nécessité de cette mesure.

arrivent à l'âge de quitter l'école primaire sans avoir acquis assez de connaissances pour se faire une situation dans la vie (1).

Depuis cette époque, il s'est développé en Allemagne une véritable pédagogie de perfectionnement. En moyenne, les classes ne reçoivent pas plus de 20 enfants (2). L'instruction est, dans la plus large mesure, individuelle. Elle progresse avec la lenteur et avec la simplicité qu'exigent les conditions de chaque élève; elle est le moins abstraite possible. L'enseignement visuel dans des leçons de choses et les occupations manuelles en constituent les moyens les plus féconds en résultats (3). La méthode frœbelienne, les travaux en carton ou en bois, le jardinage, le modelage et autres travaux simples conviennent bien aux élèves.

De la classe unique sont sorties de véritables écoles comportant jusqu'à quatre, cinq et même six classes, dirigées par un directeur spécial et réunissant un personnel presque toujours préparé en vue de sa tâche. Comme modèle du genre, on cite les écoles de Francfort-sur-le-Mein et de Leipzig. L'école de Francfort comporte six classes. On y enseigne la langue allemande ainsi que le calcul pendant une heure environ

---

(1) Voir dans *Rein*, l. c.

(2) Dans certaines villes pas plus de 15 garçons et filles sont réunis, sauf dans les classes supérieures où l'âge recommande la séparation des sexes. Là on emploie aussi des institutrices. Toutes les classes sont mixtes au point de vue des croyances religieuses.

(3) Environ 85 p. 100 des enfants, instruits dans ces classes en Allemagne, ont été rendus capables de gagner leur vie.

tous les jours. Dans les deux premières classe, on ne fait ni histoire, ni géographie, ni histoire naturelle, ni calligraphie. Ces matières sont enseignées depuis la quatrième ou même depuis la troisième classe seulement, et pendant une heure par semaine, sauf la calligraphie, à laquelle on consacre deux heures dans les trois dernières classes. Dans les deux premières, des leçons de choses occupent trois heures par semaine. Quatre heures par semaine dans toutes les classes sont réservées aux travaux manuels et deux à la gymnastique. Au total, les trois classes inférieures font vingt-quatre heures et les trois classes supérieures vingt-six heures d'enseignement par semaine.

Un élève qui quitte la classe supérieure d'une telle école ne possède, au point de vue de la quantité, pas la moitié des connaissances que doit acquérir un élève qui a parcouru l'école primaire ordinaire. Il sait lire ; il a appris à s'exprimer convenablement, oralement et par écrit. Qu'importe qu'il fasse des fautes d'orthographe. Il sait calculer avec les chiffres de un à mille, lorsqu'il s'agit d'une opération simple de la vie quotidienne ; il sait écrire une adresse, une quittance, une petite facture. Il connaît à peu près son propre pays, ses chemins de fer, son industrie. Il a pu acquérir quelques notions d'histoire. Il connaît ses devoirs religieux et civiques. Il a appris à obéir. N'ayant pas été rudoyé, il a pris confiance en ses semblables. Il dispose d'une certaine dextérité manuelle et sait s'intéresser à ce qu'il fait.

Bien qu'en Allemagne, l'institution des médecins

inspecteurs des écoles, et surtout l'examen médical des recrues scolaires au moment de la première entrée des enfants dans une école primaire publique, soit très répandue, on continue, néanmoins, de garder pendant un an, même pendant deux ans, un élève douteux dans la classe ordinaire avant de décider son renvoi à la classe de perfectionnement. Évidemment ce renvoi est grave, aussi bien pour les enfants eux-mêmes que pour les parents. Une période d'essai semble donc nécessaire avant d'y recourir. On a pensé aussi à régler spéciale-ment pour les anormaux scolaires les dispositions de la loi générale sur l'obligation. On souhaite notamment qu'il fût possible de retenir ces enfants à l'école jusqu'à l'âge de seize ans (1).

L'idée de faire entrer dans la classe ordinaire un enfant qui a passé quelque temps dans une classe de perfectionnement semble devoir être abandonnée pour les raisons que nous avons indiquées à propos de la circulaire du ministère prussien. Par contre, on cherche à constituer partout des sociétés de protection ou de tutelle, qui suivent dans la vie les enfants qu'on a dû instruire dans les classes de perfectionnement. Ce sont des êtres faibles, insuffisamment armés pour la lutte pour la vie et insuffisamment protégés contre ses dangers,

____

(1) Certains parents clairvoyants demandent aux directeurs de bien vouloir garder leurs enfants le plus longtemps possible. En attendant, le tribunal administratif suprême de Prusse a déclaré l'école de per-fectionnement, établissement d'instruction primaire public, ce qui permet d'appliquer aux enfants qui y sont envoyés la loi ordinaire sur l'obligation dans toute sa rigueur et jusqu'à la contrainte.

surtout dans les grandes villes. Le personnel dévoué,
qui leur a procuré un rudiment d'instruction et d'éducation, a formé une association qui englobe déjà toutes
les écoles et classes de perfectionnement de l'empire.
Cette association ne poursuit pas seulement le développement des institutions de perfectionnement et des
méthodes appropriées, mais surtout la protection sociale
des enfants pendant et après leur temps de scolarité.

Des patronages de placement et des bureaux pour
consultations juridiques gratuites, ont été créés pour
eux. Les autorités militaires elles-mêmes ont promis
de veiller sur eux à la caserne,

Dans la plupart des villes, l'école de perfectionnement
est gratuite ; les fournitures scolaires sont données aux
élèves. Dans d'autres on fait payer une taxe scolaire
aux parents qui en ont les moyens. En moyenne, un
élève d'une classe de perfectionnement coûte 150 francs
par an. L'expérience de cours complémentaires pour
anciens élèves de ces classes semble promettre de bons
résultats ; elle a toutes chances de se généraliser depuis
que l'instruction complémentaire a été déclarée obligatoire pour les écoliers normaux.

Il n'existe pas encore, en Allemagne, d'organisation
officielle pour la préparation des maîtres. Tandis qu'à
Budapesth on a créé, à l'asile des idiots, une préparation
systématique des instituteurs et des institutrices de classes
de perfectionnement, les maîtres allemands se préparent
à leur tâche en l'accomplissant ou en regardant des col-
lègues l'accomplir. Les avantages qu'il trouvent dans

la carrière sont un supplément de traitement de 250 à
500 francs, comptant pour la retraite, et une diminution
d'heures de travail ou des rémunérations en conséquence.

Là ne se bornent pas les efforts faits en Allemagne,
pour diminuer le déchet social de la population. Des
organisations sont expérimentées en faveur de certains
anormaux qui ne sont pas, d'ordinaire, cités expressément dans les lois scolaires : les bègues et les enfants
très myopes ou entendant très mal. On a compté en
Allemagne environ 80 000 enfants qui bégayent ou qui
zézayent. Le Ministère de l'Instruction public de Prusse
s'est vivement préoccupé de cette anomalie, qui n'est
pas seulement une gêne pour les élèves, mais qui
amoindrit sérieusement la valeur sociale d'un individu
qui en est affligé. On a organisé à Berlin des conférences
spéciales à l'usage des maîtres primaires qui veulent
former dans leur école des cours pour enfants atteints
de défectuosités du langage. Presque toutes les grandes
villes ont annexé des cours semblables à leurs écoles
primaires. Ces cours ont lieu pendant toute l'année
scolaire; les séances d'une heure sont journalières et se
font en dehors de la classe ordinaire. On demande aux
parents de s'engager par écrit à y envoyer leurs enfants
régulièrement. Lorsqu'un cours de ce genre n'est pas
annexé à l'école primaire, on demande au spécialiste
qui le dirige de se tenir constamment en contact avec
l'école et avec la famille de l'élève, autant pour assurer

la continuité souhaitable du traitement que pour prévenir le danger d'une rechute. A Kiel, dont les cours
passent pour le modèle du genre, on a même organisé
des cours préliminaires d'une durée et d'une fréquence
moindres. Très souvent la guérison est obtenue dans
ces cours préliminaires. On n'envoie dans le cours principal que les enfants qui font moins de progrès.
L'enseignement consiste surtout en exercices de respiration, de phonation et d'articulation, en séances de
lecture et de diction. Les moyens d'enseignement les
plus usités sont ceux de l'enseignement des leçons de
choses. Là aussi, une série de conférences sur les troubles
de la parole a lieu tous les ans pour les instituteurs qui
veulent se charger de l'éducation de la parole chez leurs
élèves. D'après les dernières statistiques, on a compté
76 p. 100 de guérisons et 23 p, 100 d'améliorations.

On a fait des tentatives isolées pour instruire à part
les enfants qui entendent très difficilement et ceux qui
ont la vue excessivement basse. Jusqu'à présent, on s'était
arrangé, dans la classe ordinaire, pour placer ces enfants
très près du tableau noir et de la chaire du maître. Pour
d'autres, le médecin inspecteur a ordonné le traitement
médical ou l'usage de lunettes. Il semble que des résultats appréciables et définitifs ne peuvent être obtenus
que par un traitement rationnel appliqué pendant toute
la durée de la scolarité.

C'est sans conteste en Allemagne qu'on a fait le plus
pour les anormaux scolaires. Parviendra-t-on jamais à
ne laisser à l'instituteur que des enfants normaux?

Le système allemand des *classes et écoles de perfectionnement* a été imité un peu partout, dans les pays du Nord, en Autriche-Hongrie (1), en Italie, en Angleterre, et aux États-Unis.

*
* *

En Norvège, les établissements destinés à recueillir les enfants sourds, aveugles ou idiots, de même que les établissements de correction pour les enfants moralement abandonnés ou coupables âgés de moins de quatorze ans, ressortissent au Ministère de l'Instruction publique et des Cultes (Loi de 1881). Ce service forme une division spéciale du Ministère. L'État fait les frais de l'enseignement ; les communes prennent à leur charge les dépenses pour l'entretien des enfants indigents.

*
* *

Les expériences faites en Hollande (2) sont à signaler à cause des particularités administratives qu'elles mettent en évidence. Avant la loi de 1905, on avait organisé, pour les enfants arriérés, des *classes* auprès des écoles primaires ordinaires, à La Haye, à Rotterdam, et dans quelques autres villes. Ladite loi a supprimé toute subvention de l'État pour cet enseignement dans les écoles ordinaires, mais elle en prévoit pour des *écoles* spéciales.

---

(1) Une des meilleures Revues du genre, intitulée « Eos », paraît en Autriche ; elle en est à sa huitième année.

(2) Voir P. H. Schreuder, directeur d'une école pour enfants arriérés à La Haye, dans le vol. I des comptes rendus du IIIᵉ Congrès Internat. d'Hygiène scolaire (Paris, 1910), p, 545 et suiv.

Les municipalités ont donc transformé leurs classes en écoles ou fondé tout de suite des établissements complets pour les arriérés. C'est le cas à Utrecht, Haarlem et Arnhem. La ville d'Amsterdam possède trois écoles, qui sont dirigées par une société, mais que l'État et la commune défrayent presque entièrement. Or, la loi hollandaise comporte deux conséquences fâcheuses. La première est de soustraire les enfants arriérés à l'obligation scolaire en les plaçant hors de la loi commune sur l'instruction primaire. Au point de vue social, elle ne marque pas un progrès, puisque les indigents n'étant pas tenus d'envoyer leurs enfants à l'école spéciale feront le minimum, s'ils font quelque chose, pour assurer à leurs enfants faibles les moyens de se suffire eux-mêmes dans la vie. L'autre inconvénient est que le personnel de ces écoles cesse de jouir des avantages accordés au personnel primaire public, carrière stable, retraite, etc. Le recrutement d'un personnel dévoué et préparé spécialement à la tâche fort pénible d'instruire et d'éduquer des anormaux semble menacé par une pareille mesure. Le petit pays qu'est la Hollande, peut-il se contenter d'une intervention officielle si limitée en faveur de ses anormaux? Il conviendrait de l'en féliciter. En théorie, la loi de 1905 apparaît, à ce point de vue, comme une mesure réactionnaire qu'aucun sociologue ne saurait approuver.

* *

La Constitution de la Confédération helvétique (paragraphe 37, art. 3) dispose que l'État prend soin entièrement, ou de concert avec la charité privée, des enfants aveugles et sourds-muets, des faibles d'esprit et des enfants moralement abandonnés. En exécution de cette disposition, les divers cantons procédèrent à un recensement minutieux, s'étendant jusque dans les établissements privés, de tous les enfants d'âge scolaire pouvant avoir besoin du régime spécial prévu par les pouvoirs publics. Divers cantons s'enquirent même du sort des enfants de cette catégorie qui avaient dépassé l'âge scolaire et qui étaient entrés dans la vie. On voulait s'entourer de tous les renseignements utiles en vue de la création des institutions qu'exigerait l'accomplissement de la promesse faite par la Constitution. En même temps, des associations se formaient, nombreuses et actives, qui font dans des Congrès annuels une propagande féconde pour l'étude et le traitement de l'enfance anormale.

La plupart des cantons possèdent aujourd'hui, les uns une institution pour les enfants aveugles, les autres une pour les enfants sourds-muets; les cantons de Berne, de Zurich, de Vaud et de Fribourg en possèdent une de chaque espèce.

Il existe également, dans chaque canton, des écoles dites de sauvetage ou d'éducation, c'est-à-dire des écoles de réforme ou de correction pour enfants moralement abandonnés, vicieux ou criminels. Le canton de Berne compte seize de ces écoles, dont sept sont exclusivement des établissements de l'État et dont les neuf autres sont subventionnées par lui. Zurich en a treize, l'Argovie huit, Saint-Gall six, les autres cantons une, deux ou trois.

A la fin de 1909, 1 324 enfants d'âge scolaires, idiots ou tellement faibles d'esprits qu'ils ne pouvaient fréquenter l'école publique, ont été recueillis dans vingt-six établissements. Seul celui de Lucerne appartient entièrement à l'État; quelques-uns appartiennent à des particuliers; les autres, au nombre de dix-huit, sont des fondations privées qui reçoivent des subventions de l'État et de la charité publique, et sont, par conséquent, accessibles à des pupilles de l'autorité publique, administrative ou scolaire.

Tandis que ces établissements, qui ne dépendent pas tous de l'autorité scolaire (1), reçoivent des anormaux qu'on juge nécessaire de retrancher de la population scolaire, les *classes spéciales* fonctionnent dans l'école primaire publique elle-même. Le règlement que la ville de Saint-Gall a donné en 1889 à ces classes (31 mai ; *Annuaire* 1889, p. 80), débute par cette déclaration : « La classe spéciale pour écoliers faiblement doués forme partie intégrante de l'école primaire communale. » Ce règlement a servi de modèle à ceux de quelques autres cantons. En voilà les principales dispositions :

La classe spéciale est destinée exclusivement à des enfants qui sont susceptibles de recevoir l'instruction, mais qui, à la suite de défectuosités intellectuelles ou physiques, ont besoin d'un enseignement individuel

(1) L'Annuaire de 1910, publié en 1912, les énumère p. 246. Seul le canton de Genève n'a pas d'école spéciale. Les sept classes d'enfants arriérés font partie des écoles primaires publiques.

et sont incapables de suivre leurs camarades de classe
normalement doués. L'admission à la classe spéciale a
lieu, en règle générale, si, après un séjour d'un an dans
la classe ordinaire, elle est jugée nécessaire. En cas de
nécessité tout à fait évidente et sur la demande des
parents, un enfant peut y être envoyé déjà après le
premier trimestre de présence à l'école. Peuvent y être
placés de même les enfants qui ont fréquenté l'école
ordinaire pendant plus d'une année. C'est le maître de
la classe qui propose au directeur de l'école l'envoi
d'un enfant à la classe spéciale; le directeur en délibère
avec les autres maîtres, et soumet les conclusions de
cette conférence à la commission de l'enseignement primaire. Celle-ci décide, après avoir fait examiner l'élève
par le maître de la classe spéciale et par un médecin. Les
parents doivent donner leur consentement par écrit. En
cas de refus, le Conseil scolaire passe outre, mais il reste
aux parents le recours contre cette décision au Département de l'instruction publique, c'est-à-dire à l'autorité
scolaire supérieure. Selon le cas, celle-ci ordonne le
maintien dans la classe ordinaire, ou bien l'éloignement
définitif de toute école publique (1). Ne peuvent être admis dans la classe spéciale les enfants dont l'infirmité
mentale ou physique est telle qu'on ne pourra les admettre dans aucune école publique; les enfants moralement abandonnés et dépravés, et, enfin les enfants, qui

(1) En Suisse, cette mesure est considérée comme infamante, d'autant
plus que l'éloignement de l'école publique entraîne, dans un cas de
cette espèce, l'internement dans un asile.

n'ont pas pu atteindre au moins le degré d'instruction de l'école préparatoire.

Un enfant qui a séjourné pendant quelque temps dans la classe spéciale et qui se montre réfractaire à l'instruction qu'il y reçoit, peut être éloigné entièrement de l'école publique par le Conseil scolaire. Par contre, la Commission de l'Enseignement primaire peut autoriser, si le maître de la classe spéciale le propose et si le médecin donne un avis favorable, le retour d'un enfant dans la classe ordinaire qui convient à ses connaissances ou a ses aptitudes.

La classe spéciale est placée sous le contrôle immédiat et sous la direction de la Commission de l'Enseignement primaire. Elle doit se trouver autant que possible dans le centre de la ville. Elle recevra les enfants des deux sexes. Le nombre sera limité à vingt-cinq.

Le but de l'enseignement de la classe spéciale doit s'accorder, en général, avec celui de l'école primaire. Toutefois, on y fera une place importante aux travaux manuels. Lorsque les aptitudes des enfants ou l'expérience recommandent des modifications dans le plan d'études, on les soumettra à l'approbation du conseil scolaire. Les leçons hebdomadaires ne devront pas occuper plus de trente heures, dont un tiers au moins seront consacrées à la gymnastique et aux exercices de dextérité manuelle.

La conduite de la classe spéciale peut être confiée à un instituteur ou à une institutrice qui jouiront, de ce chef, d'un supplément de traitement de 300 francs par an ; leurs droits et devoirs restent les mêmes que ceux du personnel primaire de la ville, c'est-à-dire qu'ils demeurent dans les cadres.

Le canton de Bâle-Ville organisa des classes spéciales à titre d'expérience dès 1888. L'institution fut consacrée définitivement en 1892 (règlement du 23 avril 1892; *Annuaire*, 1892, p. 62), (1).

Le règlement ne diffère que par quelques détails de celui de Saint-Gall. Ainsi l'admission d'un enfant à la classe spéciale ne se fait qu'après une année de présence dans la classe ordinaire, et sur la demande des parents; l'admission d'office, c'est-à-dire ordonnée par les autorités scolaires (sauf dans des cas urgents), ne peut avoir lieu qu'après deux années d'épreuve à l'école ordinaire. Le consentement des parents est nécessaire, de même que l'avis de l'instituteur ou du médecin. En cas de protestation des parents, l'autorité scolaire supérieure procède comme à Saint-Gall. On a réservé à la même autorité la décision sur le retour d'un enfant à l'école ordinaire. C'est l'inspection primaire qui dirige ces classes confiées à des maîtres et à des maîtresses du corps enseignant primaire.

---

(1) Il ne faut pas confondre avec ces classes spéciales les classes dites de répétition, qui ont été inaugurées à Bâle en 1906 et à Saint-Gall en 1908, avec beaucoup de succès, dit-on. Ces classes ont le même but que les « Förderklassen », qui existent, par exemple, à Mannheim. Elles sont destinées à des élèves qui, pour une raison quelconque, seraient restés en retard dans la classe de première année et qu'une instruction à part, convenant à leurs dispositions individuelles, peut mettre en mesure d'entrer sans difficulté dans la classe de deuxième année. Ceux à qui ce régime à part ne profite pas sont renvoyés à l'école spéciale.

Dans le canton de Zurich, qui a décidé l'organisation de pareilles classes en 1890, la période probatoire, qui doit précéder l'inscription d'un enfant à la classe spéciale, est également d'une année ; la période d'observation dans la classe ordinaire ne peut jamais être de moins de six mois, même si les parents demandaient qu'un enfant fût placé dans la classe spéciale avant cette période. C'est l'instituteur qui propose l'envoi d'un élève à la classe spéciale. Mais un examen de l'élève par l'autorité scolaire et l'avis d'un médecin désigné par elle précèdent la décision définitive. Le retour d'un enfant dans la classe ordinaire peut être ordonné sur la proposition du maître et après un examen, mais ne devient définitif qu'après un trimestre d'épreuve. Pour le reste, le règlement de Zurich est pareil à celui de Saint-Gall.

Nous avons cité plus haut les mesures contenues dans la loi scolaire du canton de Vaud.

Aujourd'hui les lois générales sur l'enseignement primaire de tous les cantons prévoient l'organisation de classes spéciales. Ainsi celle du canton de Neufchâtel (18 novembre 1908) en autorise l'organisation, sous réserve de l'approbation du Conseil d'État, là où le besoin s'en fait sentir ; il y est dit expressément que l'État participe à leur création par des subventions (*Annuaire* 1908, p. 25 et 28).

Genève a réorganisé ses classes spéciales en 1909. Il y avait alors huit divisions avec 58 garçons et 44 filles. De ces 102 élèves, 32 pouvaient retourner à la classe ordinaire après six mois de séjour dans une classe spéciale.

Tous les cantons contribuent naturellement aux dépenses qu'occasionnent aux communes les classes spéciales; ils garantissent en plus aux maîtres qui veulent se charger de cet enseignement, un supplément de traitement. Enfin, plusieurs cantons ont organisé des cours à l'usage des instituteurs et des institutrices qui veulent s'y préparer.

En tout, il y avait en Suisse, en 1909— en dehors des institutions autonomes pour les faibles d'esprit — 80 classes spéciales avec 26 maîtres et 56 maîtresses pour 904 garçons et 804 filles (*Annuaire* 1908, p. 344). La contribution de l'État, imputée sur la subvention fédérale aux écoles primaires et prélevée sur les recettes produites par les taxes sur l'alcool, était, en 1910, de 253448 francs, en augmentation de 66610 francs sur 1909, rien que pour les enfants faiblement doués et arriérés.

D'après les rapports annuels, les résultats obtenus dans les classes spéciales sont très encourageants, surtout si l'on considère qu'un certain nombre de leurs élèves ont pu revenir dans la classe ordinaire. Pour ceux qui ont dû faire toute leur instruction primaire dans les classes spéciales, le niveau atteint semble satisfaisant. A Zurich, on a même fondé pour ceux-là des cours complémentaires. N'oublions pas, cependant, que ces classes spéciales ne reçoivent que les plus perfectibles parmi les anormaux scolaires. La Suisse possède

27 établissements pour enfants idiots avec 979 pensionnaires. Dans les pays moins favorisés, si j'ose dire ainsi,
au point de vue du nombre des établissements, bon
nombre des enfants que la Suisse peut placer dans des
pensionnats, restent dans des classes spéciales, et le peu
de progrès qu'ils y font semble corroborer l'opinion de
ceux qui ne sont pas convaincus des résultats positifs et
durables de cette expérience nouvelle de la pédagogie
scolaire.

*
* *

Les lois anglaises de 1893 et 1899, dont nous avons
indiqué ci-dessus l'objet et la portée, méritent d'être
examinées de plus près.

L'instruction primaire obligatoire, disaient-elles, peut
être donnée à des enfants aveugles et sourds dans une
école primaire publique ou dans un autre établissement
scolaire agréé comme tel par le Ministère; et les autorités scolaires ont en plus des pouvoirs (de lever des
taxes, d'emprunter et de dépenser, de recevoir des subventions du Parlement, etc.) prévus par la loi générale
sur l'enseignement primaire pour l'organisation des
écoles nécessaires et suffisantes, celui de loger les enfants
aveugles ou sourds à l'école ou dans un « home » convenable situé près de l'école. Les parents qui peuvent
payer, sont tenus à contribuer aux dépenses que l'autorité fait pour leurs enfants sourds ou aveugles; pour les
indigents, c'est l'autorité qui paye, sans que cette
« bourse » fasse perdre aux parents le moindre de leurs

droits ou privilèges civiques ou autres. Enfin, pour tous ces enfants la scolarité obligatoire s'étend jusqu'à la seizième année d'âge, et sans qu'une exemption totale ou partielle de la fréquentation puisse être accordée.

Quant aux enfants « défectifs », les autorités locales ont tous les pouvoirs pour établir ou pour organiser à leur intention soit des classes spéciales dans des écoles primaires publiques, soit des écoles autonomes.

Les enfants domiciliés trop loin d'une classe ou école peuvent être hospitalisés dans une maison située à proximité. — Les épileptiques ne sont instruits et éduqués que dans des écoles établies à cet effet. — Classes et écoles sont soumises à l'agrément et au contrôle du Ministère de l'Instruction publique.

Les écoles peuvent comporter des internats. Pour être agréé par le Ministère, aucun internat ne doit recevoir plus de quinze pensionnaires, et aucune école ne doit être composée de plus de quatre divisions. Les parents domiciliés près d'une classe spéciale ou d'une école sont tenus à y envoyer leurs enfants d'âge scolaire. S'il le faut, un guide ou une voiture viendra les chercher. Contre les parents qui refuseraient d'envoyer leurs enfants anormaux dans une école reconnue, l'autorité scolaire peut obtenir un ordre d'une cour de « juridiction sommaire »; en cas de désobéissance, les parents s'exposent aux poursuites prévues pour les infractions à la loi générale sur l'obligation.

D'après les derniers règlements (1909), l'admission aux écoles spéciales peut être accordée dès l'âge de cinq ans.

Les parents sont en droit de demander que leurs enfants soient examinés à des intervalles de six mois à six mois. Un enfant épileptique ou « défectif » qui s'est amélioré physiquement et mentalement, retourne à la classe ordinaire. Si, au contraire, il n'a fait aucun progrès à l'école spéciale, l'autorité scolaire peut ordonner son éloignement, par conséquent, l'exclusion de tout enseignement public.

Les deux lois de 1893 et de 1899 sont toujours en vigueur (1). Elles forment la base des règlements nouveaux que le Ministère de l'Instruction publique a faits en 1909. D'après ces règlements, les écoles spéciales destinées à recevoir les enfants aveugles, sourds, épileptiques ou « défectifs » sont, soit des « écoles de jour », *externats*, soit des *boarding-schools* « *internats enseignants* », soit enfin des « homes », c'est-à-dire des internats dont les pensionnaires reçoivent leur instruction dans une école du voisinage. Le Ministère se réserve une inspection et un contrôle très suivis de ces établissements, autant en ce qui concerne l'agencement que le fonctionnement. Pour recevoir la subvention du Parlement, ces écoles doivent remplir toutes les conditions que l'Administration centrale juge utiles pour le but qu'on cherche à atteindre. Ainsi, il doit y avoir classe au moins quatre

(1) Elles ont été jugées insuffisantes par une commission royale qui fut chargée, en 1904, de s'assurer des résultats qu'elles avaient produits. Voir le compte rendu d'un des membres de cette commission, dans le vol. III des comptes rendus du IIIᵉ Congrès Internat. d'hygiène scolaire (Paris, 1910), p. 796 et suiv. Voir *Ibidem*, p. 752-764, les résultats obtenus à Londres et à Liverpool.

cents fois par an, en deux séances par jour. Aucune séance ne doit dépasser deux heures et demie, un intervalle d'une heure et demie séparant la classe du soir de celle du matin.

Ces écoles ne peuvent être données ou prises en régie. Les maîtres ou maîtresses doivent être agréés par l'Administration centrale et, autant que possible, préparés à leur tâche. L'instruction des enfants aveugles se fait séparément de celle des enfants sourds. Les premiers doivent être au maximun 15, les seconds 10 dans une classe, et chaque classe doit avoir son instituteur spécial. Il en est de même pour les enfants « défectifs ». On instruira à part les « défectifs » au point de vue mental et les «défectifs» physiques. Le nombre des enfants ne doit pas dépasser 20, surtout dans les classes inférieures. Vu la difficulté de recruter le personnel nécessaire, le Ministère admet, à titre provisoire, des personnes qui ne possèdent pas leur diplôme d'instituteur ou d'institutrice, mais qui justifient d'une expérience suffisante pour la tâche spéciale qu'elles entreprennent. Enfin, le nouveau règlement fixe les plans d'études. Pour les enfants aveugles ou sourds l'instruction comprend la langue anglaise, l'arithmétique, des leçons de choses, l'histoire, la géographie, la gymnastique, les travaux manuels pour les garçons et les travaux de couture pour les filles ; les aveugles font du chant et de la musique, les sourds du dessin. Sauf l'histoire et la géographie, le plan d'études des enfants « défectifs » et épileptiques est à peu près le même. Il est certain que ce plan d'études constitue un maximum, et que l'on en fera dans chaque école ce qu'il sera possible d'en faire. Le règlement n'est pas impératif à cet égard. En effet, il n'est pas nécessaire que tous les sujets soient enseignés dans chaque classe et à tous les élèves. Le plan d'études dans son ensemble peut être modifié avec approbation de l'inspecteur, si les circonstances et les besoins des élèves le rendent nécessaire.

*
* *

Dans aucun pays l'instruction et l'éducation des anormaux n'est aussi généralisée qu'aux États-Unis de l'Amérique du Nord (1). C'est, en effet, là que le disciple d'Itard, le Dr Séguin, a pu, à partir de 1850 jusqu'à sa mort, mettre en pratique ses idées qu'il avait formulées, dès 1837, dans son ouvrage demeuré classique sur « l'éducation des anormaux d'après les données de la science ». Séguin est resté en Amérique et a présidé à la fondation et à l'organisation de presque tous les établissements publics et privés. Les Américains du Nord ont une passion pour l'expérimentation des nouveautés

(1) On peut consulter avec fruit sur les États-Unis l'étude de M. Ellis Allen, *Education of Defectives*, dans les Monographies publiées en 1900, à l'occasion de l'Exposition Universelle de Paris, par N. Murray Butler (Albany, 1900) vol. II, p. 769 et suiv., et sur la cité de New York, l'étude du Dr Isabelle Thompson Smart, dans le vol. III (p. 768 et suiv.) des comptes rendus du IIIᵉ Congrès International d'Hygiène scolaire (1910). Enfin, les *Rapports annuels* du *Commissioner of Education* (Washington, Government Printing Office) et le *Journal of Proccedings and adresses* des congrès annuels de la *National Éducation Association of the U. S.* publié tous les ans par l'Association.

pédagogiques. En matière de pédagogie pour enfants anormaux, on a donc expérimenté beaucoup. On a eu à enregistrer des succès, mais aussi des déceptions. Les uns insistent pour appliquer strictement les idées et les méthodes de Séguin, c'est-à-dire la prédominance de l'éducation des capacités physiques, d'autres préconisent le développement des facultés intellectuelles. La multiplicité et la variété des types d'anormaux donnent raison tantôt aux uns, tantôt aux autres.

Il y a aujourd'hui trois types d'écoles pour anormaux dans des institutions spéciales et autonomes. Il y en a d'abord qui se rapprochent le plus possible de l'école publique. Elles comportent un jardin d'enfants et jusqu'à trois ou quatre classes primaires. On apprend aux enfants à lire, à écrire et à calculer, et un peu de géographie et d'histoire. L'enseignement manuel occupe plus ou moins de place. Dans les écoles du second type, l'enseignement manuel est au premier plan, l'instruction proprement dite reste tout à fait élémentaire et n'est même pas donnée à tous les enfants indistinctement. Enfin, il y a des institutions dans lesquelles on ne fait de l'instruction intellectuelle que parce que les parents le demandent. Cette instruction, disent les défenseurs de ce dernier type qui, d'ailleurs, est le plus moderne, n'est qu'apparente ; elle n'est pas durable ; elle est acquise au prix de beaucoup de temps et de beaucoup d'efforts qu'on ferait mieux de consacrer au développement des capacités physiques. La faiblesse d'esprit étant dans la grande majorité des cas une condition héréditaire incurable, il est impossible de l'amender à un tel degré que l'individu qui en est affligé, puisse songer à concurrencer efficacement un individu normal dans la lutte pour la vie. En voulant leur donner une instruction, pour laquelle ils n'ont aucun désir et peu ou pas de facilités, on ne fait que rendre ces enfants plus malheureux, non seulement parce qu'on risque de leur faire comprendre leur infériorité réelle, lorsqu'ils se comparent à des normaux avec lesquels la vie les mettra en contact, mais parce que les connaissances sans le contrôle moral constituent pour eux un réel danger. Cette théorie, si jamais elle triomphait entièrement, aurait pour conséquence logique de maintenir les anormaux enfermés dans des institutions pendant toute leur vie; ils y emploieraient pour le mieux leurs capacités physiques sous le contrôle d'hommes qui penseraient pour eux. On empêcherait aussi, comme le demandent beaucoup d'aliénistes, les anormaux de se reproduire.

Il y a en Amérique également des classes spéciales annexées aux écoles publiques. En 1903, la *New Jersey Training-School for feeble-minded girls and boys* a ouvert un cours d'instruction des anormaux à l'usage des maîtres et maîtresses de l'enseignement primaire. Jusque-là, chaque école, où de semblables classes avaient été organisées, en avait confié la conduite soit à une personne quelconque, soit à un maître ou une maîtresse ordinaires qui avaient montré quelques dispositions pour l'instruction des anormaux. Obtiendra-t-on des résultats susceptibles de réfuter les arguments des adversaires de toute instruction chez les anormaux, en formant un personnel spécial? En attendant, les grandes Universités américaines et quelques écoles normales ont commencé à organiser des cours théoriques et des exercices pratiques pour la formation de maîtres spéciaux. Dans les écoles normales de l'État de Massachussetts, les notions sur l'instruction des enfants arriérés ou anormaux constituent une partie obligatoire du programme d'études.

*
* *

Si l'on compare l'état de choses que font connaître les quelques documents examinés avec ce qui existait il y a un quart de siècle, il faut avouer que des progrès considérables ont été réalisés. La société moderne a compris combien il était important pour elle non seulement de protéger l'enfance dans les premières années, mais d'empêcher un trop grand déchet de se produire pendant les années qui sont décisives pour la formation de l'individu. Parmi les nombreux moyens que les pouvoirs publics et l'initiative privée ont imaginés dans ce but, les *classes de perfectionnement* peuvent devenir, sans aucun doute, un des plus sûrs et un des plus féconds en bons résultats. La France, qui a montré aux autres nations la voie dans l'éducation et l'instruction des idiots, des aveugles et des sourds-muets, s'est laissé dépasser : elle n'a pas encore généralisé l'inspection médicale des écoliers, et c'est en 1909 seulement qu'a pu être votée la loi qui a donné, chez nous, une existence officielle aux classes de perfectionnement. La loi est parmi les meilleures qui soient. Au dire des experts étrangers, la France se placera au premier rang en cette matière, si cette loi est convenablement appliquée. L'avance prise par des pays étrangers peut faciliter l'application. C'est pour cette raison qu'il nous a semblé utile de faire connaître, une fois de plus, les expériences faites par d'autres.

TABLE DES MATIÈRES

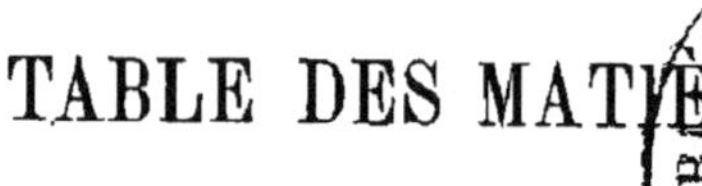

III. Faisceaux blancs : capsule interne. — Pédoncules cérébraux. — Faisceau moteur. — Faisceau sensitif. — Voies
optiques, — Voies acoustiques.
IV. Ventricules.
V. Conclusions..   62

CINQUIEME LEÇON

ÉTUDE PHYSIQUE DE L'ARRIÉRÉ

SIXIÈME LEÇON

ÉTUDE DE LA SENSIBILITÉ ET DE L'ÉMOTIVITÉ NORMALES ET PATHOLOGIQUES

SEPTIÈME LEÇON

INTELLIGENCE. — TROUBLES DE L'INTELLIGENCE

HUITIEME LEÇON
VOLONTÉ ET MORALITÉ

NEUVIEME LEÇON
ÉTUDE SYNTHÉTIQUE DES PSYCHOSES INFANTILES

DIXIÈME LEÇON
PUBERTÉ. — TROUBLES PSYCHIQUES DE LA PUBERTÉ

ONZIEME LEÇON
Les leçons de 11 à 15 ont été faites par M. DUROT.

DOUZIEME LEÇON
ÉDUCATION PHYSIQUE

2828-13. — Corbeil. Imprimerie Crété.

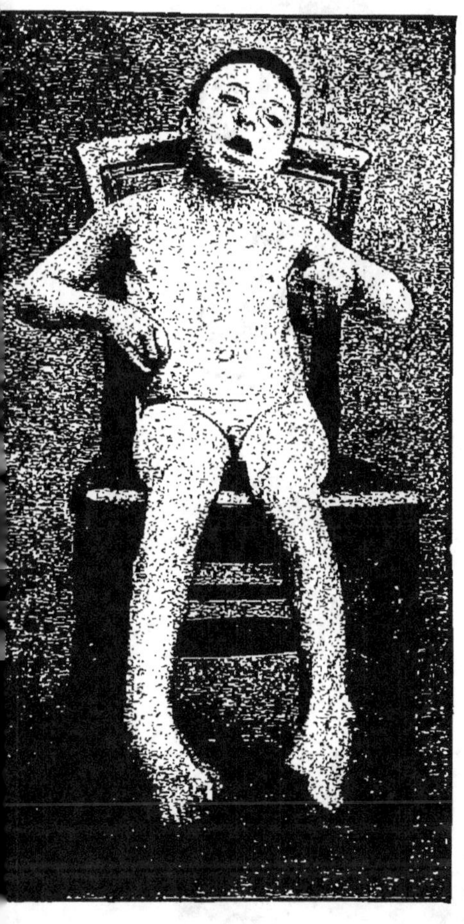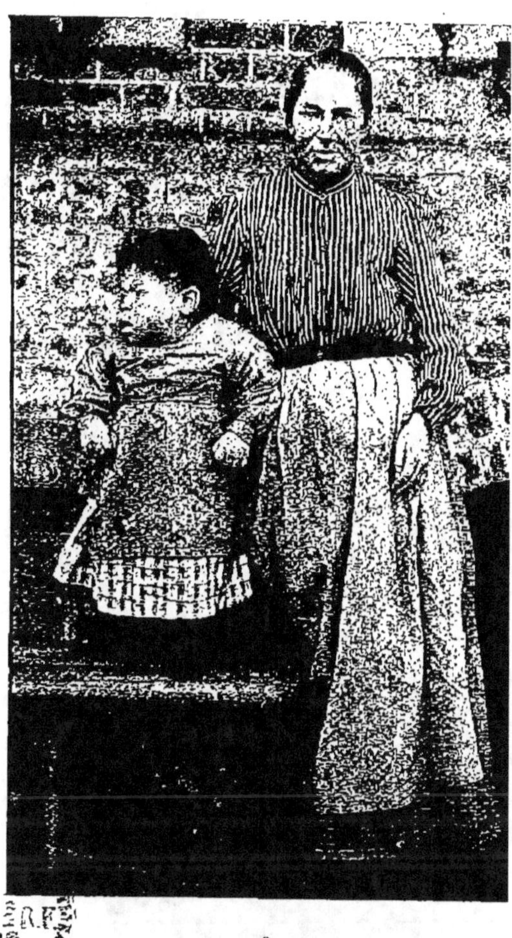

1   2

Planche IV.

1.   Maladie de Little.

(Collection Dupré)

Agénésie du faisceau pyramidal sans troubles marqués de l'intelligence. M. Dupré attire l'attention sur le contraste entre l'expression du facies et l'absence de déficit intellectuel grave.

(Extrait du *Traité de pathol. mentale* de G. Ballet).

2. — Malade âgée de 24 ans, 0^m, 74 de hauteur.

(Collection Dupré). — Idiotie myxœdémateuse).

(Extrait du *Traité de pathol. mentale* de G. Ballet).

Arr. Scol., p. 88.

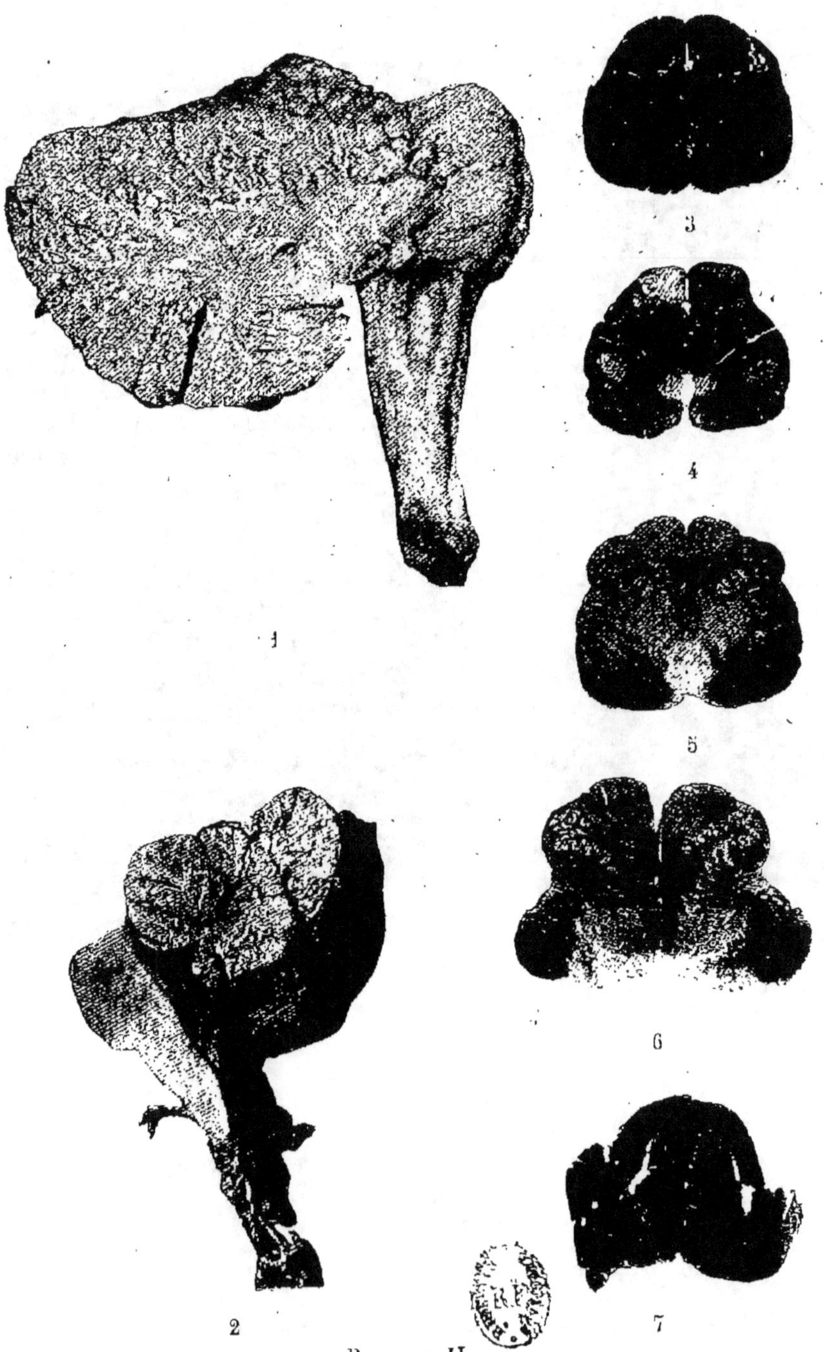

PLANCHE II.

Bulbe, Cervelet, Protubérance, 4ᵉ Ventricule.

Arr. Scol., p. 58.

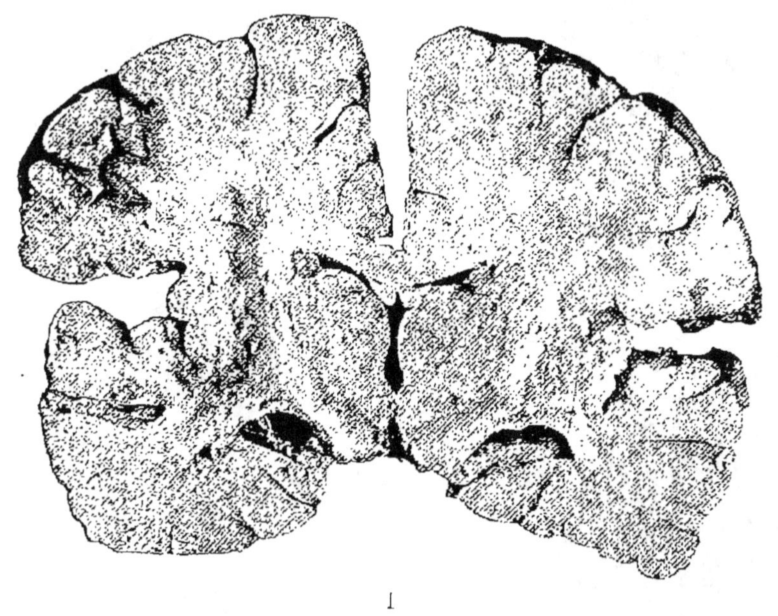

1

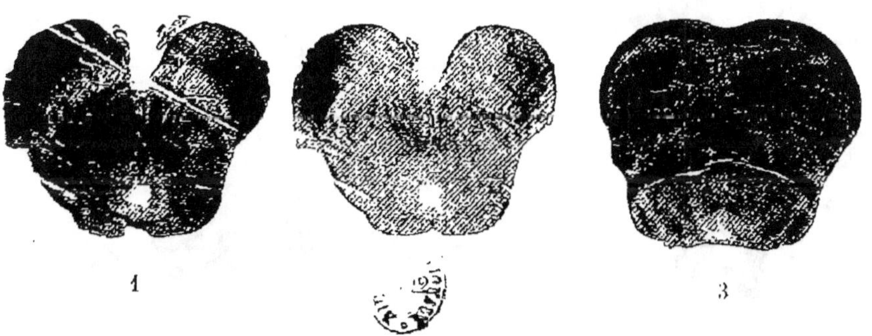

1   3

PLANCHE III.

1. — Coupe frontale du cerveau.

1. Scissure interhémisphérique. — 2. Scissure de Sylvius. — 3. Corps calleux. — 4. Trigone. — 5 Coupe du noyau coudé. — 6. Capsule interne et origine du pédoncule cérébral. — 7. Noyau lenticulaire. — 8. Couche optique. — 9. 3e ventricule. — 10. Commissure grise. — 11. Ventricule latéral.

2. — Coupe pédonculaire normale (Se reporter à la fig. n° 19, p. 75).

3. — Même coupe avec lésion intéressant particllement le faisceau moteur et le faisceau sensitif.

4. — Coupe protubérantielle (Se reporter à la fig. n° 20, p. 76).

Arr. Scol., p. 81.

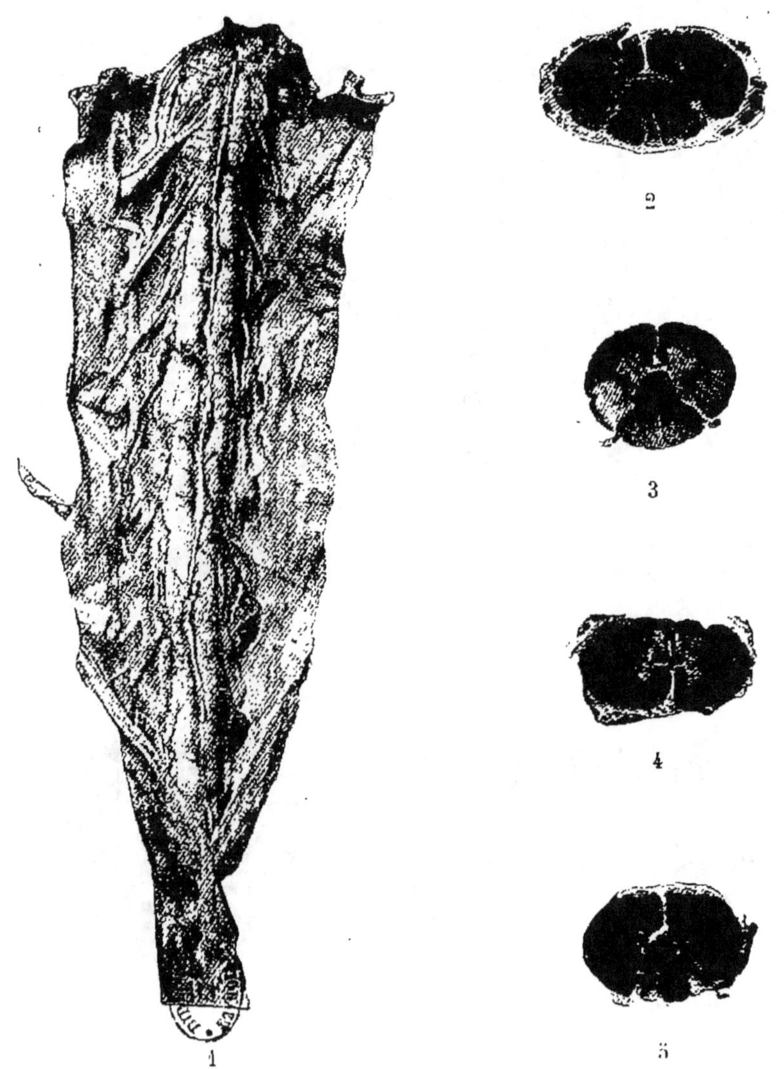

PLANCHE I

1. — Fragment de la moelle entourée de ses enveloppes (Grandeur naturelle). Vue antérieure.

En haut, la dure-mère a été incisée et réclinée de chaque côté. En bas le fourreau dure-mérien subsiste dans son entier.

La pie-mère se voit en certains points sous la forme d'un voile mince et transparent, qui se moule sur la surface externe de la moelle.

Remarques – 1. Le sillon médian antérieur, parcouru de haut en bas par une artère.

2. L'origine et l'union des racines antérieures et postérieures (surtout visible pour les premières racines). Cette figure montre également le tronc nerveux perforant la dure-mère, dont il se coiffe pour pénétrer dans le trou de conjugaison.

Arr. Scol.. p. 46.